Florian Babor und Nibras Naami

Kompass Kindermedizin

Florian Babor und Nibras Naami

Kompass Kindermedizin

Alles, was Eltern wissen müssen

Mit Illustrationen von Lorena Addotto

dtv

Für Fabienne und Kristin

2. Auflage 2024
Originalausgabe 2024

Umschlaggestaltung: dtv nach einem Entwurf von
Hauptmann & Kompanie Werbeagentur, Zürich
Autorenfotos: Hanna Witte
Illustrationen: Lorena Addotto
Satz und Layout: Nadine Clemens
Druck und Bindung: CPI books GmbH, Leck
Printed in Germany · ISBN 978-3-423-35223-9

Inhalt

Einleitung

Kindergesundheit – die entscheidende Rolle der Eltern

Kinder sind keine kleinen Erwachsenen – zu diesem Schluss kommen alle jungen Mediziner*innen früher oder später im Rahmen ihres Studiums. Meistens natürlich, wenn der Kinderheilkunde-Block absolviert ist. Der Fehlschluss, Kinder seien wie kleine Erwachsene zu behandeln, rührt daher, dass im Medizinstudium in aller Regel zuerst die Anatomie, Physiologie (= Lehre der normalen Lebensvorgänge) und Pathologie (= Lehre der krankhaften Lebensvorgänge) von erwachsenen Menschen gelehrt und studiert werden, bevor es um Kinder geht. Schnell kann man also zu der Annahme gelangen, dieses Wissen sei auf Kinder ebenso übertragbar. Wirft man dann auch noch einen Blick in die Niederlande, fühlt man sich womöglich darin bestätigt, denn: Dort gibt es gar keine niedergelassenen Kinderärzt*innen! Die Versorgung von Kindern findet in aller Regel durch die Haus- bzw. Familienärzt*innen statt. Alles in einem Topf, sozusagen.

Was Sie als Leser*innen dieses Buches wahrscheinlich schon längst wissen, finden die Medizinstudierenden erst dann (schmerzlich) heraus: Es gibt über die Gesundheit von Kindern und Jugendlichen ganz viel Neues zu lernen! Die Bücher über Kinderheilkunde gehören nicht ohne Grund zu den dicksten, die man sich in der Medizinbibliothek ausleihen kann, und haben schon vielen Studierenden unliebsame Schlepperei beschert.

Wer nun ohne Fakten und Belege noch immer nicht davon zu überzeugen ist, dass Kinder keineswegs kleine Erwachsene sind, dem sei dies am Beispiel des Thymus demonstriert. Noch nie von diesem sehr wichtigen Organ gehört? Machen Sie sich keine Gedanken, denn bei Ihnen ist davon sehr wahrscheinlich kaum noch etwas übrig!

Der Thymus ist ein Organ des lymphatischen Systems, das bei

Kindern hinter dem Brustbein liegt. In ihm reift eine wichtige Untergruppe der weißen Blutkörperchen, die sogenannten T-Lymphozyten (das »T« steht hier für Thymus), zu einsatzbereiten Abwehrzellen heran. Wenn man das Abwehrsystem mit einer Armee und die Lymphozyten mit Soldaten vergleicht, dann ist der Thymus die Kaserne, in der diese ausgebildet, ausgerüstet und für den Kampf vorbereitet werden. Mit Eintritt in die Pubertät ist das Immunsystem ausreichend gerüstet, sodass sich der Thymus natürlicherweise wieder zurückbildet. Diesen Prozess nennt man Involution und er funktioniert ähnlich wie zum Beispiel bei Milchdrüsen, die ihre Aktivität nach der Stillzeit wieder einstellen.

Kinder haben also sogar ein Organ, das Erwachsenen fehlt – und das ist nur die Spitze des Eisbergs! Auch die Art und Weise der medizinischen Versorgung ist eine gänzlich andere.

Auf der einen Seite müssen Kinderärzt*innen für verschiedene Altersgruppen unterschiedliche Kommunikations- und Herangehensweisen an den Tag legen, um Krankheiten erfolgreich behandeln zu können. Man wird ein dreijähriges Kind schließlich nicht mittels logischer Argumente von den Vorteilen einer venösen Blutabnahme überzeugen können. Sechzehnjährigen Patient*innen wiederum kann man durch das Aufkleben eines Prinzessin-Elsa-Pflasters nur selten ein begeistertes Funkeln in die Augen zaubern (die Betonung liegt auf selten). Auf der anderen Seite hängt Kindergesundheit maßgeblich von den Eltern oder Sorgeberechtigten ab. Je jünger die Kinder sind, desto abhängiger sind sie von Erwachsenen. Gerade Säuglinge und Kleinkinder können nicht eigenständig Beschwerden benennen oder gar um medizinische Hilfe ersuchen. Ihre Gesundheit liegt maßgeblich in den Händen der engsten Bezugspersonen, und diese große Verantwortung ist tief in unseren Instinkten verwurzelt.

Deswegen sind Eltern äußerst wachsam und beobachten das Wohlbefinden ihrer Kinder aufmerksam. Sie unterscheiden sich dabei im Grunde gar nicht so sehr von Mediziner*innen: Wenn eine Mutter ihr Kind, das gerade an Bauchschmerzen leidet, nach der genauen Stelle des Schmerzes, der Intensität und der Dauer fragt, dann entspricht das schon den ersten Schritten einer professionellen Anamnese (= Erfragung von potenziell medizinisch relevanten Informationen). Tastet der Vater den Bauch ab, um zu prüfen, ob dieser druckempfindlich oder gebläht ist, handelt es sich dabei um die erste Untersuchung. Führt er eine Bauchmassage durch, um die Beschwerden zu lindern, ist das bereits eine erste therapeutische Maßnahme.

Eltern und Kinderärzt*innen sitzen somit im selben Boot und bilden ein Team, das optimalerweise gemeinschaftlich über die Gesundheit der Kinder wacht. Eltern nehmen dabei die entscheidende Rolle der medizinischen Vorhut ein, die das rechtzeitige Eingreifen der Kinder- und Jugendmedizin erst ermöglicht. Mit unserem Buch möchten wir diese wertvolle Teamarbeit stärken.

Umfassendes Wissen führt zu gesünderen Kindern

Wissen ist das Kind der Erfahrung.
LEONARDO DA VINCI

Noch nie gab es für Eltern so viele Möglichkeiten, Informationen rund um die Gesundheit von Kindern einzuholen – und während Sie dieses Buch lesen, werden es immer mehr! Im Zeitalter von Internet und Smartphone tragen wir die schlauen Antworten auf all unsere Fragen vermeintlich stets in unserer Tasche, Suchmaschinen sei Dank. Außenstehende Beobachter*innen könnten aufgrund dieses Angebotes meinen, der Bedarf an medizinischer Aufklärung sei rückläufig und Eltern viel sicherer im Umgang mit der Gesundheit ihrer Kinder als vor der Erfindung des World Wide Web. Im Alltag von Kinderkliniken und -arztpraxen zeigt sich jedoch ein anderes Bild: Immer häufiger werden am Wochenende und in der Nacht Notfallpraxen und -ambulanzen frequentiert. Das Maß an Fragen scheint zuzunehmen, während der Raum für deren Beantwortung immer kleiner wird. Das wirkt auf den ersten Blick paradox. Wo liegen die Ursachen für diese widersprüchliche Entwicklung? Woher kommt diese Verunsicherung?

Bei allem Zugewinn an Quellen und Fakten ging in den letzten Jahrzehnten auch etwas verloren, nämlich der Erfahrungsschatz der Familie. In früheren Generationen waren junge Eltern selten auf sich allein gestellt, denn sie zogen ihren Nachwuchs meist innerhalb eines engmaschigen Familienverbundes groß. Hatte das Kind zum ersten Mal ein Symptom oder eine Erkrankung, gab es in der Nähe stets jemanden, der Erfahrung mit dem Problem hatte und weiterhelfen konnte. So waren es meist die Großeltern, die beim ersten Fieber die Wadenwickel anlegten oder bei Ohrenschmerzen ein Zwiebelsäckchen zubereiteten. Das soll selbstverständlich nicht heißen, dass Kinder zu der Zeit medizinisch besser versorgt gewesen wären! Vergessen wir nicht, dass die Kindersterblichkeit früher deutlich höher war als heute, viele der langjährigen und generationenübergreifenden Erfahrungen von damals waren schlichtweg falsch. Dennoch gab es Eltern eine gewisse Sicherheit, mit neuen medizinischen Herausforderungen nicht allein dazustehen.

Heutzutage kann eine Google-Recherche zwar zu einem hervorragenden wissenschaftlichen Artikel führen, der womöglich die objektiv besten Informationen bietet, aber für Laien ist es kaum verständlich, und ohne die Unterfütterung von Fakten mit persönlichen Erfahrungen sind wissenschaftliche Erkenntnisse schwer in die Tat umzusetzen. Außerdem landet man durch Suchmaschinen auch schnell in Foren oder Blogs, in denen die (oft von anderen Laien) gegebenen Ratschläge im besten Fall höchst subjektiv, aber auch nicht selten falsch oder unzureichend auf das eigene Kind übertragbar sind. Insbesondere das in den letzten Jahren stark wachsende Angebot an medizinischer Aufklärung in den sozialen Medien unterliegt keiner qualitativen Kontrolle. Für medizinische Laien ist es sehr schwer, falsche Informationen überhaupt zu erkennen. Professionelles Design und ein selbstsicheres Auftreten von Influencer*innen können leicht über fehlende Kompetenz hinwegtäuschen.

Für Rat suchende Eltern ist das heutige Informationsangebot also leider wie ein Dschungel mit vielen Pfaden und Abzweigungen, die tief in ein dichtes Gestrüpp führen – ohne Karte und Wegbeschreibung ist das Sichverlaufen vorprogrammiert.

In einer perfekten Welt sollten natürlich Kinderärzt*innen die Rolle eines Guides übernehmen und mit ihren Erfahrungen und Kenntnissen beratend zur Seite stehen. Aufklärung ist schließlich ein wichtiger Teil unseres Berufs, den wir mit Freude übernehmen. Niemand lässt Rat suchende Familien gerne mit fragenden Gesichtern zurück. Aber leider ist unsere Realität nicht perfekt: Viele Kinderärzt*innen müssen an einem Arbeitstag über einhundert Patient*innen behandeln und hasten gestresst von einem Zimmer zum nächsten. Da bleibt neben der Basisversorgung wenig Zeit für die vollumfängliche Klärung aller Unsicherheiten. Nicht selten lässt der Besuch in der Praxis Eltern mit zahlreichen offenen Fragen zurück, die häufig wieder zu Eigenrecherchen führen. Auch wir kennen das aus unserem Alltag – ein Dilemma.

Mit diesem Buch möchten wir aus diesem Dilemma herausführen und Ihr Guide für alle Fälle werden. Hier treffen Fakten und Erfahrung aufeinander und wir nehmen uns die Zeit für Aufklärung, die im Alltag oft fehlt. Auf dem gemeinsamen Weg durch den Dschungel orientieren wir uns stets an einer zentralen Frage: *Was kann man tun, damit Kinder gesund aufwachsen können?* Um das zu beantworten, definieren wir fünf Säulen, die das Fundament einer gesunden Kindheit bilden.

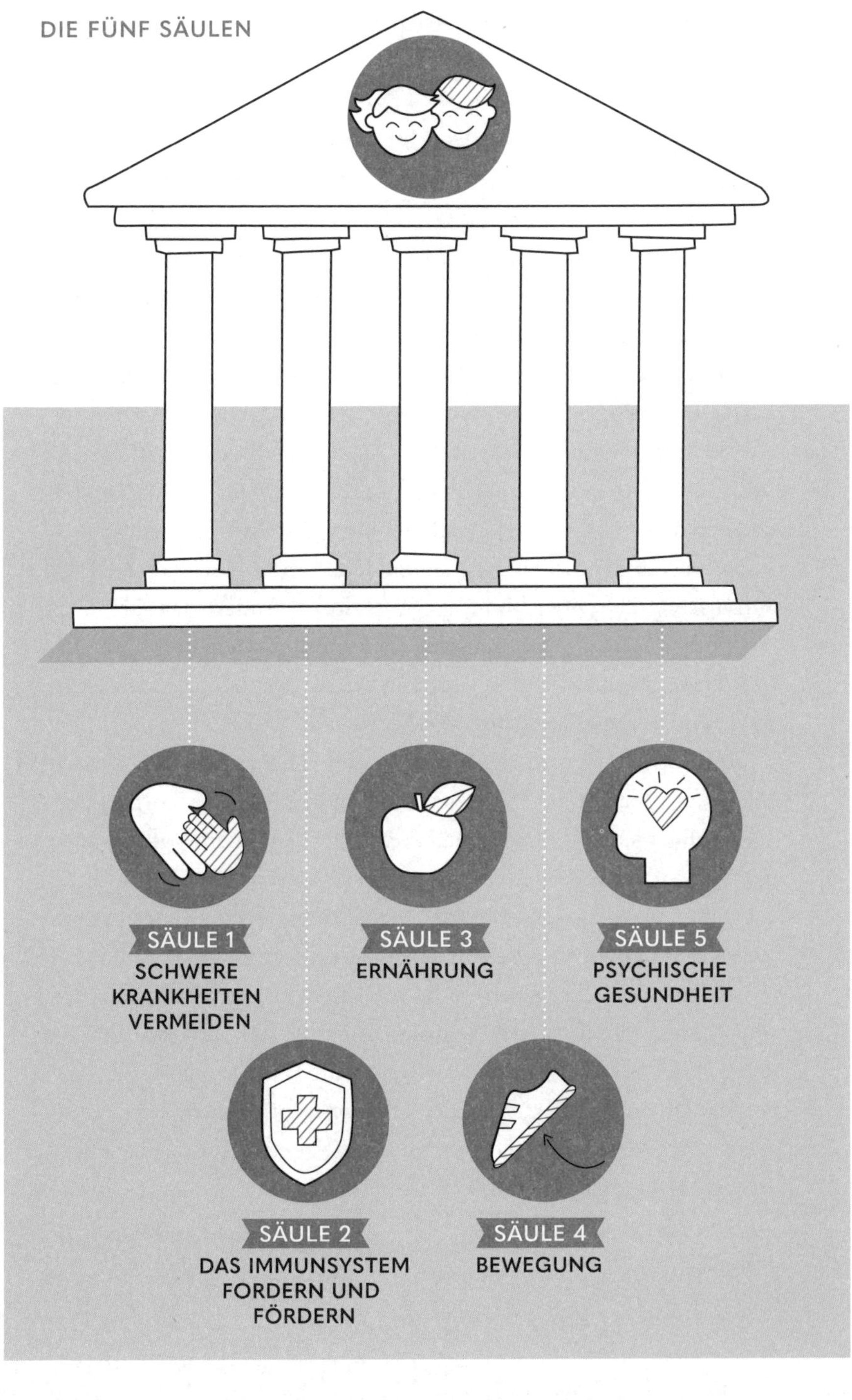
DIE FÜNF SÄULEN
SÄULE 1
SCHWERE KRANKHEITEN VERMEIDEN
SÄULE 2
DAS IMMUNSYSTEM FORDERN UND FÖRDERN
SÄULE 3
ERNÄHRUNG
SÄULE 4
BEWEGUNG
SÄULE 5
PSYCHISCHE GESUNDHEIT

Die fünf Säulen einer gesunden Kindheit

Als Kinderärzte wissen wir nur zu gut, dass schwere Krankheiten ohne Vorwarnung und ohne Chance auf Vermeidung eintreten können. Selbst nach der unauffälligsten Schwangerschaft kann ein Kind, beispielsweise durch eine unvorhergesehen komplizierte Geburt, gesundheitlich zu Schaden kommen. Auch an einer akuten Leukämie, die die häufigste bösartige Erkrankung im Kindesalter ist, trägt niemand die Schuld. Sie ereilt Kind und Familie als unangekündigter Schicksalsschlag.

Was die Gesundheit betrifft, ist also ein gewisses Restrisiko nicht zu leugnen. Aber abseits davon hat es die moderne Kinder- und Jugendmedizin in den letzten Jahrzehnten geschafft, in vielen Bereichen Risiken deutlich zu reduzieren. Das betrifft einerseits die revolutionäre Weiterentwicklung von Therapien. Andererseits spielt die Prävention, also die Vorbeugung, eine immer wichtigere Rolle. Sie wird, nach Aufklärung und Anleitung, an erster Stelle von den Eltern und Familien selbst durchgeführt.

Krankheiten zu vermeiden oder besser zu behandeln ist aber nicht alles, was eine gesunde Kindheit ausmacht. Neben der körperlichen Gesundheit spielt die seelische eine mindestens ebenso große Rolle. Fortschritte im Bereich der Erziehungswissenschaften und Psychologie haben uns geholfen, Aspekte zu definieren, die für ein ganzheitliches gesundes Großwerden ausschlaggebend sind.

All das sind Stellschrauben, die von Ihnen justiert werden können. Auf diese beeinflussbaren Faktoren möchten wir uns im Rahmen dieses Buches konzentrieren und Rat an die Hand geben.

Es folgt ein jeweils kurzer Einblick in diese fünf Säulen, um Sie auf das vorzubereiten, was Sie auf den nächsten etwa 400 Seiten erwarten wird. Vergessen wir nicht: Wissen ist Macht.

Säule 1: Schwere Krankheiten vermeiden

Abseits der oben genannten Beispiele für medizinische Schicksalsschläge gibt es sehr wohl Erkrankungen, die durch die richtigen Kenntnisse, kombiniert mit einer guten Vorbereitung, verhindert oder zumindest abgeschwächt werden können. *Schwere Krankheiten vermeiden* bedeutet also aus unserer Sicht einerseits, bereits durch Prävention Risiken zu minimieren, und andererseits, im Krankheitsfall Warnsignale rechtzeitig zu erkennen und richtig zu reagieren.

Prävention beginnt schon während der Schwangerschaft. Durch eine gute Vorsorge werden Probleme erkannt, die während und nach der Geburt berücksichtigt und erfolgreich behandelt werden können. In den ersten Lebensmonaten des Kindes ist es dann wichtig, das Risiko des Plötzlichen Säuglingstods zu minimieren. Sobald sich das Kind selbstständig dreht und zu krabbeln beginnt, steigt die Gefahr für Unfälle im Haushalt. Hier gilt es, Gefahren zu erkennen und den Wohnraum kindersicher zu gestalten. Sollte es trotz der besten Vorbereitung zu Unfällen oder Vergiftungen kommen, sind Kenntnisse in der Ersten Hilfe unerlässlich, um Schaden vom Kind abzuwenden. Auch eine richtig bestückte Hausapotheke inklusive Notfallset darf in diesem Zusammenhang nicht fehlen. Während der gesamten Kindheit spielen außerdem Vorsorgeuntersuchungen bei Kinder-, Zahn- oder Augenärzt*innen eine entscheidende Rolle, um kleine und große Probleme rechtzeitig festzustellen und frühzeitig therapeutisch anzugehen. Insbesondere früh erkannte Entwicklungsverzögerungen können durch rechtzeitige Physio-, Logo- oder Ergotherapie ausgeglichen werden.

Ist das Kind dann doch einmal krank, ist das in den meisten Fällen relativ harmlos. Wenn die Erkrankung aber von der schweren Sorte ist, zeigt sich das leider nicht immer anhand glasklarer Zeichen. Die Indizien können am Anfang subtil und schwer zu erkennen sein. Nur wer ausreichend Kenntnisse besitzt, kann rechtzeitig und angemessen reagieren. Doch wann sind Symptome wie Fieber, Husten, Durchfall, Erbrechen oder Schmerzen harmlos und wann besorgniserregend? In welchen Fällen kann man das Problem noch mit der heimischen Hausapotheke angehen und wann ist der Gang in die Praxis oder gar eine Notaufnahme unvermeidbar? Der Grat, auf dem man bei diesen Fragen wandert, kann manchmal sehr schmal sein. Wir möchten mit diesem Kapitel dabei helfen, die richtige Entscheidung zu treffen.

Säule 2: Das Immunsystem fordern und fördern

Im Theaterstück der Symptome und Krankheiten spielt das Immunsystem sicher eine der Hauptrollen. Es lohnt sich also, einen näheren Blick auf dieses äußerst komplexe Zusammenspiel aus zahlreichen Zellarten und Botenstoffen, die körperfremde Eindringlinge wie Bakterien oder Viren erkennen und bekämpfen, zu werfen. Bildlich kann man sich das Immunsystem als mikroskopisch kleine Armee vorstellen, in der es unterschiedliche Truppen gibt, die auf ihre jeweiligen Einsätze spezialisiert und trainiert sind. Sie patrouillieren 24 Stunden am Tag, 7 Tage die Woche, durch den Körper und bewachen seine Grenzen. Dabei entwickelt sich das Immunsystem stetig weiter und sammelt immer neue Erfahrungen im Umgang mit Krankheiten. Dieser wachsende, genetisch nicht vorprogrammierte Erfahrungsschatz ist sehr wichtig für eine gesunde Kindheit und spielt auch später im Erwachsenenleben, beispielsweise bei der Weitergabe des Nestschutzes, eine große Rolle. Wir kommen darauf später noch einmal zurück.

Kinder sollten deswegen auf keinen Fall in immunologische Watte gepackt werden, denn das Immunsystem muss immer wieder bei harmlosen Infektionen zum Einsatz kommen, um sich weiterzuentwickeln. Auch für die Vermeidung von allergischen Erkrankungen spielt aktive Konfrontation eine große Rolle. Der sogenannte Bauernhofeffekt beweist, dass ein moderates Maß an Exposition gegenüber Schmutz und Erregern das Risiko für Asthma oder Neurodermitis reduziert.

Ein weiterer Baustein in der Stärkung des Immunsystems ist eine der größten Errungenschaften der modernen Medizin: Impfungen. Sie lassen sich mit einer sehr realistischen Übung im Flugsimulator vergleichen, die für den Ernstfall vorbereitet. Mithilfe von Impfungen sind furchtbare Erkrankungen wie die Pocken ausgerottet worden, andere wie die Diphtherie sind nahezu verschwunden. Impfungen sind einer der Hauptgründe, warum die Kindersterblichkeit in Deutschland seit den 1950er-Jahren um mehr als 95 Prozent gesunken ist. Leider hat dieser infektiologische Frieden auch Schattenseiten: Je stärker die Erinnerungen an gefährliche Erkrankungen und Komplikationen verblassen, desto regelmäßiger werden Sinn und Zweck von Impfungen infrage gestellt. »Aus den Augen, aus dem Sinn« scheint hier leider das treffende Sprichwort zu sein. Befeuert wird das Problem durch Fehlinformationen und Verschwörungstheorien, die sich zuletzt in verschiedenen Medien stark verbreiteten. So kam es dann auch, dass Deutschland während der letzten großen Masernwelle im Jahr 2015 mit einem Anteil von 63 Prozent aller Fälle in Europa den traurigen Spitzenplatz belegte.

Ein so komplexes Thema wirft natürlich viele Fragen auf, die uns regelmäßig im Alltag als Kinderärzte begegnen. Was ist der richtige Mix aus Konfrontation mit Erregern und Schutz vor Infektionen? Wie viele Infekte sind eigentlich noch okay und ab wann sollte man sich Sorgen machen? In diesem Kapitel möchten wir Ihnen zeigen, wie man sein Kind bei der Entwicklung eines standhaften Immunsystems unterstützen kann.

Säule 3: Ausgewogene Ernährung

Wir wollen nicht pauschalisieren, aber beim Thema Kinderernährung trifft man bei einigen Kinder- und Jugendmediziner*innen leider auf einen blinden Fleck in der fachlichen Kompetenz. Das soll kein Vorwurf an unsere Zunft sein, aber aufzeigen, dass diesem Komplex in Studium und Ausbildung von Kinderärzt*innen bisher viel zu wenig Beachtung geschenkt wird. Es herrscht großer Nachholbedarf und darum ist uns dieses Kapitel besonders wichtig.

Bereits in der Säuglings- und Kleinkindzeit spielt Ernährung natürlich eine tragende Rolle. Im Vergleich zu anderen Säugetieren kommen Menschenkinder nämlich ziemlich unreif zur Welt. Sie brauchen daher dringend die notwendigen Nährstoffe für die körperliche und geistige Entwicklung. Gerade zentrale Organe wie das Gehirn machen zu dieser Zeit bahnbrechende Reifungsprozesse durch, die auf die ausreichende Versorgung mit essenziellen Bausteinen, wie beispielsweise Omega-3-Fettsäuren, angewiesen sind.

Aus dieser Erkenntnis ergeben sich folgende zentrale Fragen: Warum wird das Stillen beziehungsweise die Muttermilch so sehr empfohlen? Sind auch Formulanahrungen bedarfsdeckend, und was genau bedeutet »Pre«, »1er«, »2er« oder »HA« eigentlich genau? Warum braucht ein Kind ab dem 5.–7. Monat überhaupt Beikost, wieso reicht die Milchnahrung dann nicht mehr aus? Klassischer Beikostplan oder Baby-Led-Weaning – was ist der richtige Weg? Welche Supplemente, wie zum Beispiel Vitamin D, helfen beim gesunden Großwerden?

Auch wenn das Kind größer wird, kann sich die Ernährung zum heiklen Eiertanz entwickeln. Nicht alle Kinder sind auf Anhieb vorbildlich, was Mengen oder die Ausgewogenheit der Nahrung angeht. Viele Eltern befürchten, dass ihr Kind während der geschmacksprägenden Zeit zum *Picky Eater* wird. Auch das richtige Maß von salz- und zuckerhaltigen Speisen bereitet Kopfzerbrechen. Im Mittelpunkt vieler Sorgen steht das gesunde Wachstum, das von uns Kinderärzt*innen anhand sogenannter Perzentilen beobachtet wird (Sie haben nie verstanden, was das eigentlich genau ist? Keine Sorge, auch das erklären wir ausführlich). Leider fällt auf, dass die Kurven beim Gewicht gerade in den westlichen Ländern viel zu oft nach oben ausbrechen. Überernährung ist ein zunehmendes Problem der Kinder- und Jugendmedizin und sollte frühzeitig erkannt und kompetent angegangen werden. Hier sind Ärzt*innen und Eltern gleichermaßen gefragt, Kindern ein vernünftiges Essverhalten vorzuleben und beizubringen.

Ein uns ebenso wichtiges Thema ist die vegetarische und vegane Kinderernährung. Kaum etwas wird in der Kinderarztpraxis so sehr stigmatisiert wie diese Ernährungsformen. Dabei befinden wir uns in Deutschland mittlerweile auf einer ideologischen Insel. In anderen medizinisch fortschrittlichen Ländern, beispielsweise in den USA, in Großbritannien, Kanada oder Australien, werden vegetarische und vegane Ernährungsweisen für Kinder jeden Alters empfohlen – vorausgesetzt, sie werden korrekt durchgeführt. Anstatt sie also zu verteufeln, sollten moderne Kinder- und Jugendmediziner*innen Familien beim Wunsch nach einer tierarmen bzw. -freien Ernährung sachkundig unterstützen und begleiten.

Säule 4: Notwendige Bewegung

Der Drang zur Bewegung ist bei Kindern in den Genen verankert. Man muss ihnen nicht aktiv beibringen, sich zu drehen, zu krabbeln, sich hochzuziehen und die ersten Schritte zu machen. Bei einem gesunden Kind werden diese Meilensteine der Entwicklung früher oder später von allein erreicht. Die neurologische und motorische Entwicklung ist ein sehr faszinierender Prozess: Eine gewisse Reife des

Gehirns ist notwendig, damit Kinder krabbeln können, das Krabbeln wiederum ist wichtig für die weitere Reifung des Gehirns. Man sollte Kinder deswegen früh in ihrem Drang nach Bewegung unterstützen und fördern.

Das kann manchmal ganz schön anstrengend sein, besonders wenn die Sprösslinge anfangen zu rennen, zu springen, zu klettern – und zu stürzen. Manch einer fragt sich, was sich die Natur wohl dabei gedacht hat. Aber keine Angst! Wenn Kinder toben, dann nicht, um ihre Eltern zu ärgern, sondern um wichtige Lektionen für das Leben zu lernen. Vor nicht allzu langer Zeit mussten wir Menschen noch in der Wildnis überleben, vor Angreifern davonrennen, über Hindernisse springen und auf Bäume klettern, um Schutz zu suchen. Tobende Kinder machen also nur die Hausaufgaben ihres genetischen Lehrplans.

Natürlich werden wir heutzutage eher selten von einem Wildtier angegriffen. Aber wir wissen mittlerweile durch Studien, dass Bewegung und Sport ebenfalls enorm wichtig für die Ausbildung von sozialen Kompetenzen sind. Kinder lernen hierbei viele Lektionen über Regeln, Grenzen, kooperative Zusammenarbeit, Rücksichtnahme, Fairness und vertrauensvolle Interaktion. Das formt die Persönlichkeit und fördert ein starkes Selbstbewusstsein.

Insbesondere in einer immer digitaler agierenden Welt, in der wir online nahezu alles ohne jegliche körperliche Anstrengung erledigen können, ist das frühe Etablieren von Bewegungsstrukturen für Kinder von immenser Bedeutung. Denn Bewegungsmangel kann bereits im Kindesalter zu Depressionen, Übergewicht, Herz-Kreislauf-Erkrankungen sowie Diabetes führen. Gewöhnt man Kinder an einen bewegungsarmen Lebensstil, verfestigt sich diese negative Verhaltensweise in aller Regel auch im weiteren Leben. Wer seinem Kind also eine gesunde Zukunft wünscht, sollte auch beim Thema Bewegung aufmerksam bleiben. In diesem Kapitel möchten wir Ihnen Tipps geben, wie Sie Ihre Kinder darin unterstützen können.

Säule 5: Psychische Gesundheit

Die beste Ernährung, der vollständigste Impfstatus, das größte sportliche Engagement – all das allein trägt nicht unmittelbar zu einer glücklichen Kindheit bei. Bei aller Sorge um die körperliche Unversehrtheit sollte die seelische Gesundheit keinesfalls aus den Augen verloren werden. Doch leider werden psychische Instabilitäten und auch Erkrankungen bei Kindern selbst heute noch nicht ausreichend ernst genommen, trotz zahlreicher wissenschaftlicher Erkenntnisse zur mentalen Gesundheit.

In den ersten Monaten und Jahren geht es vor allem um den Aufbau einer tragfähigen Bindung durch eine einfühlsame Erziehung. Der Auszug aus dem Beistellbett in das eigene Kinderzimmer, das erste Mal ohne Eltern in der Kita oder bei der*dem Tagesmutter*vater: Diese bindungsrelevanten Situationen stellen Schlüsselmomente dar, in denen das Fundament einer vertrauensvollen Eltern-Kind-Beziehung gegossen wird und sich die Persönlichkeit und der Wertecodex des Kindes formen. Über die Tragweite solcher Situationen sollten sich Erziehende bewusst sein und sie mit Achtsamkeit erleben. Im Zentrum dieser Erfahrungen steht die Liebe – von Anfang an bedingungslos.

Mit Akzeptanz und Geduld lassen sich für Kinder ausreichend Freiräume schaffen, die zur Entfaltung einer gesunden Persönlichkeitsentwicklung benötigt werden. Eine zentrale Rolle haben auch Strukturen und Regeln, die Eltern auf empathische Art und Weise vermitteln sollten. Das sorgt bei Kindern naturgemäß für Frust, der eine normale und gesunde Reaktion auf das Kennenlernen eines geordneten Weltbildes ist. Kinder können diese Konflikte aber mithilfe ihrer Eltern überwinden und stärken damit ihr Selbstvertrauen und ihre Selbstständigkeit. Dabei ist es elementar, einen respektvollen und gewaltfreien Umgang zu pflegen, sowohl auf körperlicher als auch auf verbaler Ebene. Insbesondere die Auswirkungen von verbaler Gewalt werden noch immer viel zu oft unterschätzt.

Diese Aspekte helfen Kindern dabei, eine ganz eigene, widerstandsfähige Persönlichkeit zu entwickeln. Insbesondere heutzutage, wo die Raten an seelischen Erkrankungen bei älteren Kindern und Jugendlichen rapide ansteigen, gewinnt die sogenannte Resilienz zunehmend an Bedeutung. Sie zu entwickeln, kann aber nur mit dem nötigen Vertrauen im Gepäck gelingen – Vertrauen in sich selbst, aber eben auch mit dem Vertrauen, dass die engsten Bezugspersonen für einen da sind. Nur ein Kind, das weiß, dass die Eltern auch noch da sind, wenn sie mal aus dem Blickfeld entschwinden, kann seine Umwelt und Umgebung angemessen erkunden und kennenlernen.

Deswegen ist es uns so wichtig, in diesem Kapitel auch die psychische Gesundheit zu thematisieren. Ohne sie ist ein gesundes Großwerden nicht denkbar.

Säule 1

SCHWERE KRANKHEITEN VERMEIDEN

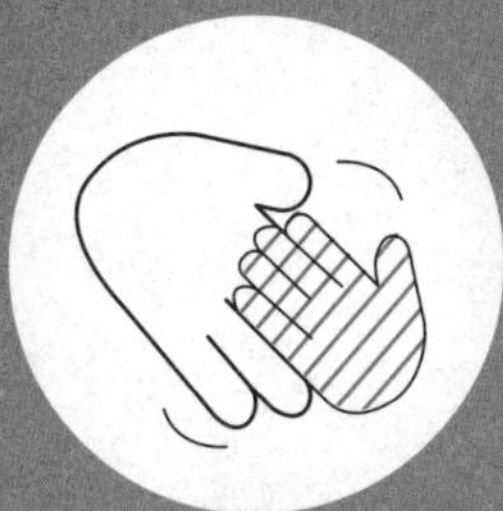

Prepare yourself! – die richtige Vorbereitung

Es gibt nichts Wichtigeres als unsere gute Gesundheit – das ist unsere Hauptkapitalanlage.
ARLEN SPECTER, EHEMALIGER US-SENATOR

Wir können uns Arlen Specter nur vollumfänglich anschließen, auch wenn Sie sich vielleicht fragen, was ein US-Senator mit Medizin zu tun hat. Ganz einfach: Gesundheit ist *das Wichtigste* im Leben. Und genau wie bei einer finanziellen Kapitalanlage muss auch in die Gesundheit investiert werden. Wenn Sie darauf achten, dass aus den richtigen Töpfen immer wieder ein Mindestmaß (oder sogar mehr) in unsere Kinder investiert wird, können sie später auf ein optimales Gesundheitsguthaben zurückgreifen. Der erste Topf, unsere *erste Säule* einer gesunden Kindheit, ist die Prävention, dort legen wir das Hauptaugenmerk auf die Vermeidung von schweren Krankheiten.

Leichter gesagt als getan? Nicht wirklich. Denn in den letzten Jahrzehnten hat sich in der Medizin eine Menge bewegt, wir können viele Krankheiten oder ihre Vorstufen frühzeitig erkennen (danke, Vorsorgeuntersuchungen!). Zusätzlich haben Eltern immer mehr Möglichkeiten, in Erste-Hilfe-Maßnahmen geschult zu werden und somit im Notfall besonnen und bedacht zu reagieren. Auch eine kindersichere Umgebung im eigenen Haushalt zu schaffen sowie die Hausapotheke zu bestücken, ist eigentlich nicht weiter kompliziert. Alles steht und fällt mit der richtigen Vorbereitung.

Ein erster elementarer Bestandteil der Prävention ist eine gesunde Schwangerschaft mit ausgewogener Ernährung. Deswegen starten wir gleich mit diesem Thema: dem Anfang aller Anfänge.

Schwangerschaftsvorsorge

Eine Schwangerschaft bringt große Gefühle, Vorfreude und Erwartungen mit sich. Aber auch Ängste und Sorgen begleiten die werdenden Eltern in den ersten neun Monaten. Ist unser Kind gesund? Ist es zu groß oder zu klein? Zu dick oder zu dünn? Ist alles dran, was dran sein soll?

Die Schwangerschaftsvorsorge beschäftigt sich genau damit, sie möchte möglichst viele dieser offenen Fragen beantworten, und leider müssen Sie deswegen ständig in die gynäkologische Praxis. Blut wird abgenommen, Ultraschalluntersuchungen sollen gemacht oder CTGs geschrieben werden – und das, obwohl die meisten werdenden Mütter keine Probleme haben, die über typische Schwangerschaftsbeschwerden hinausgehen. Die einen sehen es positiv und fühlen sich so deutlich sicherer als ohne ärztliche Begleitung, anderen ist es zu viel – *big brother is watching you* – und sie hätten gern etwas weniger Termine. Viele der Termine können aber auch von der Hebamme des Vertrauens vorgenommen werden. Wie auch immer die Schwangere aber diesen Vorsorgeuntersuchungen gegenübersteht: Darauf verzichten sollte sie keinesfalls.

Denn die Schwangerschaftsvorsorge ist ein Paradebeispiel dafür, wie sinnvoll es ist, die Gesundheit im Auge zu behalten und etwaige Risiken oder Komplikationen für die Schwangere und das Kind so früh wie möglich zu erkennen. Je eher das geschieht, desto zielführender können Behandlungen oder weitere Untersuchungen angesetzt werden.

In Deutschland wird die ärztliche Betreuung einer Schwangeren durch die sogenannten Mutterschaftsrichtlinien geregelt. Sie werden vom Gemeinsamen Bundesausschuss, dem obersten Beschlussgremium der gemeinsamen Selbstverwaltung der Ärzt*innen, Zahnärzt*innen, Psychotherapeut*innen, Krankenhäuser und Krankenkassen, festgelegt und umfassen eine unserer Meinung nach erfreulich umfangreiche Anzahl an Untersuchungen und Terminen von Beginn an.

Doch der Reihe nach. Am Anfang der allermeisten Schwangerschaften steht – ein positiver Schwangerschaftstest. Mit dem Ergebnis im Gepäck suchen die Schwangeren dann in der 4. bis 5. Schwangerschaftswoche (SSW) ihre gynäkologische Praxis auf. Dort erfolgt zunächst die Erstuntersuchung, mit Blutuntersuchungen, eventueller Krebsvorsorge und der Anlage des Mutterpasses.

Der Mutterpass ist ein persönliches Dokument, das die wichtigsten Befunde enthält und die regelmäßige Teilnahme an den Vorsorgeuntersuchungen dokumentiert. Gemeinsam mit dem sogenannten Gelben Heft des Kindes, auf das wir später noch zu sprechen kommen werden, ist es nicht nur der einfachste Weg für den*die Mediziner*in, einen genauen Überblick über die Fakten, Probleme und geplanten Abläufe einer Schwangerschaft zu behalten oder zu bekommen. Es ist beinahe wie ein Sticker-Album, das einem das Leuchten in die Augen zaubert, wenn alle Sticker – oder in unserem Fall eben alle Untersuchungen – komplett sind. Die im Mutterpass verewigten Befunde sind meist auch für medizinische Laien lesbar und mit einer gewissen Dosis gesundem Menschenverstand interpretierbar.

Die einfachste Übung und erste Amtshandlung in der Frauenarztpraxis ist die Bestimmung des Gewichts der Schwangeren. Allein schon die Dokumentation, wie schnell und wie viel eine Schwangere zunimmt, kann eine wichtige Auskunft darüber geben, ob eine Schwangerschaft planmäßig verläuft oder nicht. Zusammen mit dem Allgemeinbefinden, aber auch anderen Hinweisen wie dem Durstverhalten, kann das Gewicht ein erster entscheidender Hinweis sein, ob ein Schwangerschaftsdiabetes vorliegt. Ganz grundsätzlich gibt das Körpergewicht aber auch Auskunft darüber, ob eine Schwangere gut, schlecht oder vielleicht auch übermäßig mit Nährstoffen und Energie versorgt ist.

Neben den regelmäßigen klinischen Untersuchungen in der gynäkologischen Praxis gibt es eine Reihe an Terminen, die eine Blutuntersuchung der werdenden Mutter oder eine Ultraschalluntersuchung des Ungeborenen und der Fruchthöhle vorsehen.

Zunächst werden die Blutgruppe und der Rhesusfaktor der Schwangeren bestimmt, um herauszufinden, ob sie rhesus-negativ ist. Rhesus-negativ zu sein bedeutet im Grunde genommen nichts Schlimmes und ist nicht krankhaft – zum Glück, denn das betrifft immerhin 15 Prozent aller Menschen. Niemand hat deshalb ein erhöhtes Risiko für eine Krankheit oder kann deswegen schlechter Kinder bekommen. Und Sie merken auch gar nicht, ob Sie rhesus-negativ sind. Nicht an der Haarfarbe, nicht an Ihrem Intelligenzquotienten oder an sonst irgendetwas. Es bedeutet lediglich, dass Sie kein Blutgruppenmerkmal D besitzen. Rhesus-positiv heißt hingegen, dass man das Blutgruppenmerkmal D hat – logisch.

Doch warum ist es dann überhaupt so wichtig, diesen Faktor zu bestimmen? Nun, da es bei der Geburt zum Übertritt von kleinen Mengen kindlichen Blutes in den Kreislauf der Mutter kommen kann, ist es problematisch, wenn der Rhesusfaktor der beiden nicht übereinstimmt. Denn plötzlich merkt das mütterliche Blut, dass hier ein unbekanntes Blutgruppenmerkmal, nämlich das D, herumschwimmt. Es wird als fremd erkannt, und augenblicklich beginnt der mütterliche Organismus, es zu bekämpfen. Dazu bildet er Antikörper, die alle Blutzellen mit dem Merkmal D zerstören sollen. Puh, ganz schön gefährlich! Das Kind ist aber zu dem Zeitpunkt ja schon geboren und bekommt von diesem Aufmarsch der Antikörper gar nichts mit. Glück gehabt!

Sollte die Mutter nun aber noch einmal schwanger werden und

wieder ein rhesus-positives Kind in sich tragen, so hat sie bereits Antikörper gegen D in ihrem Repertoire. Diese können dann während der Schwangerschaft auf das Kind übergehen und dessen rote Blutkörperchen zerstören, was bei ihm zu einer schweren Blutarmut führen kann. Diese vor allem für das Kind gefährliche Situation kann aber durch eine kleine List verhindert werden: Wenn der Schwangeren vor und nach der Geburt eine kleine Menge Antikörper gegen D von außen, in Form einer Spritze, zugeführt wird, so hält ihr Körper es nicht mehr für notwendig, selbst welche zu produzieren. Die verabreichten Antikörper sind jedoch nicht in der Lage, das Blut des Kindes zu zerstören, und so können beide im Einklang die Schwangerschaft fortsetzen.

Was eigentlich eine schonende und clevere Entschärfung einer potenziell riskanten Situation ist, stößt trotzdem auch immer wieder auf Kritik. Und zwar dann, wenn die Schwangere gar kein rhesus-positives Kind bekommt und die Anti-D-Prophylaxe somit umsonst (aber nicht gratis) war. Antikörper sind nichts anderes als spezielle Eiweiße, die aus menschlichem Blutplasma isoliert wurden. Und immer wenn einem Menschen etwas von einem anderen Menschen verabreicht wird, z. B. eine Bluttransfusion, eine Knochenmarkstransplantation oder eben, wie in diesem Fall, Antikörper, droht als Hauptnebenwirkung eine Unverträglichkeit im Sinne einer allergischen Reaktion. Diese kann sich als Rötung an der Einstichstelle bis hin zu Herzrasen, Luftnot oder sogar als anaphylaktischer Schock zeigen. Es ist also durchaus nachvollziehbar, dass eine solche Maßnahme kritisiert wird, wenn sie nicht notwendig ist. Bis vor Kurzem gab es allerdings gar keine Alternative, da erst nach der Geburt festgestellt werden konnte, welcher Rhesusgruppe das Kind angehört.

Mittlerweile gibt es aber die Möglichkeit, deutlich früher Informationen über die Blutgruppenmerkmale zu bekommen. So kann nun mittels DNA-Analyse des mütterlichen Blutes eruiert werden, auf welche Rhesusgruppe das darin enthaltene Erbgut des Kindes hinweist. Mit diesem mittlerweile häufig angewandten, nicht invasiven Pränataltest (NIPT), der auch bei der Suche nach Chromosomenanomalien und einer Reihe krankheitsverursachender Gene eingesetzt wird, sollte jedoch zumindest bis zur 12. Schwangerschaftswoche gewartet werden.

Es gibt außerdem den sogenannten Suchtest, bei dem nach Antikörpern gegen D geforscht werden kann. Sollten diese bereits in der mütterlichen Blutbahn zu finden sein, kann man sich die Rhesusprophylaxe sparen, weil sie zu spät käme. In dem Fall erfolgt eine besondere und intensivere Überwachung der Schwangerschaft durch die gynäkologische Praxis.

Die weiteren im Rahmen der Schwangerschaftsvorsorge vorgesehenen Blutuntersuchungen betreffen hauptsächlich Infektionskrankheiten. Es wird nach Antikörpern oder Erregern von Röteln, Syphilis, Hepatitis B und HIV gesucht. Wenn einer dieser Erreger oder ein fehlender Schutz dagegen nachgewiesen wird, wird entweder die Krankheit behandelt (Syphilis zum Beispiel mit Antibiotika) oder die Impfung nachgeholt (bei Röteln bei der Mutter, bei Hepatitis B wird das Kind nach der Geburt geimpft) oder besondere Vorsichtsmaßnahmen müssen vor beziehungsweise während der Geburt ergriffen werden (bei HIV).

Eine weitere wichtige Infektionskrankheit ist die Besiedelung des Vaginal- oder Analbereichs mit B-Streptokokken. Diese Bakterien können vor oder während der Geburt auf das Neugeborene übergehen und eine lebensbedrohliche Early-Onset-Sepsis, also eine frühe Blutvergiftung des Kindes, zur Folge haben. Wird die Infektion bei der Schwangeren aber rechtzeitig erkannt, lassen sich die B-Streptokokken gut mit einem Antibiotikum behandeln.

Ultraschall

Die Mutterschaftsrichtlinien sehen aktuell insgesamt drei Ultraschalluntersuchungen im Laufe der Schwangerschaft vor. Grundsätzlich ist bereits ab der 5. Schwangerschaftswoche eine kleine Fruchtblase in der Gebärmutter im Ultraschall zu erkennen, und nur zwei bis drei Wochen später kann man dann sogar schon den Herzschlag des Kindes sehen. Die erste ausführliche und detaillierte Ultraschalluntersuchung sollte zwischen der 9. und 12. Schwangerschaftswoche durchgeführt werden. Neben der nicht ganz unerheblichen Frage, ob es sich vielleicht um eine Mehrlingsschwangerschaft handeln könnte, steht vor allem die Entwicklung des Kindes bis zu diesem Zeitpunkt im Fokus.

Ein deutlich konkreteres Bild zeigt sich bei der nächsten Ultraschalluntersuchung, zwischen der 19. und 22. Schwangerschaftswoche. Zu diesem Zeitpunkt können bereits einige Organe erkannt und beurteilt werden, wie das Herz, das Gehirn, die Blase und der Magen. Auch ein Großteil der körperlichen Entwicklungsstörungen kann dadurch ausgeschlossen werden. Ein besonderes Augenmerk wird auf die Diagnostik von angeborenen Herzfehlern durch die sogenannte fetale Echokardiographie gelegt, also einen Ultraschall des kindlichen Herzens.

Und noch aus einem anderen Grund ist dieser Termin für viele werdende Eltern ein besonderes Highlight: In diesen Wochen steigt die Trefferquote, wenn man das Geschlecht des Kindes bestimmen möchte. Aber erwarten Sie sich nicht zu viel. Es kommt kaum vor, dass eine eindeutige und klare Vorhersage gemacht wird. Vielmehr sprechen die Kolleg*innen von »Wahrscheinlichkeiten« und davon, dass es »zu circa 70 Prozent ein Mädchen« ist. Das hat zwei Gründe: Zum einen sehen sich das männliche und das weibliche Geschlechtsteil bei Ungeborenen ziemlich ähnlich, gerade zu Beginn. Sie entstehen ja auch aus der gleichen Zellansammlung, und erst nach und nach entwickelt sich ein Penis oder eine Vagina.

Der zweite Grund ist weitaus profaner: Niemand wird so schonungslos verklagt wie Gynäkolog*innen. Und nur ungern werden die Kosten für das Überstreichen eines rosaroten Kinderzimmers mit himmelblauer Wandfarbe von den Frauenärzt*innen übernommen, die den werdenden Eltern in Woche 17 noch ein Mädchen in Aussicht gestellt haben, obwohl es letztendlich dann doch ein Junge geworden ist.

Beim dritten Ultraschall, in Woche 29 bis 32, werden erneut das Wachstum und die Lage des Kindes, aber auch die Fruchtwassermenge und die Position sowie Größe der Plazenta untersucht. Letzteres kann Aufschluss über eine drohende Unterversorgung des Kindes (Plazentainsuffizienz) geben und unter Umständen Anlass für eine frühzeitige Beendigung der Schwangerschaft durch einen Kaiserschnitt sein.

Die Kombination aus Ultraschall und Blutuntersuchung dient darüber hinaus der Früherkennung von chromosomalen Fehlbildungen, vor allem der Trisomie 21, dem Downsyndrom. Unter Trisomie versteht man, dass ein Chromosom oder ein Teil davon dreifach vorliegt. Die Ursache liegt in einer außergewöhnlichen Teilung von Spermium oder Eizelle. Ein Mensch mit Trisomie 21 besitzt in all seinen Körperzellen somit dreimal das 21. Chromosom. Insgesamt sind somit 47 und nicht wie bei den meisten Menschen 46 Chromosomen vorhanden. Zunächst werden durch die sonografische Beurteilung der Nackenhaut, auch Nackenfalte genannt, erste Hinweise für das Vorliegen überzähliger Chromosomen und damit verbundener Organfehlbildungen gesucht. Die Ergebnisse werden mit der Bestimmung zweier Blutwerte im mütterlichen Blut, namens PAPP-A und freies ß-HCG, in Relation gesetzt. Allein dadurch werden etwa 90 Prozent aller Schwangerschaften mit Chromosomenanomalien identifiziert.

Noch mehr Klarheit über das Vorliegen einer derartigen chromosomalen Fehlbildung liefern direkte DNA-Untersuchungen aus dem mütterlichen Blut. Auch bei diesem Test handelt es sich um den bereits bei der Rhesus-Fragestellung erwähnten NIPT. Vereinfacht gesagt wird mit dieser Variante des Tests untersucht, ob im Blut mehr genetische Bruchstücke des Chromosoms 21 gefunden werden. Dies wäre dann das Indiz dafür, dass es öfter vorhanden ist als andere Chromosomen, nämlich dreifach.

Derzeit wird diese relativ teure Untersuchung nur von der Krankenkasse übernommen, wenn im Rahmen der ärztlichen Schwangerenbetreuung die Frage entsteht, ob eine fetale Trisomie vorliegen könnte, und »die Ungewissheit für die Schwangere eine unzumutbare Belastung darstellt«. So der Wortlaut des Gemeinsamen Bundesausschusses (G-BA). Dieser Fall tritt dann ein, wenn Ultraschall- und Blutuntersuchungen Auffälligkeiten ergeben, wenn die Mutter älter als 35 Jahre ist, bei vorausgegangenen Schwangerschaften mit Chromosomenstörungen oder wenn es solche im familiären Umfeld gab. Auch wenn die Schwangeren große Ängste haben, kann die Indikation für diese Untersuchung gestellt werden. Doch auch diese aufwendigen Tests können keine 100-prozentige Sicherheit geben. Das Ergebnis ist kein klares Ja oder Nein. Ein unauffälliges Testergebnis bedeutet aber, dass eine Chromosomenabweichung so gut wie ausgeschlossen ist. Ein auffälliges Testergebnis ist dagegen ein starker Hinweis dafür, dass beim Kind eine Trisomie vorliegt.

Gewissheit kann letztendlich nur durch eine Fruchtwasseruntersuchung (Amniozentese) oder eine Plazenta-Punktion (Chorionzotten-Biopsie) erreicht werden. Durch diese Eingriffe werden die Schwangere und das Kind jedoch einem sehr hohen Stresslevel ausgesetzt. Eine mögliche Folge sind vorzeitige Wehen, und in 0,5 bis 2 Prozent der Fälle kann es sogar zu einer Fehlgeburt kommen. Umgerechnet bedeutet das, dass von zweihundert Frauen, bei denen diese Untersuchung durchgeführt wird, bis zu vier ihr Kind verlieren oder es aber deutlich zu früh zur Welt bringen. Lassen Sie diese Untersuchungen also bitte keinesfalls leichtfertig und ohne starken Verdacht durchführen.

Werden bei einer dieser Vorsorgeuntersuchungen Auffälligkeiten festgestellt, denen genauer nachgegangen werden muss, tritt die Pränataldiagnostik auf den Plan. Dabei kommen spezialisierte Ärzt*innen in spezialisierten Einrichtungen zum Einsatz, die die Schwangeren dann mit spezialisierten Geräten untersuchen. Sehr spezialisiert eben.

Es ist aber auch nicht selten, dass auffällige Befunde, die vielleicht banal klingen mögen, in den letzten Wochen einer Schwangerschaft wieder und wieder kontrolliert werden. Auch das liegt an der Verklagefreudigkeit der Bevölkerung gegenüber der Gynäkologie. Der Grund ist wohl, dass Frauen und Paare (zu Recht oder zu Unrecht, das sei dahingestellt) bei gesundheitlichen Problemen, die erst bei oder nach der Geburt entdeckt werden, meinen, dass diese schon früher hätten bemerkt werden sollen, und dass sie außerdem auf Schadensersatz hoffen.

Die Zahlen sind erschreckend (vor allem für Frauenärzt*innen): Laut einer Studie haben 74 Prozent der Gynäkolog*innen in ihrer Laufbahn bis sie 45 werden schon mit derartigen Versicherungsfällen zu tun gehabt. Ein mögliches Szenario, das immer bedacht werden muss.

Alles in allem sollte eine Schwangere bis zur 32. Schwangerschaftswoche alle vier Wochen einen Termin in der gynäkologischen Praxis wahrnehmen; danach – bei einem unkomplizierten Verlauf – im zweiwöchentlichen Rhythmus.

Dass sich so eine Schwangerschaft innerhalb kürzester Zeit »verkomplizieren« kann, mussten auch Florian und seine Frau mehr als einmal erleben.

Im gesamten Verlauf einer Schwangerschaft, vor allem aber in den letzten Wochen vor der Geburt, kommt es immer wieder vor, dass sich die Gebärmutter zusammenzieht. Hier *übt* sie sich im wahrsten Sinn des Wortes in der Höchstleistung, die während der Geburt vollbracht werden muss, nämlich darin, das Kind aus der Gebärmutter herauszupressen. Deshalb werden diese Vorgänge auch Übungswehen genannt. Sie sind normal und kein Grund zur Sorge. Treten die Kontraktionen aber über einen längeren Zeitraum und in kürzeren Abständen (mehrmals pro Stunde) auf und sind sie außerdem mit einem unangenehmen Ziehen im Unterleib verbunden, handelt es sich um vorzeitige Wehen, die den Gebärmutterhals verkürzen und sogar den Muttermund, durch den das Kind während der Geburt hindurchmuss, öffnen können.

Genau das passierte in der zweiten Schwangerschaft von Florians Frau. Immer wieder verspürte sie ein leichtes Ziehen, der Bauch wurde hart. Beim nächsten Ultraschall, in der 27. Schwangerschaftswoche, wurde dann eine Verkürzung des Gebärmutterhalses diagnostiziert. Somit drohte plötzlich eine Frühgeburt, das Mädchen wog zu diesem Zeitpunkt wahrscheinlich erst weniger als ein Kilo. Solange aber die Fruchtblase nicht geplatzt ist, versucht man, in einer derartigen Situation eine Frühgeburt zu verhindern.

Eine Möglichkeit, die Geburt hinauszuzögern, ist das Legen einer Cerclage, um den Muttermund bis zur Geburt zu verschließen. Dabei wird unter örtlicher Betäubung oder in Vollnarkose ein Kunststoffbändchen um den Gebärmutterhals geschlungen und zusammengezogen. Sinnvoll ist dieser Eingriff zwischen der 15. und 28. Schwangerschaftswoche. Bei Erfolg (oder wenn die Wehen nicht mehr aufzuhalten sind) wird das Bändchen wieder durchtrennt. Der Nutzen einer derartigen Cerclage wird heutzutage allerdings immer mehr infrage gestellt. Denn auch nach diesem aufwendigen Eingriff ist eine Frühgeburt grundsätzlich möglich. Bei der schonenderen Variante, dem Zervixpessar (hierbei wird eine Silikonkappe zur Stabilisierung des Muttermundes eingesetzt), sind die Daten noch eindeutiger: Dieser beugt einer Frühgeburt laut einer Studie nicht besser vor als eine abwartende Behandlung ohne Pessar.

Bei Florians Frau kam eine andere Methode zum Einsatz, die schonender, weniger invasiv, aber auch sehr mühsam und deutlich langwieriger ist: die Bettruhe. Wochen- und monatelang nur für das Notwendigste die liegende Position zu verlassen, und das mit einem oder mehreren Kindern zu Hause, ist eine logistische und vor allem psychische Herausforderung, wenn nicht sogar ein Ding der Unmöglichkeit. Doch es herrscht grundsätzlich die Meinung, dass sich ein Gebärmutterhals, der sich einmal verkürzt hat, nicht mehr zurückentwickeln, also wieder verlängern wird. Im Idealfall wird deswegen zunächst der verkürzte Status quo gehalten und die Geburt nimmt erst zu einem späteren Zeitpunkt ihren natürlichen Verlauf. Das hat jedoch zur Folge, dass jeder weitere gynäkologische Kontrolltermin ein Bangen um Millimeter wird. So auch bei Florians Frau. Denn je kürzer der Gebärmutterhals, desto kürzer auch die Schwangerschaft.

Heutzutage ist die Bettruhe allerdings nur in Ausnahmefällen wirklich nötig. Denn es gibt auch Risiken in Form von Gefäßverschlüssen (Thrombosen), Knochen- und Muskelschwund und Depressionen. Diese werden in der aktuellsten Leitlinie zur Vorbeugung und Therapie der Frühgeburt explizit angeführt. Stattdessen wird mittlerweile zu körperlicher Schonung geraten, was in der Umsetzung auch deutlich realistischer als die Bettruhe ist. Das bedeutet konkret: keine Anstrengung, keinen Sport, kein Schleppen schwerer Einkäufe – oder ebenso schwerer Kinder. Aber erklären Sie mal einem

Zweijährigen, dass Mama ihn jetzt nicht mehr die Treppen hochtragen darf – ein Kraftakt der besonderen Art! Wenn die drohende Alternative jedoch eine Frühgeburt des Geschwisterchens in der 27. SSW ist, werden auch junge, sehr gutmütige Eltern auf einmal zu kompromisslosen Nicht-auf-den-Arm-Nehmern. Als Vater kann man, wie Florian schnell bemerkte, dabei trotz aller Bereitschaft abgemeldet sein, denn je mehr Papa sich anbietet, desto dringender will der kleine Trotzkopf manchmal zur Mama.

Und so ziehen – wenn die Familie das Glück der Tüchtigen ereilt – die Wochen und Monate ins Land, und was anfangs unvorstellbar schien (zweieinhalb Monate Bettruhe!!!), geht auch vorbei. Bei Florians Frau wurde das Bewegungsverbot in der 34. SSW aufgehoben, da bis dahin das Gröbste überstanden und das geschätzte Gewicht akzeptabel schien. Und offensichtlich war die körperliche Schonung tatsächlich dringend notwendig gewesen, denn nur wenige Tage nachdem Florians Frau wieder angefangen hatte, sich normal zu bewegen, setzten nicht mehr zu kontrollierende Wehen ein, und schließlich kam ihre Tochter als Frühchen nach 35 Schwangerschaftswochen zur Welt. Trotz dieser frühzeitigen Niederkunft entwickelte sich das Mädchen aber erfreulicherweise prächtig und sie hat die fehlenden Wochen in Mamas Bauch vorbildlich aufgeholt.

Prävention des Plötzlichen Säuglingstodes

Für Notärzt*innen und Rettungssanitäter*innen kommt es immer wieder darauf an, möglichst schnell und dennoch besonnen zu handeln, im richtigen Moment das Richtige zu tun und so Menschenleben zu retten. Es gibt jedoch eine Situation, in der die aktuellen Grenzen der modernen Medizin besonders drastisch aufgezeigt werden, und das häufig vollkommen unabhängig davon, wie schnell der

Notarztwagen mit Blaulicht und Sirene herangebraust kommt: wenn Eltern ihren Säugling leblos im Bettchen vorfinden. Und das ohne jegliche Verletzungen oder Anzeichen, dass etwas nicht stimmt. Es trifft die Beteiligten vollkommen unvorbereitet, weil sich das Kind zuvor meist in einem Zustand von bester Gesundheit befand. Von einem Tag auf den anderen ändert sich das Leben der betroffenen Familie dann radikal. Der Tod eines Kindes ist für viele Menschen das Schlimmste, was sie sich vorstellen können. Findet das Ereignis darüber hinaus im 1. Lebensjahr statt und kann selbst die Medizin den verzweifelten und traumatisierten Eltern keine Erklärung liefern, ist es umso schwerer zu akzeptieren und zu verarbeiten.

Wenn alle möglichen Ursachen ausgeschlossen worden sind, dann sprechen wir vom Plötzlichen Säuglingstod, dem Sudden Infant Death Syndrome (SIDS).

WAS WISSEN WIR ÜBER DIESES EREIGNIS?

Definiert wird der Plötzliche Säuglingstod als plötzlicher Tod eines bisher gesund erscheinenden Säuglings, ohne dass in nachfolgenden Untersuchungen ein medizinischer Grund gefunden werden kann. Der Plötzliche Säuglingstod tritt also meist auf, wenn sich das Kind in einem Zustand völliger Gesundheit befindet. Die zugrunde liegende biologische Todesursache ist meistens ein akuter Sauerstoffmangel (Hypoxie genannt). Um schlussendlich einen Plötzlichen Säuglingstod zu diagnostizieren, dürfen auch post mortem, also nach dem Tod, keine weiteren Anzeichen oder Todesursachen gefunden werden.
Die kritischste Phase für einen Säugling mit dem höchsten Risiko für den Plötzlichen Säuglingstod liegt zwischen dem 2. und 6. Lebensmonat. Grundsätzlich kann er jedoch auch jenseits des ersten Geburtstages noch auftreten.

Unter near-SIDS, also dem Beinahe-Auftreten eines Plötzlichen

Säuglingstodes, auch ALTE (*apparent life-threatening event*; akutes lebensbedrohliches Ereignis) genannt, versteht man einen lebensbedrohlichen Zustand bei Säuglingen, der unerwartet und ohne erkennbare Ursache eintritt. Dieses Syndrom ist durch eine beängstigende Konstellation von Symptomen gekennzeichnet, bei denen das Kind eine Kombination aus Atemstillstand, Farbveränderung, Veränderung des Muskeltonus, Husten oder Würgen zeigt.

RISIKOFAKTOREN

Weil die medizinische Forschung bis heute keine genaue Ursache für das Auftreten des Plötzlichen Säuglingstodes kennt, ist es umso wichtiger, sämtliche Risikofaktoren, die das Auftreten dieses einschneidenden Ereignisses potenziell begünstigen können, so gut wie nur möglich aus dem Familienleben zu eliminieren.

MERKE!

Bekannte und etablierte Risikofaktoren für das Auftreten eines Plötzlichen Säuglingstodes:

- 90 % der Fälle ereignen sich im Schlaf!
- Schlafen in Bauchlage
- weiche Schlafunterlage
- Nikotinexposition (Rauchen im Haushalt/Wohnraum)
- Überwärmung
- Verlegung der Atemwege durch Decken, Kuscheltiere, Schlafen im Elternbett ohne Sicherheitsmaßnahmen
- SIDS bei Geschwistern
- Frühgeburtlichkeit
- Schlafen außerhalb des Elternzimmers im eigenen Bett

DAS TRIPLE-RISK-MODELL

Relativ verbreitet ist mittlerweile das sogenannte Triple-Risk-Modell, das für ein Auftreten des Plötzlichen Kindstodes die wahrscheinlich beste Erklärung gibt. In diesem Modell wird davon ausgegangen, dass ein Kind dann ein SIDS erleidet, wenn drei Risikofaktoren aufeinandertreffen: erstens ein externer Stimulus, zweitens eine kritische Phase in der Entwicklung des Kindes und drittens ein besonders vulnerables, also verwundbares, Kind. Ein konkretes Beispiel wäre ein Kind, das im Haushalt Zigarettenrauch ausgesetzt wurde (dadurch vulnerabel ist) und im 3. bis 5. Lebensmonat (kritische Phase) in Bauchlage schläft (externer Risikofaktor). Treffen diese Einzelheiten, die für sich genommen natürlich noch nicht zwangsläufig zum Tod eines Kindes führen, unglücklich aufeinander, ist ein derart tragischer Vorfall möglich.

Auch die ersten Lebenstage sind als besonders kritisch zu betrachten. Alle Beteiligten, sowohl das Kind als auch Mutter und Vater, sind noch sehr erschöpft. Zusätzlich liegen Kinder in dieser Zeit häufig stunden- oder sogar tagelang ausschließlich auf dem Bauch und werden sehr warm eingepackt. Auch diese Kombination kann ohne jegliche Anzeichen zum Plötzlichen Kindstod führen.

PRÄVENTION

Hand in Hand mit dem Wissen um die oben beschriebenen Risikofaktoren geht die Notwendigkeit präventiver Maßnahmen. Um ein Ersticken zu vermeiden, sollten Kinder nicht auf dem Bauch, sondern in Rückenlage schlafen, solange sie das Köpfchen nicht eigenständig heben können. Natürlich kommt im Laufe des 1. Lebensjahres irgendwann der Zeitpunkt, an dem sich das Kind von allein auf den Bauch drehen wird. Es ist dann nicht notwendig, das Kind bei jeder Gelegenheit und sofort nach Gewahrwerden der Lageänderung wieder zurück auf den Rücken zu drehen. Vermeiden Sie Kuscheltiere oder Kissen im Kinderbettchen und verzichten Sie auf sogenannte Nestchen, die das Gitter rund um das Bett auskleiden. Benutzen Sie keine Decke, sondern einen für Größe und Jahreszeit angemessenen Schlafsack. Auch wenn es gut gemeint ist, können diese Gegenstände die Atemwege des Kindes blockieren. Um Überwärmung zu verhindern, achten Sie darauf, dass die Raumtemperatur im Zimmer, in dem das Kind schläft, nicht mehr als 20 Grad beträgt. Im elterlichen Schlafzimmer sollten die Kinder im eigenen Kinderbett oder Beistellbett schlafen. Darüber hinaus trägt Stillen zur Prävention des Plötzlichen Säuglingstodes bei. Wie eine groß angelegte Studie zeigen konnte, haben Kinder, die zumindest zwei Monate gestillt wurden, ein um die Hälfte geringeres Risiko, am Plötzlichen Säuglingstod zu versterben, als kürzer oder gar nicht gestillte Kinder.

EINE UNTERSUCHUNG, DIE GEWISSHEIT BRINGT?

Eine aktuelle Studie, erst wenige Wochen vor Erscheinen dieses Buches veröffentlicht, sorgte in diesem Zusammenhang für Aufsehen. Die Autoren aus Australien fanden heraus, dass die Aktivität eines speziellen Enzyms, der Butyrylcholinesterase, bei Säuglingen, die später an SIDS starben, im Vergleich zu lebenden Kontrollpersonen und anderen Säuglingen, die nicht an SIDS starben, signifikant verringert war. Gemessen wurde die Enzymaktivität in getrockneten Blutflecken, die zwei bis drei Tage nach der Geburt entnommen wurden, also für das Neugeborenen-Screening gedacht waren.

Diese Studie ist die erste, die einen biochemischen Marker bei SIDS-Kindern vor ihrem Tod identifizieren konnte, der sie von Kontrollfällen und anderen Todesursachen unterscheidet.

Ein dramatisches Detail dieser Entdeckung: Die Erstautorin dieser Studie, Dr. Carmel Harrington, verlor im Jahr 1991 ihren eigenen Sohn durch Plötzlichen Säuglingstod. Dieses einschneidende Erlebnis bewegte sie dazu, immer weiter nach einer möglichen Ursache dieses tragischen Ereignisses zu forschen.

Bei einem genauen Studium der Daten fällt jedoch auf, dass sich die Gruppe der gesunden Kinder und derer, die an einem SIDS verstorben sind, bezüglich der Enzymaktivität überschneiden. Es gibt also einerseits gesunde Menschen, die niemals ein derartiges Ereignis erleben, obwohl sie eine verminderte Enzymaktivität aufweisen, und auf der anderen Seite gibt es an SIDS verstorbene Kinder mit normaler Enzymaktivität.

Und wie es in der Allgemeinbevölkerung aussieht, ist noch ungewisser. Dies wirft die Frage auf, ob man die Eltern mit der Diagnose der verminderten Enzymaktivität nicht unnötig verunsichert. Beantwortet werden kann diese Frage wieder mit dem Triple-Risk-Modell, das eben nicht nur einen einzigen Risikofaktor als Übeltäter sieht – auch nicht die Butyrylcholinesterase. Das Enzym macht im Triple-Risk-Modell den Säugling zu einem vulnerablen Kind. Fällt das mit zwei weiteren Risikofaktoren zusammen, *kann* es zum Plötzlichen Säuglingstod kommen.

Auf den ersten Blick mag der Gedanke naheliegen, dass das Neugeborenen-Screening so schnell wie möglich um dieses Enzym erweitert werden sollte, da es scheinbar einen objektivierbaren Marker für SIDS gibt. Doch so einfach ist es nicht.

1968 legte die WHO die Leitprinzipien für jedes Neugeborenen-Screening-Programm fest. Zusammenfassend wurde entschieden, dass es sich bei den gescreenten Erkrankungen um ein signifikantes Problem mit bekanntem natürlichem Verlauf handeln sollte. Außerdem muss es eine vereinbarte Strategie geben, wer als Patient*in zu behandeln ist, und Diagnose- und Behandlungsmöglichkeiten sollten zur Verfügung stehen. Des Weiteren sollte ein geeigneter, akzeptabler Test existieren und die Kosten der Untersuchung sollten im Verhältnis zu den medizinischen Kosten insgesamt ausgewogen sein.

Gleich mehrere Punkte wären bei einem auf das Enzym abzielenden Screening nicht erfüllt – etwa, dass die gesunde von der erkrankten Bevölkerung klar zu unterscheiden ist. Die Zugehörigkeit zu Ersterer wäre in Bezug auf Menschen, bei denen eine verminderte Enzymaktivität festgestellt werden würde, die aber dennoch kein SIDS erleiden, nämlich der Fall. Außerdem gibt es bisher keinen therapeutischen Ansatz. Auch das ist ein wichtiges Kennzeichen der beim Neugeborenen-Screening untersuchten Erkrankungen. Denn was ist die Konsequenz eines Tests, der ein erhöhtes SIDS-Risiko ergibt? Wird das Kind vor dem Schlafengehen verkabelt und an einen Monitor angeschlossen? Und wenn ja, wie lange? Und was passiert mit der Psyche von Eltern und Kind durch die zahlreichen nachgewiesenermaßen falschen Alarme, die diese Geräte von sich geben und die die Familie möglicherweise in den Wahnsinn treiben?

Den Eltern kann diese Bürde, den kindlichen Schlaf auf diese Weise zu überwachen, nicht auferlegt werden. Auch wenn jede Mama und jeder Papa bei drohendem SIDS, ohne zu zögern, mit Argusaugen über den Schlaf ihres Babys wachen und selbst kein Auge zutun würde, so ist das über einen längeren Zeitraum nicht möglich, ohne dabei die eigene Gesundheit einzubüßen. Wie bereits erwiesen, sind aber auch die technischen Hilfsmittel wie Matratze oder Monitor fehleranfällig.

Und was macht es außerdem mit der Entwicklung der Psyche des Kindes und der Beziehung zwischen Kind und Eltern oder auch Geschwistern, wenn alle Beteiligten monate- oder jahrelang in größter Sorge vor dem plötzlichen Tod leben und sich dementsprechend verhalten? Auch diese Frage müssen wir uns stellen, jetzt, da wir der Ursache für das Auftreten des Plötzlichen Säuglingstodes langsam näherkommen. Wir sind der Meinung, dass wir noch nicht so weit sind, durch die Bestimmung eines Blutwertes angemessen auf das Risiko für den Plötzlichen Säuglingstod zu reagieren. Aber wir sind sicher, dass die moderne Medizin sehr bald eine hilfreiche und umsetzbare diagnostische Strategie entwickeln wird, mit der dieses Ereignis noch seltener auftreten wird als ohnehin schon. Bis dahin gilt es, möglichst alle Risikofaktoren für das Kind zu vermeiden, um dem Triple-Risk-Modell Rechnung zu tragen.

Kinder-Erste-Hilfe – für den Ernstfall vorbereitet sein

Als das dreijährige Kind aufrecht auf der Liege sitzend von mehreren Rettungskräften in die Notfallambulanz geschoben wurde, ahnte noch niemand, welche dramatischen Ereignisse sich nur wenige Minuten zuvor abgespielt hatten. Der Notarzt las die Eckdaten seines Einsatzprotokolls und begann zu erzählen. Der Junge war mit seiner Mutter im Schwimmbad und die beiden kurz davor gewesen, nach Hause zu gehen. In dem Moment, in dem die Mutter die Tasche packte, entdeckte das Kind offenbar einen kleinen Ball, der nahe dem Beckenrand im Wasser trieb. Unbemerkt lief es darauf zu, beugte sich vornüber und fiel in das 90 cm tiefe Wasser. Es dauerte nur wenige Sekunden, bis die Mutter bemerkte, dass ihr Sohn nicht mehr bei ihr war und sein Körper regungslos unter der Wasseroberfläche trieb. Während sie so laut sie konnte um Hilfe rief, stürzte sie sich in das hüfthohe Wasser und zog ihr Kind an den Beckenrand. Als es nicht auf ihre vehemente Ansprache reagierte, begann die Mutter sofort mit den Wiederbelebungsmaßnahmen. »Zweimal beatmen und dann mit der Herzmassage beginnen. Das habe ich im Erste-Hilfe-Kurs gelernt«, antwortete sie auf die Frage des Rettungssanitäters, noch sichtlich geschockt, aber mit der festen Stimme einer Mutter, die gerade ihrem Kind das Leben gerettet hat.

Das eigene Kind reanimieren zu müssen, gehört sicherlich zu *den* Ausnahmesituationen des Elternseins. Dennoch: Es reicht ein Sturz mit dem Fahrrad, ein Sprung vom Beckenrand, ein Schluck aus einer Flasche Reinigungsmittel. Oder Sie finden Ihr Kind bewusstlos vor, ohne zu wissen, was genau passiert ist. Ganz unvermittelt könnten Sie sich in einer Situation wiederfinden, die schnelles Handeln und die richtigen Handgriffe erfordert.

Nicht jede (Beinahe-)Katastrophe ist vorhersehbar und nicht auf jede Eventualität können Sie sich vorbereiten. Dennoch gibt es Wissen, das Sie sich im Vorhinein aneignen, und Maßnahmen, die Sie erlernen und üben können. Wer sollte mein erster Ansprechpartner bei Unfällen sein? Wo finde ich rasche Hilfe bei Vergiftungen? Wann muss ein Kind beatmet werden, wann benötigt ein Kind eine Herzdruckmassage? Und in welcher Reihenfolge soll das geschehen?

Das und vieles mehr wird Ihnen in einem Erste-Hilfe-Kurs näher- und beigebracht. Damit Sie im Notfall die Ruhe bewahren, wissen, wie Sie Ihrem Kind rasch helfen können und wie Sie die Zeit bis zum Eintreffen der Profis überbrücken. Dieses Kapitel ist ein Plädoyer für die Teilnahme an einem Erste-Hilfe-Kurs für Eltern. Denn ALLES ist besser, als nichts zu tun.

Der (Nachhol-)Bedarf ist unter Deutschlands Erwachsenen enorm. Aktuelle Umfragen bescheinigen eine große Unsicherheit in der Bevölkerung. Laut ADAC-Bericht aus dem Jahr 2021 trauen sich nur die Hälfte der Befragten überhaupt zu, Erste Hilfe zu leisten. Das Verhältnis von Herzdruckmassage und Atemspende war nur 10 Prozent der Befragten bekannt!

Dabei müssen in Deutschland jährlich ungefähr 1,8 Millionen Kinder und Jugendliche aufgrund eines Unfalls ärztlich behandelt werden.

Zum Großteil passieren diese Unfälle zu Hause oder im näheren Umfeld (etwa 60 Prozent). Am häufigsten sind Ertrinkungsunfälle und Stürze, gefolgt von Erstickung, Vergiftung und Verbrennungen bzw. Verbrühungen. Und fast bei jedem dieser Ereignisse wäre die erste Person an der Unfallstelle theoretisch in der Lage, mit den richtigen Erste-Hilfe-Maßnahmen wichtige Akzente zu setzen oder eben sogar Leben zu retten.

Auch die Zahlen, die das Deutsche Ärzteblatt dazu veröffentlichte, sind erschreckend. Zwar gab in der Umfrage einer deutschen Krankenkasse die überwiegende Mehrheit an, schon einmal einen Erste-Hilfe-Kurs besucht zu haben, bei einem Viertel der Befragten lag dieser jedoch schon mehr als 20 Jahre zurück. Wahrscheinlich liegt das daran, dass es gesetzlich vorgeschrieben ist, vor der Führerscheinprüfung einen derartigen Kurs zu besuchen. Danach kümmert sich aber kaum noch jemand darum.

Wir sind aber unbedingt der Meinung, dass ein Erste-Hilfe-Kurs vor der Geburt eines Kindes genauso dazugehören sollte wie ein Geburtsvorbereitungskurs. Wir sehen es sogar noch strenger. Ein Erste-Hilfe-Kurs sollte, ebenso wie beim Autoführerschein, obligatorisch sein. Also wie eine Art *Kinderführerschein*. Das Angebot an Erste-Hilfe-Kursen ist mittlerweile reichlich. Viele Krankenhäuser und Geburtskliniken sowie das Deutsche Rote Kreuz bieten Elternkurse an. Damit können Sie kaum etwas falsch machen. Anders sieht es bei Online-Angeboten aus. Man muss teilweise gar nicht wenig Geld für eine Videodatei bezahlen, die sich als *Erste-Hilfe-Kurs on demand* bezeichnet. Hier können wir nur zur Vorsicht raten. Die Qualität dieser teilweise nicht von Notfall- oder Kindermediziner*innen angebotenen Kurse mag mangelhaft und das Geld nicht wert sein. Darüber hinaus sind solche Video-Tutorials gerade bei Erste-Hilfe-Maßnahmen, bei denen man »anpacken« muss, einem Kurs in persona immer unterlegen.

Der Erste-Hilfe-Kurs, den die Mutter des Kindes mit dem eingangs geschilderten Beinahe-Ertrinkungsunfall besucht hatte, war sein Geld mehr als wert. Das Kind konnte nach einer kurzen Beobachtungsphase das Krankenhaus unbeeinträchtigt und ohne jegliche Folgeerscheinungen wieder verlassen.

VERSCHLUCKEN

Babys, aber auch ältere Kinder, lieben es, Gegenstände in den Mund zu nehmen und daran zu nuckeln und zu kauen. Der Grund dafür ist einfach: Bei Kindern ist das Fühlen, also der Tastsinn, über Lippen und Zunge weitaus besser entwickelt als über die Finger, und auch das Sehen ist noch nicht die große Stärke kleiner Kinder. So sind sie darauf angewiesen, ihre Umgebung auch mit dem Mund zu erkunden, um sich durch das Ertasten eines Gegenstandes mit Lippen, Zunge und Gaumen ein Bild zu machen. In dieser Phase, die etwa bis zur Vollendung des 2. Lebensjahres dauert, ist die Gefahr besonders groß, dass die Kinder Murmeln, Münzen oder kleine Spielzeugteile, die auf dem Boden liegen, verschlucken oder sogar aspirieren, also in die Luftröhre bekommen. Kann der Fremdkörper nicht mehr weiter hinuntergeschluckt oder wieder herausgehustet werden, kommt es zum Auftreten charakteristischer Anzeichen und Symptome: anhaltender Hustenreiz, Atemnot, ein Pfeifgeräusch beim Atmen und Rot- oder Blaufärbung des Gesichts, weil die Atmung aussetzt.

Ältere Kinder sollten Sie dann, genau wie Erwachsene, zunächst dazu auffordern, den Fremdkörper wieder herauszuhusten. Unterstützend können Sie mehrere Male (bis zu fünfmal) mit der flachen Hand auf den Rücken der vorgebeugten Person schlagen.

Ergibt sich aus diesen Maßnahmen keine Besserung, wählen Sie umgehend den Notruf, beruhigen Sie die betroffene Person, vor allem, wenn es sich um ein Kind handelt, und versuchen Sie in weite-

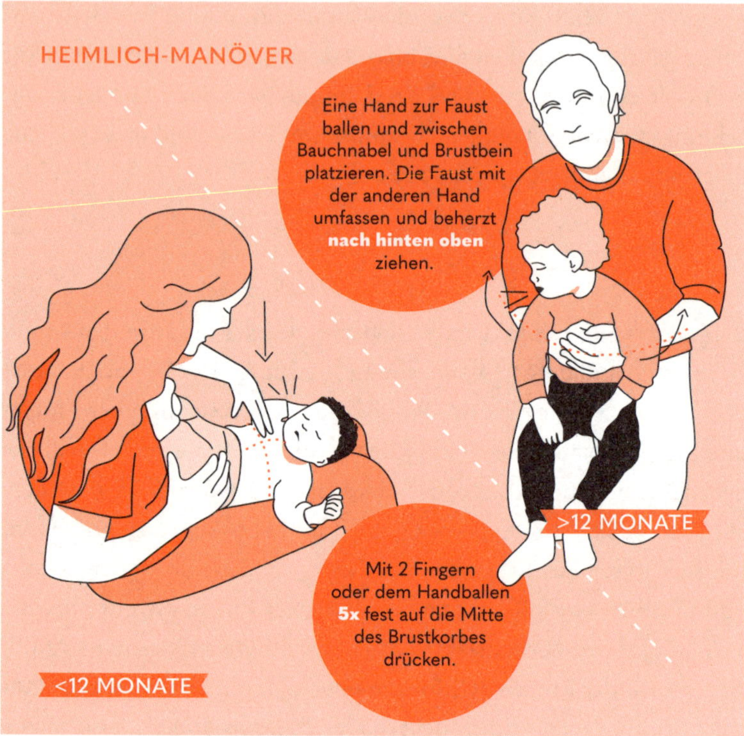

rer Folge, mit dem Heimlich-Griff den Fremdkörper zu lösen. Dazu platzieren Sie, hinter der Person stehend, Ihre Faust unterhalb des Rippenbogens. Mit der anderen Hand umfassen Sie Ihre Faust und ziehen diese bis zu fünfmal kräftig nach hinten oben in Richtung Ihrer eigenen Brust.

Aufgrund der Größenverhältnisse ist das Heimlich-Manöver bei Babys und kleinen Kindern so allerdings nicht möglich. Wenn Ihr Kind trotz Aufforderung nicht mehr effektiv hustet, gehen Sie folgendermaßen vor: Säuglinge sollten Sie bäuchlings auf Ihren ausgetreckten Arm legen (Kinder jenseits des 1. Lebensjahres auf den Oberschenkel), den Kopf etwas tiefer positioniert als den restlichen

Körper. Dann klopfen Sie bis zu fünfmal zwischen die Schulterblätter des Kindes. Bleiben diese Maßnahmen ohne Erfolg und tritt keine Besserung ein, drehen Sie das Kind auf den Rücken und drücken mit zwei Fingern oder dem Handballen auf die Mitte des Brustbeins. Nur bei Kindern, die älter sind als ein Jahr, können Sie das Heimlich-Manöver durchführen. Tritt hierdurch keine Besserung ein, wechseln Sie die Handgriffe bis zum Eintreffen des Rettungsdienstes ab.

Verliert das betroffene Kind das Bewusstsein, müssen Sie umgehend mit Wiederbelebungsmaßnahmen beginnen.

Dieses Kapitel kann und soll natürlich den Besuch eines Erste-Hilfe-Kurses nicht ersetzen. Deshalb verzichten wir bewusst auf die Schilderung der notwendigen Maßnahmen für das Wiederbeleben.

SCHÄDELPRELLUNG UND SCHÄDEL-HIRN-TRAUMA

Als Florian mit seiner Frau und seinen ersten beiden Kindern mit dem Wohnwagen durch den Südwesten der USA fuhr, passierte es ausgerechnet am höchsten Aussichtspunkt des Grand Canyon: Ihre Tochter, die damals ein Jahr alt war, kippte rücklings aus dem Bett. Mit einem lauten Knall schlug ihr Hinterkopf auf dem Fußboden des Wohnmobils auf. Sie schrie sofort auf und begann zu weinen. Bekanntermaßen gibt es unendlich viele außergewöhnliche Aussichtspunkte am Grand Canyon, aber kaum medizinische Versorgung. Schon gar keine Kinderklinik, die ein Kind mit Schädel-Hirn-Trauma überwachen könnte. Und erst recht keine Neurochirurgie, die bei einer akut aufgetretenen Hirnblutung tätig werden müsste. So mussten Florian und seine Frau als Kinderarzt und Kinderkrankenschwester die Überwachung des Kindes selbst in die Hände nehmen, mit der Camping-Taschenlampe regelmäßig die Pupillenreaktion überprüfen und für die nächsten 24 Stunden eine Glasgow Coma Scale auf Walmart-Rechnungen dokumentieren. Anhand dieser Skala überwacht medizinisches Personal das Ausmaß einer Bewusstseinseinschränkung. Durch Objektivierung von verbaler und motorischer Reaktion sowie dem Augenöffnen kann eine Bewusstseinslage erkannt werden, die es beispielsweise notwendig macht, den Patienten oder die Patientin in ein künstliches Koma zu versetzen.

Doch lassen Sie uns mit dem Grundsätzlichen anfangen. Was verstehen wir eigentlich unter dem in der Überschrift angeführten Begriff Schädelprellung und was ist ein Schädel-Hirn-Trauma (SHT)? Wo liegt der Unterschied zwischen den beiden?

AUF EINEN BLICK

Die Glasgow Coma Scale

Zur Abschätzung einer Bewusstseinsstörung von 3 (tiefes Koma) bis höchstens 15 Punkten (vollständig wach).

Punkte	Augen öffnen	Beste verbale Kommunikation	Beste motorische Reaktion
6	–	–	spontane Bewegungen
5	–	Plappern, Brabbeln, Sprechen	auf Schmerzreiz, gezielt
4	spontan	Schreien, aber tröstbar	auf Schmerzreiz, ungezielt
3	auf Anschreien	Schreien, untröstbar	auf Schmerzreiz, Beugereaktion
2	auf Schmerzreiz	Stöhnen oder unverständliche Laute	auf Schmerzreiz, Streckreaktion
1	keine Reaktion	keine verbale Reaktion	keine Reaktion auf Schmerzreiz

Schädelprellung wird definiert als eine Verletzung des Kopfes ohne Funktionsstörung oder strukturelle Schädigung des Gehirns. Was heißt das im Klartext? Eine Funktionsstörung des Gehirns sind beispielsweise ein Bewusstseinsverlust, Erbrechen, Seh-, Hör-, Sprach- oder Bewegungsstörungen, Lähmungen, Wesensänderungen oder Gedächtnisstörungen. Eine Hirnblutung wäre ein Beispiel für eine strukturelle Schädigung des Gehirns. Tritt eines der geschilderten Symptome nach einer Kopfverletzung auf, sprechen wir von einem Schädel-Hirn-Trauma.

Werden anhand der Glasgow Coma Scale 13 bis 15 Punkte erreicht, ist das Kind beinahe unbeeinträchtigt und man bezeichnet das Schädel-Hirn-Trauma als leicht. Ein mittelschweres SHT zeichnet sich ab, wenn das Kind 9 bis 12 Punkte erreicht und alles ab 8 Punkten abwärts nennen wir schweres SHT.

Häufig sind Eltern überrascht, wenn sie mit ihrem Kind in die Notfallambulanz gehen, weil es zum Beispiel von der Couch oder der Wickelkommode gefallen ist und der Arzt oder die Ärztin eine 24- bis 48-stündige stationäre Überwachung empfiehlt. Gerade wenn der erste Schock überwunden ist und sich alle Beteiligten von dem Sturz erholt haben, scheint für Eltern die Gefahr, dass etwas Schlimmeres passiert ist, gebannt zu sein. Doch im Gegensatz zu den Situationen, in denen ein Kind stationär aufgenommen wird, weil es ihm nicht gut geht, dient die stationäre Aufnahme bei einem Schädel-Hirn-Trauma zunächst lediglich der Überwachung. Der Grund liegt in der drohenden Dynamik der Ereignisse. Sollte das Kind beim Sturz eine Hirnblutung erlitten haben, so gilt: Je früher sich daraus Symptome entwickeln, desto schneller muss reagiert werden. Je schneller sich also eine Blutung ausbreitet, desto weniger Zeit bleibt, dem Gehirn noch ausreichend Platz zu schaffen. Wenn eine Blutung erst nach mehreren Tagen symptomatisch wird, weil es sich um eine kleine sogenannte Sickerblutung handelt, so bleibt etwas mehr Zeit, gegenzusteuern.

Wie schwer ein Schädel-Hirn-Trauma ist oder ob es zu einer Blutung gekommen ist, lässt sich von außen zunächst nicht abschätzen. Auch der Hergang oder die Sturzhöhe lassen keine automatischen Rückschlüsse zu. So gibt es Kinder, die nach einem Sturz aus dem ersten Stock ohne Schädel-Hirn-Trauma davongekommen sind, während ein anderes Kind eine schwere Hirnblutung davongetragen haben kann, nachdem es auf dem Pausenhof mit dem Kopf eines Mitschülers zusammengestoßen ist.

Daher ist es für Sie als Eltern wichtig, die Alarmsignale zu kennen, die auf eine schwere Gehirnerschütterung oder Schlimmeres hinweisen.

Auch hier gilt wie so oft: Je jünger das Kind, desto unspezifischer sind die Symptome und desto schwerer ist das Problem zu erkennen. Bei Säuglingen ist z. B. eine gespannte Fontanelle ein absolutes Warnsignal und das Kind sollte umgehend in eine kinderärztliche Klinik gebracht werden. Aufgrund der schwierigen Gemengelage müssen Säuglinge meistens sogar bei jedem Sturz auf den Kopf, auch ohne Anzeichen für ein SHT, zur Beobachtung in der Klinik bleiben.

AUF EINEN BLICK

Alarmzeichen für eine Bewusstseinsstörung bei Schädel-Hirn-Trauma

- verwaschene, undeutliche Sprache
- Benommenheit
- Verwirrtheit
- Doppelbilder
- Erbrechen
- Teilnahmslosigkeit
- Gedächtnisverlust

VERGIFTUNGEN

Heutzutage wird von den Herstellern bei fast allen Produkten, nicht nur bei Lebensmitteln, auf das Aussehen geachtet. Haben Sie schon einmal wahrgenommen, welch schillernde und appetitliche Farben Reinigungs-, Geschirrspül- oder Waschmaschinentabs haben? Versetzen Sie sich nun in ein Kleinkind hinein, das eine Packung voll Reinigungsmittel findet. Die Frage, ob das Gefundene genauso gut schmeckt wie Bonbons, ist naheliegend – immerhin sieht es genauso schön und bunt aus.

Florians zweijähriger Sohn darf regelmäßig dabei helfen, den Tab in die Geschirrspülmaschine einzulegen. So soll dem Kind ganz klar und unspektakulär die korrekte Bestimmung der Tabs beigebracht werden. Sollte der Kleine also doch mal zufällig einen Reinigungstab finden, wird er nicht auf die Idee kommen, ihn in den Mund zu stecken oder zu essen, sondern sich eher einen Geschirrspüler suchen, um den Tab dort einzulegen.

Leider gibt es in jedem Haushalt zahllose Stoffe und Substanzen, die in großen oder auch kleinen Mengen zu schweren Vergiftungssymptomen führen können. Wie bereits erwähnt sämtliche Reinigungsmittel, Waschutensilien wie Shampoo oder Duschgel, aber auch Zahnpasta, Deodorant, Nagellack, Parfüm, Medikamente und vieles mehr. Und auch im Garten und im Park können Blätter oder Blüten von gewissen Pflanzen schwere gesundheitliche Schäden nach sich ziehen, wie zum Beispiel Goldregen, Tollkirsche und Eisenhut.

Besteht der Verdacht, dass ein Kind eine giftige Substanz zu sich genommen hat, greift auch das Personal in Notfallpraxen und Kinderkliniken schnell zum Telefon. Die Nummer der zuständigen Giftnotrufzentrale ist in jedem Notaufnahmetelefon fest eingespeichert. Die Mitarbeiter*innen der Giftnotrufzentralen haben Zugriff auf die wichtigsten Daten sämtlicher Inhaltsstoffe, die man sich vorstellen kann, und sprechen auch Empfehlungen über die weitere Handhabung und Vorgehensweise aus. Und auch auf den heimischen Kühlschränken sollte die Nummer einer der nachfolgenden Giftnotrufzentralen stehen, damit Sie im Unglücksfall schnell handeln können:

- Berlin: Tel.: 030/19240
- Bonn: Tel.: 0228/19240
- München: Tel.: 089/19240

Das Bundesamt für Verbraucherschutz und Lebensmittelsicherheit hat im Internet außerdem eine aktuelle Liste der Giftnotrufzentralen und Giftinformationszentren in Deutschland, Österreich und der Schweiz veröffentlicht. Dabei ist es nicht notwendig, dass Sie die geographisch nächste Zentrale anrufen. Wenn Sie in Berlin wohnen, können Sie trotzdem den Giftnotruf in München um Rat fragen – und umgekehrt.

STROMUNFÄLLE

Abgesehen von der Vorstellung in einer kinderärztlichen Praxis im Nachgang eines Stromunfalls gibt es eventuell auch akute Maßnahmen, die erforderlich sind. Sollte das Kind noch immer mit der Stromquelle in Kontakt stehen, achten Sie darauf, sich nicht selbst in Gefahr zu bringen, und vermeiden Sie den Kontakt mit dem Strom. Ziehen Sie so schnell wie möglich den Stromstecker oder schalten Sie die Sicherung ab. Sollte das nicht möglich sein, versuchen Sie, das Kind mit einem nicht leitenden Gegenstand von der Stromquelle wegzuziehen.

Kinder, die unversehrt scheinen und vielleicht nur einen Stromschlag abbekommen haben, sollten trotzdem immer zur Untersuchung ins Krankenhaus gebracht werden. Hier wird das Kind umfassend durchgecheckt und vor allem auch auf Herzrhythmusstö-

AUF EINEN BLICK

Dos and Don'ts bei Vergiftungen

- Bewahren Sie die Verpackung der eingenommenen Substanz oder die Substanz selbst für spätere Rückfragen auf.
- Lösen Sie bei Ihrem Kind kein Erbrechen aus. Denn das Hochgewürgte kann je nach Substanz die Speiseröhre schädigen oder in Luftröhre und Lunge geraten. Sollte es von allein erbrechen, helfen Sie ihm, die dafür richtige Körperposition und Lage einzunehmen. Drehen Sie dem liegenden Kind den Kopf zur Seite und fangen Sie mit einem Gefäß oder einer Schale Erbrochenes auf. Wenn das Kind sitzt, beugen Sie seinen Kopf nach vorne und halten Sie die Stirn mit einer Hand fest.
- Kontrollieren Sie, ob im Mund gegebenenfalls noch Rückstände der giftigen Substanz vorhanden sind, und entfernen Sie diese.
- Geben Sie Ihrem Kind Wasser zu trinken, jedoch keine kohlensäurehaltigen Getränke und keine Milch.
- Aktivkohle oder entschäumende Mittel sollten nur nach Rücksprache mit Ärzt*innen oder dem Giftnotruf eingesetzt werden.
- Wurde das Gift über die Atemwege aufgenommen, beispielsweise in Form von Gas, dann sorgen Sie dafür, dass Ihr Kind an die frische Luft kommt, oder öffnen Sie Fenster und Türen. Dabei ist jedoch Vorsicht geboten, da das giftige Gas nicht nur das Kind, das Sie vorgefunden haben, bewusstlos machen kann, sondern gegebenenfalls auch Sie (Selbstvergiftung).

rungen, die Folge eines Stromunfalls sein können, untersucht. An den Ein- und Austrittsstellen des elektrischen Stromes kann es zu kleinen Verbrennungen an der Haut kommen. Diese Strommarken können helfen, den Stromweg durch den Körper nachzuvollziehen. Darüber hinaus liefern sie nicht selten das fehlende Puzzleteil bei einem vor der Steckdose sitzenden weinenden Kind, das außer »Aua-Finger!« keine weiteren sachdienlichen Hinweise zum Unfallhergang abgeben kann.

Gefahren im Haushalt minimieren – den Wohnraum kindersicher machen

Ein Bekannter rief mich eines Tages völlig außer sich an. »Ich weiß nicht, was ich tun soll … Wir haben doch dieses Babyspielzeug, das immer so viel Krach macht … Ich hab's eben unter dem Bett gefunden … Der Deckel vom Batteriefach ist weg – und eine Knopfbatterie fehlt. Du sagst doch immer, dass diese Dinger so gefährlich sind! Ich weiß nicht, ob Helena die Batterie verschluckt hat … Ich habe schon überall gesucht!«

Wir wechselten noch ein paar Sätze über das Telefon, die aber auch kein Licht ins Dunkel brachten und vor allem keine brauchbaren Informationen über den Verbleib der Knopfbatterie lieferten. Eine halbe Stunde später trafen wir uns in der Klinik und nach wenigen Minuten machte ich bereits eine Röntgenaufnahme von Helenas Oberkörper. Erfreulicherweise war darauf kein Röntgenschatten einer kreisrunden Knopfbatterie auszumachen und die beiden konnten beruhigt nach Hause fahren. Zwei Tage später stand Helena ganz stolz vor ihrer Mama und zeigte ihr, was sie in ihrem Schuh gefunden hatte: eine Knopfbatterie. Zum Glück dachte sie nicht einmal daran, sie in den Mund zu nehmen, und übergab sie vorbildlich ihren Eltern. Die beiden wussten, dass diese Geschichte auch anders hätte ausgehen können – mit einer Darmblutung und mehrfachen Operationen bis hin zur Gefahr des Verblutens –, weshalb sie sich nach diesem Erlebnis erneut auf die Suche nach Gefahrenquellen in ihrer Wohnung begaben. Dieses Mal mit ganz speziellem Fokus auf batteriebetriebenem Kinderspielzeug.

Geschichten wie diese sind heutzutage, wo es viel elektronisches Spielzeug und auch sonst unzählige Gefahrenquellen im Haushalt gibt, leider an der Tagesordnung. Und viel zu oft kommen die Beteiligten, allen voran die Kinder, nicht mit dem Schrecken davon, sondern erleiden Vergiftungen, Verbrennungen, Verätzungen oder Ähnliches. Aus diesem Grund besteht für junge Eltern die unbedingte Notwendigkeit, ihre Wohnung, die bis vor Kurzem noch für zwei Erwachsene ausgelegt war, kindersicher zu machen. Doch das ist schwieriger, als man denkt: Wo fange ich an? Worauf muss ich achten? Was sind Gefahrenquellen im Haushalt?

Eine gute Strategie, um solche Gefahrenquellen für ein Kind zu identifizieren, ist, den Blickwinkel des Kindes einzunehmen und die Umwelt durch seine Augen zu betrachten. Und das im wahrsten Sinne des Wortes.

Begeben Sie sich im Wohnzimmer, in der Küche, im Badezimmer und im Kinderzimmer buchstäblich in die Position des Kindes. Krabbeln Sie auf allen vieren oder – noch besser – robben Sie auf dem Bauch durch die Wohnung. Es mag ein eigentümlicher Anblick sein (es muss Sie ja niemand dabei beobachten), aber das kann dabei helfen, viele Gefahrenquellen zu identifizieren.

Hierzu zählen zum Beispiel die untersten Fächer des Bücherregals, in denen Glasvasen und Briefbeschwerer (wie bitte? Sie haben keinen Briefbeschwerer?) stehen, der Unterschrank in der Küche mit den Geschirrspültabs, die Klobürste neben der Toilette, die Schublade im

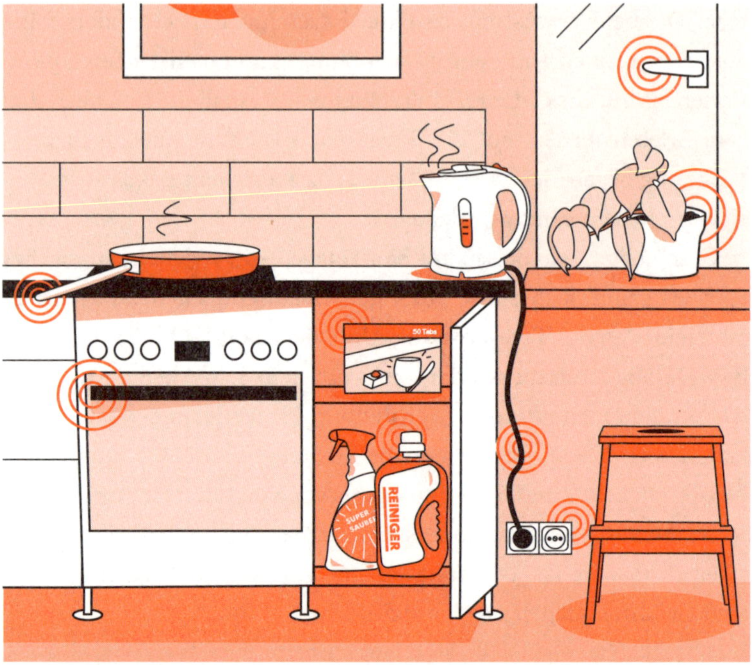

Bad mit der Nagelschere und den Kosmetikartikeln – und natürlich die unzähligen Steckdosen. All das gehört zum Alltag der Erwachsenen, aber nicht in die Reichweite von Kindern.

STROM

Fangen wir mit den unzähligen Stromquellen in einem Haushalt an.

Diese üben eine fast magische Anziehungskraft auf Kinder aus. Davon weiß Florian ein Lied zu singen. Aber ausnahmsweise nicht durch seine Kinder, sondern aus eigener Erfahrung. Im Alter von neun Jahren zog er mit seiner Familie in eine andere Stadt. Am Umzugswochenende waren alle Beteiligten mit dem Transport der Einrichtung beschäftigt, als Florian einen kleinen Schraubenzieher fand.

Wie ferngesteuert nahm er das Werkzeug und steckte es in eine Steckdose. Einfach so. Warum er das tat, kann er sich heute auch nicht mehr erklären, aber irgendwie weckt so ein Loch in der Wand offenbar den Entdeckergeist. Bevor Florian einen Stromschlag bekommen konnte, der wahrscheinlich lebensgefährlich gewesen wäre, wurde sein Treiben von einem Erwachsenen entdeckt. Der Schraubenzieher wurde ihm weggenommen, und er wurde aufgefordert, sich stattdessen nützlich zu machen. So wie derartige Beinaheunfälle eben enden.

Wenn Strom durch den menschlichen Körper fließt, kann das dramatische Folgen haben. Zum einen können dadurch die Muskeln verkrampfen. Besonders ungünstig ist das, wenn man eine Stromquelle mit der bloßen Hand anfasst und daraufhin die Muskeln der Hand so stark kontrahieren, dass die Stromquelle nicht wieder losgelassen werden kann. In diesem Fall sollte die zu Hilfe eilende Person versuchen, das Unfallopfer mit einem Gegenstand aus nicht leitendem Material (Gummi oder Holz) von der Stromquelle zu wischen. Bei den wenigsten Stromunfällen kommt es glücklicherweise zu einer Schädigung des Herzens. Im Extremfall sind jedoch ein Herzstillstand und Bewusstseinsverlust die Folgen. Denn ein weiterer Muskel, der sich durch den Stromschlag plötzlich zusammenzieht und somit aus seinem Rhythmus geworfen wird, ist der Herzmuskel. Im Extremfall kann durch den Stromschlag Kammerflimmern ausgelöst werden, ein Zustand, in dem das Herz sich zwar kraftlos, aber dafür viel zu oft zusammenzieht. Die dramatische Folge ist ein Kreislaufzusammenbruch und möglicherweise der Tod. Ebenso lebensgefährlich ist eine Beeinträchtigung der Atemmuskulatur. Wenn diese sich aufgrund des Stromflusses zusammenzieht und nicht mehr entspannt, droht qualvolles Ersticken.

Um solche dramatischen Situationen zu verhindern, bringen Sie an jeder Steckdose, die vom Boden aus erreichbar ist, eine Schutzblende an. Am praktischsten sind solche, die durch einen einfachen Dreh des Steckers um 90 Grad geöffnet werden können. Im Vergleich dazu eher unhandlich sind Blenden, die jedes Mal entfernt und wieder eingesetzt werden müssen. Zur Benutzung sind hier zusätzliche Handgriffe notwendig und die Gefahr ist hoch, dass das Wiedereinsetzen vergessen wird und die Steckdose infolgedessen erneut freiliegt.

ELEKTROGERÄTE

Elektrogeräte, die am Strom hängen, sind gleich mehrfache Gefahrenquellen. Der Föhn, das Radio, der Wasserkocher, das Bügeleisen oder auch der Toaster befinden sich zwar in der Regel in unerreichbarer Höhe, doch häufig hängt das dazugehörige Stromkabel bis auf den Boden. Nun kann es passieren, dass ein Kind damit spielt oder sich daran hochziehen möchte – und ihm das ganze Gerät auf den Kopf fällt. Bei großen Geräten wie einem Föhn, Radio oder Mixer kann das Verletzungen wie Platzwunden zur Folge haben. Sollte das Gerät das Kind glücklicherweise verfehlen, so besteht dennoch die Gefahr, dass es durch einen einfachen, vielleicht auch nur zufälligen Knopfdruck in Betrieb genommen wird. Das kann zu Verbrennungen durch einen Föhn oder zu schweren Verletzungen durch einen Stabmixer führen.

Auch Ladekabel von Handys, Tablets oder Laptops sollten nicht am Stromnetz angeschlossen herumliegen. Kinder erforschen ihre Umgebung nicht nur in der oralen Phase am liebsten, indem sie möglichst alles in den Mund nehmen und darauf herumlutschen oder -kauen. Bei dadurch feucht gewordenen Endstücken von Ladekabeln kann es zu einem unangenehmen bis schmerzhaften Stromfluss kommen.

BATTERIEN

Eine Gefahr, die in der Allgemeinbevölkerung meistens gar nicht als solche wahrgenommen wird, ist das schon angesprochene Verschlucken von Batterien: die Batterieingestion. Die Annahme, dass so eine Batterie nach einer gewissen Zeit auf natürlichem Weg wieder ausgeschieden wird und demnach nicht der Rede wert ist, ist schlichtweg FALSCH!

Gefährlich sind verschluckte Batterien vor allem dann, wenn sie mit einer feuchten Oberfläche in Kontakt geraten und so ein Stromfluss entsteht. Zudem kann die Oberfläche der Batterie erodieren, sich also auflösen, wodurch eine zusätzliche, ätzende chemische Reaktion entsteht. Ab diesem Moment bleibt dann nicht mehr viel Zeit. Innerhalb weniger Minuten kann die durch die Reaktion entstandene Säure ein Loch in die Speiseröhre fressen. Es kann sogar dazu kommen, dass in der Nähe liegende große Blutgefäße angefressen werden und so eine lebensbedrohliche Blutung ausgelöst wird. Zusätzlich können die chemischen Substanzen zusammen mit vermehrtem Speichel und Sekret die Speiseröhre herablaufen und langstreckige Verätzungen verursachen. Diese langen Verätzungen können zu schwerer Narbenbildung und einer Verengung der Speiseröhre führen, sodass im Verlauf das Schlucken nicht mehr ausreichend möglich ist.

Besonders gefährlich – teilweise lebensgefährlich – sind Knopfbatterien, da sie besonders leicht verschluckt werden können und der breite Durchmesser dazu führen kann, dass sie in der Speiseröhre hängen bleiben. Zudem liegen bei diesen Batterien Plus- und Minuspol sehr nahe beieinander, was das größte Gefahrenpotenzial birgt. Die feuchte Schleimhaut der Speiseröhre legt sich nun auf beide Seiten der Batterie, und so kommt es zu einem Stromfluss zwischen Plus- und Minuspol der Knopfbatterie. Dieser dauerhafte Stromfluss führt bereits nach wenigen Minuten zu einer Veränderung der Schleimhaut und schließlich zu Verätzungen und schweren Schäden an angrenzenden Blutgefäßen oder Organen. Zwar ist der Schaden umso größer, je voller geladen die verschluckte Batterie ist, aber auch vermeintlich entladene Batterien, die im Spielgerät nicht mehr genug Energie liefern, können schwere Schäden verursachen. Größere, zylindrisch geformte Batterien sind weniger problematisch, da Plus- und Minuspol weiter voneinander entfernt sind und sie durch ihren schmalen Durchmesser seltener in der Speiseröhre hängen bleiben können. Diese werden tatsächlich meist ohne Probleme einfach wieder ausgeschieden.

Typische Symptome nach dem Verschlucken einer Batterie sind Husten, Würgen, vermehrter Speichelfluss und blutiges Erbrechen.

Sollten Sie den Verdacht haben, dass Ihr Kind eine Batterie verschluckt hat, verlieren Sie keine Zeit und bringen Sie es umgehend in die nächstgelegene Kinderklinik. Wenn dort mittels Röntgen des Brustkorbs die Batterie entdeckt wird, muss sie sofort entfernt werden.

Unser eindringlicher Appell lautet: Bewahren Sie Ihre Batterievorräte an einem sicheren Ort auf und achten Sie bei Spielzeug darauf, dass das Batteriefach mit einer Schraube oder Ähnlichem gesichert ist.

BIS EINER WEINT: GESCHWISTERKINDER

Eine weitere, oftmals unterschätzte Gefahrenquelle sind die Geschwisterkinder, und das in unterschiedlichsten Lebenslagen. Gerade im Kindergarten- und Schulkindalter lieben Geschwister es, gemeinsam zu baden. Während Kinder, die noch nicht schwimmen können, natürlich keine Sekunde aus den Augen gelassen werden dürfen, kommt es schon mal vor, dass ältere Kinder gefühlt stundenlang in der Badewanne spielen und ein Elternteil *mit einem Ohr* wachsam ist. Der Fantasie ist oft kaum eine Grenze gesetzt und alles Mögliche wird als Wasserspielzeug benutzt: Becher, Besteck, Spielzeugautos, ja teilweise ganze Puppenhäuser. Achten Sie jedoch unbedingt darauf, dass auf keinen Fall ein Föhn an die Steckdose angeschlossen ist. Sollte nämlich ein Geschwisterkind, das sich nicht in der Badewanne befindet, auf die Idee kommen, auch dieses Utensil zum (Wasser-)Spielzeug umzufunktionieren, könnte das in einer Katastrophe enden.

Eine weitere Gefahrenquelle ist das Spielzeug der älteren Geschwister. Kleine Lego-Steinchen vom großen Bruder können verschluckt, an einem ungesichert auf dem Boden liegenden Holzschnitzmesser kann sich geschnitten werden. Aus elektrischem Spielzeug, das sich in greifbarer Nähe befindet, kann eine Knopfbatterie entfernt werden, und auch Murmeln können im Mund landen. Sie sehen, der Gefahren-Fantasie sind (fast) keine Grenzen gesetzt.

Aber natürlich müssen eine gewisse Realität und Lebbarkeit eingehalten werden. Auch ältere Geschwisterkinder brauchen altersgerechtes Spielzeug, und Sie können den Nachwuchs natürlich auch nicht aus den Kinderzimmern der älteren Brüder und Schwestern fernhalten.

FENSTER, TÜREN UND BALKONE

Gerade in der sonnigen Jahreszeit ist es toll, einen Balkon zu haben. Wenn er groß genug ist, kann die Familie im Freien gemeinsam essen, oder ein kleines Planschbecken sorgt an heißen Tagen für eine willkommene Abkühlung. Die Kehrseite der Medaille ist die Gefahr, die von ungesicherten Balkongittern und -geländern ausgeht.

Achten Sie deshalb unbedingt darauf, dass die Abstände der Balkongitterstäbe so gering sind, dass kein Kinderkopf hindurchpasst. Der Kopf ist bei kleinen Kindern breiter als der restliche Körper. Das bedeutet, dass überall dort, wo der Kopf hindurchpasst, auch das restliche Kind genug Platz hat. Sollte das der Fall sein, dürfen Sie Ihrem Kind keinesfalls auch nur eine Sekunde den Rücken zudrehen, wenn es sich mit Ihnen auf dem Balkon befindet. Sollten Sie mit dem Gedanken spielen, sich als Heimwerker*in zu betätigen, um das Balkongeländer kindersicher zu machen, lassen Sie Ihre Idee bitte zumindest vom Partner*innen-TÜV des anderen Elternteils abnehmen. Sie sollen den Wohnbereich ja schließlich nicht unsicherer machen, als er vorher war.

Wenn die Kinder dann ein Alter erreichen, in dem Kopf und Körper keineswegs mehr durch ein Balkongeländer passen, ergibt sich sogleich das nächste Problem: Die Kinder werden mobiler und können nun auf und über Hindernisse klettern, wie zum Beispiel Möbel oder Geländer. Außerdem werden sie natürlich auch schlauer: Um besonders hohe Hindernisse zu überwinden, werden Kisten, Stühle, Bobbycars oder sogar Staubsauger zu Tritthilfen umfunktioniert.

Selbst wenn Ihre eigenen vier Wände kindersicher sind, so lauern dann im Urlaub die gleichen Gefahren. Achten Sie deshalb bei der Wahl Ihres Feriendomizils unbedingt auf die Kindertauglichkeit. Florian kann aus eigener Erfahrung berichten, dass sich Urlaubsunterkünfte, die explizit als familien- und kindergeeignet angepriesen werden, bei genauerem Hinsehen oftmals als das genaue Gegenteil entpuppen.

Achten Sie bei der Außenansicht darauf, wie weit der Abstand der Streben des Balkon- oder Treppengeländers ist und wie viel Abstand sie zum Boden aufweisen. Ein Pool direkt vor der Ferienunterkunft kann der pure Luxus sein. Ist dieser jedoch ungesichert und Ihre Kinder können noch nicht schwimmen, werden Sie im wohlverdienten Urlaub keine ruhige Minute haben. Es lohnt sich also, bei der Wahl des Feriendomizils sämtliche vorhandenen Fotos genauestens auf diese Aspekte hin zu prüfen.

Womit wir beim nächsten Thema wären: Nicht nur im Urlaub, sondern auch im täglichen Leben sind Fenster und Türen die Verbindung zur Außenwelt. Trotzdem oder genau deshalb stellen sie eine weitere

Gefahrenquelle dar – ganz besonders für kleine Kinder. Unvergessen bleibt eine Meldung aus Kanada aus dem Jahr 2015: Elijah, ein dreijähriger Junge, öffnete unbemerkt die Haustür und verließ das Haus. Unglücklicherweise herrschten draußen minus 30 Grad und es war spätnachts. Die Tür, die das Kind von innen ohne Probleme öffnen konnte, verriegelte sich hinter ihm automatisch und konnte so von außen nicht mehr geöffnet werden. Der kleine Junge verlor offensichtlich die Orientierung und erfror schließlich einige hundert Meter vom Haus entfernt. Was für ein unvorstellbares Schicksal.

Eine Methode, gerade die Kleinsten daran zu hindern, unbemerkt Türen zu öffnen, ist, die Türklinke um 90 Grad nach oben gedreht anzubringen. Bei einer normalen Türklinke reicht es aus, wenn das Kind diese gerade so erreicht und etwas nach unten zieht, damit die Tür aufspringt. Bei der 90-Grad-Variante sind einige zusätzliche Zentimeter Körperlänge und eine ganz andere Krafteinwirkung notwendig.

Ihre Fenster und Balkontüren sollten Sie hingegen gänzlich gegen kindliches Öffnen sichern. Hierfür gibt es entweder eigens konzipierte Griffe mit inkludierter Kindersicherung oder Sie können eine Kindersicherung nachrüsten. Auch wenn das Fensteröffnen für Erwachsene dadurch etwas mühsamer ist, weil ein Handgriff mehr benötigt wird, kann eine solche Vorrichtung Leben retten. Denn alles Mögliche kann ein kleines Kind dazu bringen, sich aus dem Fenster zu lehnen: ein Blatt im Wind, ein Käfer oder eine Ameise, die auf der Fensterbank krabbeln, oder einfach nur ein neugieriger Blick auf die Straße. Die dramatischen Folgen kennen viele Intensivmediziner*innen und Kinderärzt*innen aus dem Schockraum – und leider passiert häufig weitaus Schlimmeres als einfach nur ein Knochenbruch.

Darüber hinaus können Sie mit einfachen Hilfsmitteln gegen weitere kleine oder auch größere Unfälle vorbeugen. Gerade in einem Alter, in dem Kinder kaum daran zu hindern sind, sämtliche Wege rennend zurückzulegen, sollten Sie versuchen, neuralgische Punkte, wie zum Beispiel eine sehr schön anzuschauende, aber möglicherweise doch sehr rutschige Holztreppe in puncto Grip zu verbessern. Selbstklebende Antirutschstreifen auf der Vorderkante der Stufen können den einen oder anderen Ausrutscher und schmerzhaften Sturz auf der Treppe verhindern.

Sollte Ihr Heim außerdem mit einem Fliesenboden ausgestattet sein, so sollten rutschfeste Socken und Hausschuhe gerade im Kindergartenalter nicht fehlen.

Verstehen Sie diese Tipps nicht falsch. Wir wollen nicht, dass Ihr Kind jahrelang in Watte beziehungsweise in rutschfeste Socken gepackt wird. Natürlich gehört es zum Lernprozess und zur Beherrschung des eigenen Körpers dazu, dass man im Laufe der Zeit auch auf rutschigem Untergrund die Kontrolle behält. Wir sprechen vielmehr von einem Alter, in dem das Laufen selbst ohnehin noch genug Probleme macht. Da sollte nicht auch noch der Untergrund zu zusätzlichen Frustrationen und vielleicht sogar Platzwunden führen.

VERBRENNUNGEN UND VERBRÜHUNGEN

Verbrennungen und Verbrühungen durch heiße Flüssigkeiten zählen zu den häufigsten Verletzungen von Kindern im Haushalt – und auch zu den unangenehmsten.

Die *heißen Quellen* sind mannigfaltig und fast unzählig: Kochtöpfe auf dem Herd, eine Kaffeetasse, ein Suppenteller, ein Wasserkocher oder einfach nur das heiße Wasser aus der Leitung.

Hier lohnt es sich wieder, die Welt beziehungsweise in diesem Fall die Bedienung von Wasserleitungen aus der Sicht des Kindes zu sehen. Für uns Erwachsene ist es sonnenklar, dass wir den Hebel für kaltes Wasser zur blauen und für heißes zur roten Farbe drehen. Viele

Kinder kennen diese Eigenheit der Warm- und Kaltwasserversorgung eines Haushalts natürlich noch nicht. Wenn ein Kind den Wasserhahn aufdreht, um sich ein Glas mit Wasser zu füllen, so achtet es möglicherweise nicht darauf, auf welcher Temperatur dieser steht. Daher gilt: Auch wenn Ihre Bedürfnisse vielleicht andersgeartet sind, so sollten Sie Ihr Untertischgerät oder Ihren Durchlauferhitzer aus dem oben genannten Grund nie auf mehr als 40 Grad einstellen.

Beim Herd ist es besonders wichtig, bereits früh klare Regeln aufzustellen. Sowohl der Herd als auch der Backofen sollten für ein Kind von Anfang an und in jedem Zustand ein Tabu bleiben. Auch im ausgeschalteten Zustand sollten Sie Ihrem Kind nie erlauben, an den Knöpfen und Drehschaltern herumzuspielen. Wenn Ihr Kind Ihnen in der Küche beim Kochen oder Backen hilft (was eine tolle Sache für alle Beteiligten ist – außer für die Person, die am Ende alles sauber machen muss), benötigt es unter Umständen ein kleines Treppchen, um die Arbeitsfläche zu erreichen. In dem Fall sollten Sie darauf achten, dass dies in ausreichendem Abstand zum Herd und zum Backrohr steht.

Sollte es doch zu einer Verbrennung, Verbrühung oder Brandverletzung kommen, so ist rasches Handeln erforderlich. Zunächst müssen Sie dafür sorgen, dass die Hitzeeinwirkung so schnell wie möglich gestoppt wird. Beispielsweise muss Kleidung, die mit heißer Flüssigkeit durchtränkt ist, rasch ausgezogen werden, sofern sie nicht mit der Haut verklebt ist.

Die Größe der verbrühten Fläche und das Ausmaß geben die weiteren Schritte vor. Kleinflächige Verbrennungen können mit mäßig kühlem bis kaltem – aber nicht eiskaltem – Wasser vorsichtig gekühlt werden. Kaltes Wasser aus der Leitung hat hierfür die optimale Temperatur. Eiskaltes Wasser hingegen eignet sich nicht zum Kühlen! Studien haben gezeigt, dass 16 Grad handwarmes Wasser, das man für

20 Minuten über die Verbrennung laufen lässt, den Heilungsprozess positiv beeinflussen kann. Führen Sie diese Maßnahme aber nur bei kleinflächigen Verbrennungen durch – und nicht bei Säuglingen! Ansonsten besteht die Gefahr, dass ein Kind zusätzlich zur Verbrühung noch unterkühlt und der Kreislauf dadurch ungünstig beeinträchtigt wird.

Vermeiden Sie es außerdem, irgendwelche Substanzen oder Verbände direkt auf die verletzte Stelle aufzutragen. Weder Puder noch Mehl oder Brandsalben haben auf frischen Verbrennungen etwas zu suchen. All diese Stoffe verschlechtern die Wundheilung und reduzieren die Sauerstoffdurchlässigkeit der Haut, die zur Heilung notwendig ist. Verbände und Wickel können mit der Wundfläche verkleben.

Legen Sie keine Kühlpads oder Eiswürfel auf die verbrannten Stellen, da hierdurch die Durchblutung und dadurch der Heilungsprozess verschlechtert wird und es zu Verunreinigungen der Wunde kommen kann. Die Einwirkung von Eis und eiskalten Gegenständen oder Wasser kann außerdem schlicht und einfach schmerzhaft sein.

Um die Zeit bis zum Eintreffen in der Kinderklinik bei schweren und großflächigen Verbrennungen zu überbrücken, können Sie handelsübliche Frischhaltefolie auf oder um die verletzte Hautstelle wickeln. Das schützt gegen Schmutz und Bakterien, die bei größeren Verbrennungen eine problematische Folge sein können, und verhindert außerdem ein Verkleben mit Kleidungsstücken.

Sollten sich bereits erste Brandblasen auf der Haut gebildet haben, dürfen Sie diese keinesfalls mit einer Nadel, Pinzette oder Ähnlichem öffnen. Wenn Sie eine Klinik aufgesucht haben, werden das die Mediziner*innen übernehmen – allerdings unter bestmöglichen hygienischen Bedingungen, wie Sie sie zu Hause nicht vorfinden können. Eine saubere, aber auch gründliche Erstversorgung von Verbrennungen und Verbrühungen ist Grundvoraussetzung für eine möglichst komplikationslose Wundheilung.

Vorsorgeuntersuchungen – wann, wie oft, warum?

Eine der wichtigsten, vermeintlich unscheinbarsten, aber auch schwierigsten Entscheidungen ist die für den richtigen Kinderarzt oder die richtige Kinderärztin. Nur mit jemand Erfahrenem an Ihrer Seite können Sie Erkrankungen oder Entwicklungsverzögerungen frühestmöglich erkennen. Und wenn Sie Glück (oder eben das richtige Händchen bei der Arztwahl) haben, kann eine Bindung für die gesamte Kindheit und Jugend Ihres Nachwuchses entstehen.

Vielleicht sind Sie gerade jetzt auf der Suche nach einer (neuen) Kinderarztpraxis und fragen sich, wie Sie die richtige finden sollen. Als Erstes würden wir raten, im Freundeskreis herumzufragen. Wenn Freunde oder Bekannte von Ihnen mit ihrer Praxis zufrieden sind, steigt die Wahrscheinlichkeit, dass auch Sie sich mit dem Arzt oder der Ärztin gut verstehen werden. Noch deutlicher wird es im Umkehrschluss: Wenn Ihre beste Freundin mit einer Kinderarztpraxis unzufrieden ist, scheidet diese für Sie wahrscheinlich automatisch aus, richtig? Bewertungen von Suchmaschinen oder Ärztebewertungsportalen sind unserer Meinung nach kritisch zu sehen. Nur zu gut kennen wir wirklich kompetente, nette und großartige niedergelassene Kinderärzt*innen, um die man laut Google-Bewertung aber besser einen weiten Bogen macht. Und umgekehrt genauso. Wie das zustande kommt, entzieht sich unserer Kenntnis, aber ausschlaggebend für die Wahl Ihrer kinderärztlichen Praxis sollte es nicht sein.

Wie Sie schon bald nach der Geburt feststellen werden, sind Kinderärzt*innen nicht nur da, um Ihrem Kind zu helfen, wenn es ihm schlecht geht. Gar nicht so selten werden Sie die Kinderarztpraxis auch aufsuchen, wenn alles in Ordnung ist. Kein Rotz, kein Ausschlag, kein Fieber. »Und dann willst du dich auch noch ins volle Wartezimmer setzen? Neben all die schniefenden und hustenden Kinder? Und deinem Kind auch noch eine Spritze geben lassen?« Ja, genau so

AUF EINEN BLICK

Der Apgar-Score

Der Apgar-Wert ist ein objektives Maß für den Zustand des Babys nach der Geburt. Er gibt Hebammen, Ärzt*innen und Pflegekräften Hinweise darauf, ob ein Baby sofort behandelt oder überwacht werden muss. Der Apgar-Score wird eine, fünf und zehn Minuten nach der Geburt erhoben und bewertet Hautfarbe, Herzfrequenz, Reflexe und Reaktionsfähigkeit, Muskelspannung und Atemfrequenz des Neugeborenen. Jede Eigenschaft wird mit 0–2 Punkten bewertet (0 für nicht vorhanden, 2 für vollständig vorhanden). Werte über 7 sind als ausreichend und gut zu erachten, während Kinder mit einem Wert unter 5 eine möglicherweise schwere Anpassungsstörung zeigen und intensivere pädiatrische Betreuung benötigen. Als Anpassungsstörung wird ein Zustand bezeichnet, in dem das Kind offenkundig noch Probleme hat, mit der neuen Lebenssituation außerhalb des Mutterbauchs zurechtzukommen. Es hat sich buchstäblich noch nicht an die neuen Bedingungen angepasst. Das kann sich durch stöhnende Atmung, schlechte Hautdurchblutung oder zu hohe bzw. zu niedrige Körpertemperatur äußern.

Auch wenn sich Millionen von Medizinstudierenden die 5 bewerteten Charakteristika als Akronym A-P-G-A-R aus den Worten Aussehen, Puls, Grimassieren, Atmung und Reflexe hergeleitet und gemerkt haben, so ist Apgar eigentlich ein Eigenname und der Score ist nach seiner Erfinderin, Dr. Virginia Apgar, 1909–1974, benannt. Solange die Studierenden wissen, woher der Name stammt, ist natürlich auch das Akronym als Eselsbrücke erlaubt. Die Autoren sprechen hier aus eigener Erfahrung.

wird das ablaufen. »Wird das wenigstens vertuscht und niemand erfährt davon?« Ganz im Gegenteil! Danach wird alles fein säuberlich in einem Heft dokumentiert und festgehalten. Und das Ganze nennt sich Vorsorgeuntersuchung.

Jedes Kind ist anders und entwickelt sich unterschiedlich schnell. Während sich der eine Junge erst mit 16 Monaten dazu bequemt, auf den eigenen zwei Beinen zu laufen, löst ein anderes Mädchen Staunen und Glückseligkeit in der Verwandtschaft aus, wenn es bereits mit 8 Monaten die ersten Schritte macht. Und das Kind, das erst mit 13 Monaten den ersten Zahn bekommen hat, spricht dafür mit 2 Jahren schon wie ein vierjähriges. Aber was davon ist noch normal? Woher sollen Eltern wissen, ob die Entwicklung ihres Kindes *im Rahmen* ist oder ob es vielleicht doch etwas Hilfe und Unterstützung (Förderung) benötigt?

Genau zur Beantwortung dieser Fragen wurden die Vorsorgeuntersuchungen entwickelt. Dadurch sollen regelmäßig und in sämtlichen Altersstufen Abweichungen von einer normalen Entwicklung aufgedeckt werden, damit notwendige Therapien oder Förderungen schnellstmöglich in die Wege geleitet werden können.

Von der Neugeborenenperiode (U1) bis zum 17. Lebensjahr (J2) können so anhand standardisierter Untersuchungen wichtige Abweichungen festgestellt und eingeordnet werden. Was, wann und wie untersucht werden soll, ist in der Richtlinie über die Früherkennung von Krankheiten bei Kindern (Kinder-Richtlinie) festgelegt. Die Untersuchungen sind kostenlos und eine Leistung der gesetzlichen Krankenversicherung. Die jeweiligen Ergebnisse werden im gelben Kinderuntersuchungsheft dokumentiert. Dieses Heft sollte auch zu allen außerplanmäßigen Arztvorstellungen mitgebracht werden. Erfahrene Mediziner*innen finden dort auf einen Blick alle Informationen über Probleme und chronische Erkrankungen.

AUF EINEN BLICK

Die elf Gesundheitsuntersuchungen für Kinder und Jugendliche

U1 Im Gegensatz zu allen anderen Us wird die U1 in der Regel nicht von Kinderärzt*innen durchgeführt, sondern von einer Hebamme oder Gynäkolog*innen, da sie direkt nach der Geburt noch im Kreißsaal stattfindet. Das Hauptaugenmerk wird dabei auf Fehlbildungen und lebensbedrohliche Erkrankungen gelegt, die möglicherweise im Rahmen der Schwangerschaftsuntersuchungen nicht entdeckt wurden. Darüber hinaus wird der Apgar-Score erhoben und eine lückenlose Familien-, Schwangerschafts- und Geburtsanamnese durchgeführt. Das erweiterte Neugeborenen-Screening und das Hörscreening sollten bis zum dritten Lebenstag vorgenommen werden.

U2 (3.–10. Lebenstag) Im Idealfall wird die U2 kurz vor der Entlassung aus der Geburtsklinik von Kinderärzt*innen durchgeführt. Erstmals kann das Kind in Ruhe vollständig körperlich untersucht werden. Erneut wird geprüft, dass keine Fehlbildungen vorliegen. Ein Hauptaugenmerk liegt auf dem Vorhandensein der Neugeborenenreflexe, außerdem können Augen und Ohren genauer inspiziert werden als unmittelbar nach der Geburt. Wie bei jeder U spielt die Beratung der noch frischgebackenen Eltern eine wichtige Rolle. Zu diesem Zeitpunkt sind die richtige Ernährung, der Plötzliche Säuglingstod sowie die Vitamin-D- und Fluoridprophylaxe die Hauptthemen. Wichtig: Dem Baby wird, wie unmittelbar nach der Geburt, noch einmal Vitamin K zur Optimierung der Blutgerinnung verabreicht.

U3 (4.–5. Lebenswoche) Nachdem bei der U1 Hebamme oder Gynäkolog*in und bei der U2 meist Klinik-Kinderarzt oder -ärztin die Untersucher*innen waren, kommt es im Rahmen der U3 häufig zum ersten Kennenlernen mit den niedergelassenen Kinderärzt*innen. Sie verschaffen sich einen Überblick über sämtliche Körperfunktionen einschließlich des Sehens und Hörens und untersuchen das Hüftgelenk mittels Ultraschalls. So werden ein frühzeitiges Einschreiten und Entgegenwirken bei Entwicklungsstörungen und Fehlbildungen, wie der Hüftgelenksdysplasie oder -luxation, ermöglicht. Auch dem Gewicht kommt eine besondere Bedeutung zu. Während ein Neugeborenes in der 1. Lebenswoche noch bis zu 10 Prozent seines Geburtsgewichtes wieder verlieren darf, sollte es danach zu einem stetigen Anstieg um ca. 150 Gramm pro Woche kommen. Ab diesem Zeitpunkt werden zusätzlich wichtige Themen wie Impfungen und der Umgang mit Schreibabys besprochen. Spätestens jetzt sollten Eltern über die unbedingte Notwendigkeit eines ausreichenden UV-Schutzes aufgeklärt werden. Außerdem erfolgt die dritte und letzte Vitamin-K-Gabe.

U4 (3.–4. Lebensmonat) Die Abschnitte zwischen den Us werden nun größer. Umso wichtiger ist es, den vorgegebenen Zeitraum einzuhalten. Neben der üblichen Ganzkörperuntersuchung und -funktionstestung widmen sich die Kinderärzt*innen bei der U4 speziell der Beweglichkeit und der Motorik des Säuglings sowie dem perzentilengerechten Wachstum. Perzentilen sind Messwerte, die zeigen, wo ein Kind im Vergleich zu anderen Kindern steht. In Wachstums-, Gewichts-, Längen- und vielen weiteren Diagrammen werden sie als gebogene Linien dargestellt. Liegt das Gewicht eines Kindes beispielsweise auf der 50. Perzentile, bedeutet dies, dass von 100 Kindern im gleichen Alter 50 größer und 50 kleiner sind. Liegt es auf der 75. Perzentile, bedeutet dies, dass es größer ist als 75 und kleiner als 25 von 100 Kindern in seinem Alter.

U5 (6.–7. Lebensmonat) Weitere Entwicklungsmeilensteine werden geprüft: Besitzt der Säugling eine ausreichende Kopfkontrolle sowohl im Sitzen als auch in Bauchlage, kann er sich an zwei umklammerten Fingern aus der liegenden Position hochziehen und gelingt das gezielte Greifen? Schielen, das in den ersten Monaten meist noch keinen Krankheitswert hat, muss bei weiterem Bestehen nun genauer untersucht und kritisch bewertet werden.

U6 (10.–12. Lebensmonat) Zum Abschluss des 1. Lebensjahres erlangt das Kind immer mehr Fähigkeiten. Hier müssen die Kinderärzt*innen über eine gewisse Objektivität und Gelassenheit verfügen, um die Eltern nicht unnötig zu beunruhigen. Denn während manche Kinder bereits frei stehen oder sogar laufen können (statistisch gesehen eher die Mädchen), denken andere (Sie haben es erraten: statistisch gesehen eher die Jungs) noch nicht einmal daran, sich an irgendetwas hochzuziehen, und krabbeln oder robben weiter munter durchs Leben. Gibt es aber keine zugrunde liegenden körperlichen Probleme, sollte dieses gesamte Spektrum noch als normal angesehen werden.

U7 (21.–24. Lebensmonat) Die sprachliche Entwicklung des Kindes spielt nun eine immer größere Rolle. Anhand dieser können die Kinderärzt*innen auch einen wichtigen Teil der neurologischen Entwicklung überprüfen. Bei Defiziten muss vor allem an ein vermindertes Hörvermögen gedacht werden, das von Hals-Nasen-Ohren-Ärzt*innen objektiviert werden sollte. Auch der Gesundheitszustand der Milchzähne sollte von den Kinderärzt*innen im Auge behalten werden, wenngleich zahnärztliche Kontrollen bereits in diesem Alter regelmäßig durchgeführt werden sollten. Zudem gehören jetzt auch die empfohlenen Impfungen besprochen und bisher versäumte Teilimpfungen vor dem Eintritt in die Kindertageseinrichtung nachgeholt.

U7a (34.–36. Lebensmonat) Bei der U7a handelt es sich um die letzte Untersuchung vor dem Start in den Kindergarten. Zunehmend sollte jetzt mit den Eltern das Thema Medienkonsum besprochen werden. Informationen zum dosierten Medienkonsum und Strategien, wie er eingehalten werden kann, werden gerne angenommen und bieten eine wichtige Hilfestellung auf diesem meist unbekannten Terrain.

U8 (46.–48. Lebensmonat) Neben Beweglichkeit und Koordinationsfähigkeit sowie Reflexen, Muskelkraft und Zahnstatus werden hier besonders Sprache und Aussprache untersucht.

U9 (60.–64. Lebensmonat) Mehr und mehr rückt auch das soziale Verhalten der Kinder in den Fokus. Dabei sind die Kinderärzt*innen natürlich auf die Schilderungen der Eltern angewiesen.

U10/U11 (7.–8./9.–10. Lebensjahr) Diese neuen Gesundheitsuntersuchungen sollen die große Lücke zwischen U9 und J1 schließen. Entwicklungsverzögerungen und -störungen wie die Lese-Rechtschreib- und/oder Rechenschwäche sowie motorische Defizite, die sich häufig erst in der Schule manifestieren, sollen so frühzeitiger erkannt werden. Die U10 und U11 sind jedoch nicht gesetzlich vorgeschrieben und werden auch nicht von allen Krankenkassen erstattet.

J1 (13.–14. Lebensjahr) Möglicherweise wurde das Kind nun schon mehrere Jahre nicht mehr routinemäßig in der kinderärztlichen Praxis vorgestellt. Umso wichtiger ist es, sich den Themen Psyche, Pubertät, Schulleistungen sowie Rauchen, Alkohol und Drogen zu widmen.

J2 (16.–17. Lebensjahr) Auch die J2 wird nicht von allen Krankenkassen erstattet. Hauptthemen dieser dennoch wichtigen Vorsorgeuntersuchung sind Pubertät und Sexualität. Die Jugendlichen sollten informiert werden, dass sie hierbei auch ohne Eltern mit den Ärzt*innen ein vertrauensvolles Gespräch führen können.

ZAHNÄRZTLICHE VORSORGE

Können Sie sich noch an Ihren ersten Besuch beim Zahnarzt oder bei der Zahnärztin erinnern? Wenn ja, dann geht es Ihnen wie ganz vielen Menschen, die in den 1970er-, 1980er- und 1990er-Jahren geboren wurden: Ihre Eltern haben Sie nach heutigem Wissen zu spät das erste Mal in die Zahnarztpraxis geschleppt. Während es in früheren Generationen üblich war, erst dann mit Kindern hinzugehen, wenn sie Zahnschmerzen hatten, wissen wir heutzutage, wie wichtig eine frühe und regelmäßige Vorsorge der Zähne ist. Aber was bedeutet früh und was regelmäßig?

Im Durchschnitt bricht bei Säuglingen im Alter von sechs Monaten der erste Zahn durch. Aber Vorsicht! Wie so häufig in der Medizin handelt es sich auch hier nur um einen Richtwert. Kein Grund zur Panik also, wenn das Kind seinen ersten Geburtstagskuchen noch ohne mampfen muss. Auf der anderen Seite kommen manche Kinder sogar schon mit einem durchgebrochenen Zahn zur Welt. Aber egal wann er kommt, der erste Zahn sollte Anlass für den ersten Besuch in der zahnärztlichen Praxis sein.

Wie wir alle aus eigener Erfahrung wissen, ist so ein Besuch nicht unbedingt etwas Schönes. Selbst als Erwachsener lässt man sich nicht gerne am Backenzahn herumbohren oder eine Nadel ins Zahnfleisch stechen, um im Anschluss stundenlang weder Flüssiges noch Festes im Mund behalten zu können, weil der Mundwinkel nicht mehr das macht, was er soll. Auch kein Vergnügen ist das Bestimmen der Tiefe der Zahnfleischtaschen oder gar das Ziehen eines Zahnes. All das ist für ein Kind sogar noch dramatischer, schmerzhafter und auch unverständlicher. Deshalb ist es sehr wichtig, dass ein Kind seine Zahnärztin oder seinen Zahnarzt nicht in einer dieser Situationen kennenlernt, weil es die Person und die dazugehörige Praxis dann in der Folge mit diesen Schmerzen und dem Gefühl des Ausgeliefertseins in Verbindung bringt. Vielmehr sollte bei den ersten Zahnarztbesuchen am besten gar nichts passieren – außer sich kurz in den Mund gucken zu lassen und dafür eine Belohnung abzuholen. Und wenn das Kind nicht einmal das zulässt, dann ist das auch nicht schlimm. Dann vielleicht beim nächsten Mal. Aber so wird der Zahnarztbesuch nicht dämonisiert, sondern kann sogar etwas Freudiges sein. Fragen Sie bitte nicht, warum (denn wir wissen es nicht), aber Florians Tochter fragt in regelmäßigen Abständen, wann sie denn endlich wieder zum Zahnarzt gehen kann, und ist ganz traurig, wenn der nächste Besuch erst in einigen Wochen oder Monaten vorgesehen ist.

Damit der Zahnarzt oder die Zahnärztin im Laufe einer Kindheit (und auch im späteren Erwachsenenalter) möglichst wenig zu tun hat, müssen die Zähne natürlich regelmäßig und mit dem richtigen Werkzeug geputzt werden. Und es sollte auch naheliegend und eigentlich selbstverständlich sein, dass schon der erste Zahn ab seinem Erscheinen geputzt werden will.

Doch selbst beim Thema Zähneputzen und Zahnpasta gibt es heutzutage Empfehlungen, die man sich dreimal durchlesen muss, um die richtige Menge Fluorid ins Kind und auf den Zahn zu bekommen. Ausführlich kauen wir das Durcheinander aus Reiskörnern, Erbsen und parts per million in der dritten Säule durch, der Ernährung.

Der Akt des Zähneputzens selbst ist in den ersten Lebensjahren ein ständiges Auf und Ab. Mal ist es kaum zu glauben, wie brav das Kind mitmacht und sich einen Zahn nach dem anderen schrubben lässt. Und dann gibt es wiederum Phasen, in denen das Zähneputzen einem Ringkampf gleicht und man sich nur mit größter Anstrengung und einem gekonnten Griff wenige Sekunden erkämpfen kann, um mühselig zumindest einen Anflug von Zähneputzen zu erreichen.

Natürlich gibt es auch hier Ausnahmen. Manche Kinder machen von Anfang an ausgesprochen gut beim Zähneputzen mit. Ja, angeblich gibt es diese Exemplare. Das andere Extrem sind Kinder, die jahrelang kein einziges Mal freiwillig Zähne putzen oder auch nur im Entferntesten so etwas wie Kooperation zeigen. Dieses Phänomen können wir immer wieder beobachten: ein Teufelskreis, bei dem die Fronten so verhärtet sind, dass irgendwann gar nichts mehr geht. Je mehr sich das Kind wehrt, desto vehementer wird es dazu gezwungen, sich die Zähne putzen zu lassen. Und je mehr das Kind sich wehren kann, weil es älter und kräftiger wird, desto fester ist der Griff, der ihm die Gegenwehr nehmen soll. Und irgendwann denken alle Beteiligten nur noch mit Sorge an die zwei Mal Zähneputzen am Tag.

Trotzdem ist gerade die Zahnhygiene nichts, wo man nach einigen Versuchen sagen kann: »Okay, das klappt wohl nicht. Wenn es so schwierig ist, dann lassen wir es halt bleiben.« Das hätte ausgesprochen dramatische Folgen für die Milchzähne und auch für die später nachfolgenden bleibenden Zähne.

Doch wie lässt sich dieses Zusammenspiel, bei dem es um die Zahngesundheit Ihres Kindes geht, verbessern oder von Anfang an optimieren?

Es gibt leider kein allgemeingültiges und bei jedem Kind anwendbares Patentrezept. Aber aus eigener Erfahrung wissen wir, dass folgende Aspekte hilfreich sind:

Sprechen Sie während des Zähneputzens mit Ihrem Kind. Oder singen Sie. Lenken Sie das Kind ab, so gut es geht.

Machen Sie Ihrem Kind die Laute vor, die Ihnen wiederum das Zähneputzen erleichtern. Bei »Hiiiiiiiiiii« werden die vorderen Zähnchen geputzt und bei »Ahhhhhhhhh« die hinteren.

Setzen Sie sich realistische Ziele. Einem zweijährigen Kind drei Minuten lang die Zähne zu putzen, wird nicht möglich sein. Das ist aber auch nicht notwendig. Wenn Sie es geschafft haben, jeden der ein bis 20 Milchzähne nach KAI (Kaufläche-Außen-Innen) zu schrubben, haben Sie beide schon Außerordentliches geleistet.

Respektieren Sie außerdem die Tagesverfassung Ihres Kindes. Wenn es eigentlich im Großen und Ganzen ein ganz braves Zahnputzkind ist, sich aber heute partout nicht weiter die Zähne putzen lassen will, dann lassen Sie es gut sein. Einmal etwas weniger gründlich (oder vielleicht gar nicht!) geputzt zu haben, wird für die Zähne weniger Folgen haben, als wenn ein Kampf auf Biegen und Brechen Ihrer beider Zahnputzverhältnis belasten wird.

Lassen Sie es Ihr Kind wissen, wenn Sie in den letzten Zügen des Zähneputzens sind. Ihr Kind wird sich vielleicht etwas weniger wehren, wenn es so wie Sie weiß, dass nach den nächsten beiden Zähnen Schluss ist. Wenn das Ende nicht absehbar ist, reißt der Geduldsfaden wahrscheinlich etwas früher.

Elektrische Zahnbürsten können übrigens bereits in jungen Jahren eine erfrischende Abwechslung sein. Florians Kinder besitzen alle seit dem 2. Lebensjahr eine elektrische Zahnbürste. Darüber hinaus ist es für Kinder auch angenehmer, von einer elektrischen Zahnbürste fremdgeputzt zu werden, da der Bürstenkopf einfach nur sanft auf die Zähne gedrückt wird, als wenn eine Handzahnbürste im Mund hin und her und hin und her geführt wird und damit auch Stellen erreicht werden, die nicht angenehm sind (Gaumen, Wangentaschen).

Im Hause Babor stehen im Badezimmer vier verschiedenfarbige elektrische Zahnbürsten für die Kinder und daneben vier verschiedene Sorten Kinderzahnpasta. Das ist der Preis, damit sich alle ausnahmslos gutmütig und bereitwillig die Zähne putzen oder putzen lassen. Aber wehe, wenn Papa aus Versehen die Zahnbürsten mit der falschen Zahnpasta bestückt! Dann sind das Geschrei und der Protest groß, zumal die anderen drei Sorten Zahnpasta ja so unglaublich eklig schmecken. »Papa! Wie konntest du nur??« Ja, wie konnte er nur?? Aber leider hat Papa nur Medizin und nicht Zahnpastalogie und Bürstentechnik studiert.

AUGENÄRZTLICHE UNTERSUCHUNGEN – DIE BRILLE ALS VERMEINTLICHE LAST UND BELASTUNG

Für viele Eltern ist der Gedanke, dass ihr Kind eine Brille tragen muss, schwer zu akzeptieren. Hinzu kommt noch die Angst, dass das Kind mit der Brille womöglich nicht einverstanden ist, sie nicht tragen möchte und so in der Familie ein neuer ständiger Kampf um das Tragen der Sehhilfe entsteht. Diese Sorge ist unserer Meinung nach aber in den meisten Fällen unberechtigt. Es kommt äußerst selten vor, dass ein Kind die eigene Sehstörung bemerkt und sich darüber bei den Eltern beschwert, da es den (verschwommenen) Blick auf seine Umwelt ja nicht anders kennt. Wenn das Kind dann jedoch einmal in den Genuss des scharfen Sehens kommt, merkt es sehr wohl, dass es von einer Brille profitiert, weil es – Überraschung – einfach besser sieht. Wenn Ihr Kind in der darauffolgenden Zeit die Brille *freiwillig* trägt, kann das fast schon als Verlaufskontrolle des Sehtests angesehen werden. Es geht sogar so weit, dass sich manche Kinder die Brille auch abends gar nicht mehr abnehmen lassen. Umgekehrt sollten Sie der Spur nachgehen, wenn Ihr Kind die Brille plötzlich nicht mehr tragen möchte. Vielleicht hat sich das Sehvermögen verändert, die Brille sitzt nicht mehr gut oder ist nicht mehr zentriert. Eine erneute Untersuchung der Augen sollte Abhilfe schaffen.

Alles in allem sollten Sie die Notwendigkeit einer Brille bei Ihrem Kind also als Chance sehen (!), sein Leben zu verbessern, und nicht als Bürde.

Und eine weitere Sache sei gleich vorweggenommen: Ja, es ist durchaus möglich, dass die Sehhilfe nach einer gewissen Zeit gar nicht mehr notwendig ist und die Augenärzt*innen sie für überflüssig erklären. Sollten Sie diese Zeilen jetzt voller Hoffnung lesen und darauf warten, zu erfahren, was Sie tun müssen, damit sich das Sehvermögen wieder bessert, müssen wir Sie leider enttäuschen. Hier sind die Augen Ihres Nachwuchses zur Gänze auf Mutter Natur angewiesen. Es hilft also nicht, wenn Sie Ihr Kind zum Tragen einer Brille zwingen, weil Sie hoffen, dass dadurch »die Augen wieder besser werden«.

Aber der Reihe nach. Die erste Person, die Ihrem Kind sprichwörtlich tief in die Augen schaut, ist der Kinderarzt oder die Kinderärztin, der oder die die U2 am dritten Tag nach der Geburt durchführt. So früh wird schon geschaut, ob die Augen Ihres Kindes in Ordnung sind. Natürlich kann zu diesem Zeitpunkt noch keine Aussage darüber getroffen werden, ob das Kind kurz- oder weitsichtig ist. Auch das Schielen steht noch keineswegs im Zentrum des Interesses. Im Gegenteil, ein Kind, das zu diesem Zeitpunkt *nicht* schielt, wäre eher die Ausnahme. Äußere Auffälligkeiten wie sichtbares Herabhängen von Augenlidern, Augenzittern, Augapfel- oder Pupillenanomalien können jedoch auch bei neugeborenen Babys schon untersucht werden. Im Zuge dessen sollten bekannte Augenerkrankungen in der Familie von den Ärzt*innen erfragt beziehungsweise von den frischgebackenen Eltern angesprochen werden.

Wie war das? Kurzsichtig? Oder weitsichtig? Zeigen sich die Schwierigkeiten beim Lesen oder wenn ich in die Ferne schaue? Und hat nicht jemand einmal etwas von einem zu langen Augapfel erzählt? Wie kann das denn überhaupt sein?

Ganz genau! Die Länge des Augapfels bestimmt mein Sehvermögen. Das Ganze spielt sich natürlich nur im Zehntelmillimeterbereich ab, aber das genügt schon, um alles nur noch unscharf zu sehen. Ist der Augapfel genau richtig groß, dann sehe ich auch gut. Sowohl in unmittelbarer Nähe als auch in der Ferne. Wenn der Augapfel jedoch eine Spur zu *lang* ist, liegt der Brennpunkt des einfallenden Lichts vor der Netzhaut und liefert unscharfe Bilder aus der *Ferne*. Wir sprechen dann von *Kurz*sichtigkeit. Puh, was für ein Durcheinander. Aber wir merken uns: Kurzsichtig – Augapfel zu lang – Probleme mit der Ferne. Kurzsichtige können also Dinge aus kurzer Distanz gut sehen.

Dem gegenüber steht die Weitsichtigkeit. Sie haben richtig kombiniert. Dabei ist der Augapfel zu kurz und das Sehen naher Objekte ist beeinträchtigt. Weitsichtig – Augapfel zu kurz – Probleme in der Nähe. Das heißt, Weitsichtige können weit entfernte Objekte scharf sehen. Rätsel gelöst!

In jeder der darauffolgenden Vorsorgeuntersuchungen widmen sich die Mediziner*innen wieder den Augen des Kindes, und so wie das kindliche Sehen im Laufe der Lebensjahre immer besser wird, so werden auch die Untersuchungsmethoden immer aufwendiger und zeitgleich auch aussagekräftiger.

Der Gipfel der kinderärztlichen Sehuntersuchung wird bei der U5 erreicht, wenn ein sogenanntes Refraktometer zum Einsatz kommt, mit dem die Brechkraft des Auges geprüft werden kann. Was äußerst technisch und spektakulär klingt, ist für das zu untersuchende Kind erfreulicherweise gar nicht weiter aufregend. Es muss lediglich auf das Kinn gestützt in eine Art Schaukasten hineinschauen, in dem ein Luftballon, ein Auto oder andere für Kinder interessante Objekte gezeigt werden. Durch das Scharfstellen des Bildes lässt sich erkennen, wie viel Korrektur die Augen benötigen, um gut zu sehen.

Ein derartiges Refraktometer wird meist ab einem Alter von zwei Jahren eingesetzt. Da es heutzutage in den meisten Kinderarztpraxen vorzufinden ist, wird es teilweise sogar schon bei jüngeren Kindern angewendet. Das muss aber nicht unbedingt sein – auch wenn durch diese frühen Untersuchungen ganz selten Krankheitsbilder, die sich in jungen Jahren manifestieren, herausgefischt werden. Denn viele Fehlsichtigkeiten, die in den ersten beiden Lebensjahren auftreten, wachsen sich aus und benötigen keine Behandlung. Daher reicht eine

Untersuchung ab dem 2. Geburtstag aus. Zudem ist der*die Untersuchende auch auf die Mitarbeit des Kindes angewiesen. Zwar entfällt der typische Augenarztdialog (»Ist es jetzt besser oder schlechter?«, »Besser«, »Und ist es jetzt besser oder schlechter?«, »Schlechter« usw.), dennoch muss das Kind zumindest so kooperativ sein, in das Gerät hineinzuschauen. Außerdem kann das Refraktometer nicht der Augenbewegung folgen. Das macht eine Untersuchung bei einem wehrigen oder unruhigen Kind fast unmöglich.

Als Florians Tochter mit dreieinhalb Jahren an der Schwelle zum Brillenträgertum stand und die erste Refraktometer-Untersuchung wegen mangelhafter Mitarbeit verschoben werden musste, hatte seine Frau wieder einmal die zündende Idee. Sie bastelte mit den älteren Geschwistern aus Pappkarton und Spielzeugautoreifen eine Heimversion des Refraktometers und stellte die Untersuchungsbedingungen zu Hause nach. Nachdem das Mädchen merkte, dass ihre größeren Geschwister unbedingt in diesen Kasten hineinschauen wollten und dabei den größten Spaß hatten, traute sie sich dann doch auch. Und weil die Kinder vom Spielzeugrefraktometer schließlich gar nicht mehr genug kriegen konnten, war die eigentliche Untersuchung in der Praxis dann auch kein Problem mehr.

Ein weiterer Unterschied zwischen kinder- und augenärztlicher Untersuchung ist das sogenannte Weittropfen. Dabei wird dem Kind vor der Untersuchung eine Flüssigkeit (Mydriaticum) ins Auge getropft, die die Pupille erweitert. So wird der Blick durch die Linse in das Auge erleichtert. Diese Flüssigkeit hat aber noch eine weitere Wirkung, die gerade bei der Untersuchung von Kindern unerlässlich ist: Der Lesemuskel wird lahmgelegt, wodurch das Kind nicht mehr akkommodieren, also scharfstellen, kann. Das kindliche Auge kann durch diesen Muskel nämlich einiges an Fehlsichtigkeit kompensieren. Für die Eltern ist dann vor allem zu beachten, dass die Wirkung dieses Medikaments noch einige Stunden anhält, die Kinder in dieser

Zeit schlechter sehen (weil sie eben nicht scharfstellen können) und das Auge auch lichtempfindlicher ist.

Das Sehvermögen der Kinder wird heutzutage also durch uns Kinderärzt*innen sehr früh und regelmäßig überprüft. Dadurch werden Kinder bereits in jungen Jahren in die Augenarztpraxis überwiesen, was dann dem Sehvermögen zugutekommt. Aber was passiert genau bei auffälligen Befunden?

Die meisten Kinder sind im Vorschulalter etwas weitsichtig. Wenn das Kind nicht schielt und die Weitsichtigkeit 2,5 Dioptrien nicht überschreitet, kann das zunächst ohne die Verschreibung einer Sehhilfe beobachtet werden, da die Fehlsichtigkeit sich bis zur Einschulung wieder zurückentwickeln kann.

AUF EINEN BLICK

Fehlsichtigkeiten bei Kindern

Folgende Fehlsichtigkeiten können bereits in den ersten Lebensjahren bei Kindern erkannt werden:

- Weitsichtigkeit
- Kurzsichtigkeit
- Hornhautverkrümmung
- Ungleichsichtigkeit
- Fehlstellung
- Trübung
- Unterschied im Pupillendurchmesser

Im Falle einer Hornhautverkrümmung oder eines Seitenunterschiedes ist es jedoch wichtig, diese Ungleichheiten früh zu entdecken und vor allem zu korrigieren, damit die Sehbahn bestmöglich geschult wird. Unsere Augen bilden zwar die Umwelt ab, aber die Wahrnehmung davon findet in der Sehrinde des Gehirns statt. Ähnlich wie andere Nervenprozesse (das Sprechen, das Gehen, das Greifen) wird das Sehen in Kindheit und Jugend geschult und verbessert. Dies geschieht vor allem durch eine immer perfektere Verschaltung der Nerven. Wenn das Bild der Augen unscharf ist, dann kann auch die Sehrinde nicht perfekt funktionieren und wird nicht optimal verschaltet. Eine Brille korrigiert dieses unscharfe Bild, das an das Gehirn geschickt wird.

WANN UND WIE OFT ZUR AUGENUNTERSUCHUNG?

Wenn es eine familiäre Belastung gibt, die Eltern eine Brille tragen oder eine Schielbehandlung als Kind hatten, dann sollten Eltern ihr Kind schon mit sechs Monaten das erste Mal in der augenärztlichen Praxis vorstellen – spätestens aber zwischen dem 2. und 3. Lebensjahr. Durch diese fachliche Eskalation von Kinderärzt*innen zu Augenspezialist*innen ist es möglich, sehr diskrete Störungen zu entdecken, die für das spätere Sehvermögen ausschlaggebend sein können. Je nach Ergebnis folgen dann Kontrollintervalle.

Brillentragende Kinder sollten zunächst alle drei Monate zur Kontrolle, um die Sehhilfe an die angesprochenen alters- und wachstumsbedingten Weiterentwicklungen anpassen zu lassen.

Nicht nur aus kosmetischen, sondern auch aus praktischen Gründen fragen viele Eltern und auch Kinder nach der Möglichkeit, Kontaktlinsen anstelle einer Brille zu tragen. Dies hängt von der Fähigkeit und Verlässlichkeit des Kindes ab. Allgemein gesprochen sind Kontaktlinsen ab dem 13. Lebensjahr geeignet.

INSIDERWISSEN

Kurzsichtigkeit und Tageslicht

Der Risikofaktor Nummer 1 für Kurzsichtigkeit: mangelndes Tageslicht! Die meisten Kinder sind in jungen Jahren weitsichtig.
Das ist in vielen Fällen als physiologisch – also normal – anzusehen und wächst sich häufig auch wieder aus.
In den letzten Jahren ist aber ein beunruhigender Trend zu beobachten: Immer mehr Menschen und vor allem auch Kinder werden kurzsichtig. Schätzungen besagen, dass im Jahr 2050 wahrscheinlich etwa die Hälfte der Weltbevölkerung kurzsichtig sein wird. Aber überraschenderweise liegt das nicht an Handy, Laptop, Tablet und Co. – zumindest nicht direkt.
Hauptursache und Risikofaktor Nummer eins ist ein Mangel an Tageslicht.
Der Blick auf das Handy oder den PC macht also nicht per se kurzsichtig, indirekt ist der Gebrauch moderner Medien und Spielekonsolen aber sicherlich mitverantwortlich, weil Kinder sich damit stundenlang in ihrem Zimmer verbarrikadieren.
Die eindeutige Empfehlung zur Vorbeugung von Kurzsichtigkeit lautet daher: raus ins Freie, zwei Stunden pro Tag! Denn in der unteren Hälfte der Netzhaut liegen Rezeptoren für Tageslicht. Wenn diese stimuliert werden, wird das Längenwachstum des Auges gestoppt. Und das wirkt sich dramatisch auf die Fähigkeit unserer Augen aus. Wenn das Auge nur um einen Millimeter zu lang ist, hat dies eine Kurzsichtigkeit von drei Dioptrien zur Folge!
Lesen wiederum (außer stundenlang unter der Bettdecke) ist gut für das Auge. Denn das Auge tut nun einmal eines am liebsten: sehen! Davon kann und soll es nicht genug bekommen.

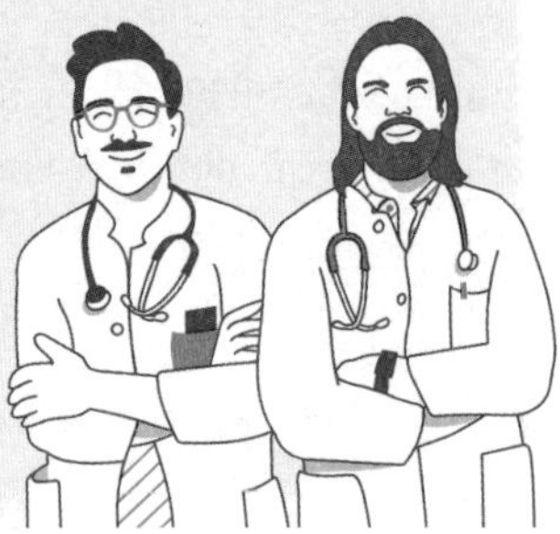

Florian und seiner Frau fiel eines Tages auf, dass ihr ältester Sohn im Alter von sechs Jahren im Urlaub plötzlich schielte, obwohl er das nicht mehr getan hatte, seit er ein Baby gewesen war. Nicht nur die Eltern, sondern auch der kleine Junge waren sichtlich betroffen und beunruhigt. Ein Schielen aus heiterem Himmel in diesem Alter ist definitiv ein Warnsignal. Nach einer kurzen Schrecksekunde wurde aber des Rätsels Lösung gefunden: Um die heißen Mittagsstunden zu überbrücken, durfte der Junge auf dem Handy ein Spiel spielen. Wie so häufig bei Kindern hielt er das Gerät, gebannt vor Aufregung, immer wieder zu nah vor seine Augen. Diese mussten ihre Stellung zueinander daraufhin verändern, um das Vorgehen auf dem Handy nicht doppelt zu sehen. Und weil das Normalisieren der Stellung der Augen zueinander auch nach Spielende noch eine ganze Weile brauchte, schielte Florians Sohn auch ohne Handy vor der Nase noch fast eine Stunde weiter, bis sich sein Blick schließlich wieder normalisierte.

Gerade im 1. Lebensjahr werden Ärzt*innen und Hebammen immer wieder von besorgten Eltern konfrontiert: Sehen Sie sich an, wie mein Kind schielt! Ist das noch normal? Die Sorge ist zwar nachvollziehbar, kann in den meisten Fällen aber zunächst genommen werden.

Denn die gute Nachricht lautet: Bis zum Alter von 6 Monaten ist Schielen noch normal und gehört fast zum süßen Anblick von Säuglingen dazu. Die Augen kennen einander in dieser ersten Zeit noch nicht und müssen sich im wahrsten Sinn des Wortes erst aufeinander einstellen.

Sollte sich aber über das erste Lebenshalbjahr hinaus ein Schielen manifestieren, ist zunächst eine gründliche augenärztliche Untersuchung notwendig, in der die Fehlsichtigkeit bestimmt wird. In vielen Fällen kann nämlich eine Brille das Schielen schon korrigieren. Sollte es dafür jedoch zu ausgeprägt sein, muss gehandelt werden, denn sonst droht eine Amblyopie. Darunter versteht man die Schwachsichtigkeit eines Auges, die folgendermaßen zustande kommen kann: Wenn ein Auge schielt, ist es für das Sehen weniger nützlich, weil es aufgrund der Fehlstellung nicht das richtige, gewollte Bild abliefert. Das vom schielenden Auge projizierte Bild wieder herauszurechnen, ist für das menschliche Gehirn allerdings Arbeit, die es sich lieber ersparen würde. Deshalb wird dieses Auge grob vernachlässigt und darf sich nicht mehr am Sehen beteiligen. Das andere Auge muss hingegen alles kompensieren und wird zum Einzelkämpfer. Das Problem ist, dass eine derartige Benachteiligung des einen Auges nicht wiedergutzumachen ist, weil die Nerven nicht gut verschaltet werden und die Sehbahn verkümmert. Ab dem Schulalter ist dieser Prozess dann nicht mehr aufzuhalten. Versäumnisse haben dann Auswirkungen auf das ganze restliche Leben, beginnend mit der Schulzeit. Denn um eine »normale« Schule besuchen zu können, sind beispielsweise 40 Prozent Sehkraft auf beiden Augen notwendig. Eine adäquate Schielbehandlung und Förderung stellen also bereits früh die Weichen für das restliche Leben.

Hausapotheke bestücken – weniger ist mehr

Erst kürzlich war Florian wieder zu Besuch bei seiner Schwester in Österreich. Wie so oft verspürte er aufgrund der im Haushalt lebenden Katzen das unmittelbare und unwiderstehliche Bedürfnis, seine Reaktion auf sie mit einem antiallergischen Medikament zu bekämpfen. Mit Staunen stieß er auf die wohl umfangreichste Hausapotheke, die er je gesehen hatte. In einer großen Schublade standen rund 250 (!) Medikamente unterschiedlichster Herkunft und für verschiedenste Indikationen. Auch wenn Florians Schwester und ihr Mann Tierärzt*innen sind, so war das Ausmaß dieser Apotheke dennoch mehr als verblüffend. Als er auf Nasentropfen für Babys stieß, wurde er aber misstrauisch. Seine Nichte und sein Neffe waren schließlich schon erwachsen. Er nahm die Umverpackung aus der Schublade und bekam beim Blick auf das Ablaufdatum eine Antwort auf die Frage, wie man es schafft, dermaßen viele Medikamente zu horten: Das Mindesthaltbarkeitsdatum der Tropfen war der 18. Juli 2002 gewesen.

Um Ihre Apotheke zu Hause zeitgemäß (!), sinnvoll und zweckerfüllend auszustatten, sind nicht viele Medikamente und Utensilien notwendig. Die unserer Meinung nach wichtigsten haben wir im Folgenden zusammengefasst.

An erster Stelle steht auf jeden Fall das Fieberthermometer, ohne das sicherlich keine Hausapotheke und kein Haushalt auskommen können. Dennoch machen vor allem Väter geradezu einen Sport daraus, die Körpertemperatur des Nachwuchses per Kuss auf die Stirn oder durch Handauflegen auf die zweite Nachkommastelle genau zu schätzen. Natürlich bekommt man im Laufe der Jahre ein gewisses Gespür für die Hauttemperatur der eigenen Kinder, jedoch gibt es verschiedene Faktoren, die das subjektive Empfinden der Temperatur einer anderen Person beeinflussen: Warme Außentemperaturen im Sommer, eine warme Bettdecke oder auch Herumtoben haben Auswirkungen auf die oberflächliche Temperatur der Haut, nicht aber auf die Kerntemperatur, die letztendlich der aussagekräftige Wert ist.

Deshalb sollten Sie immer ein geeignetes Fieberthermometer zu Rate ziehen. Von den unterschiedlichen Produkten, die im Handel und in der Apotheke erhältlich sind, möchten wir Ihnen zwei ganz besonders ans Herz legen. Bei dem ersten handelt es sich um ein elektronisches Standardthermometer, das vor allem im 1. Lebensjahr bestens geeignet ist. In welchem Alter Sie welches Modell am besten einsetzen, erklären wir in Säule 2. Je nach Alter und vor allem Wehrhaftigkeit Ihres Kindes können diverse Modelle im wahrsten Sinne des Wortes fehl am Platz sein.

Jenseits des 1. Lebensjahres ist der äußere Gehörgang der ideale Ort, um die Körpertemperatur zu messen. Deshalb geht unsere zweite Empfehlung für den alltäglichen Gebrauch ganz klar in Richtung eines Ohrthermometers.

Wovon wir nur abraten können, sind althergebrachte Modelle mit Quecksilber. Hier kann es zu Funktionsstörungen oder zum Bruch des schützenden Gehäuses kommen, wobei das giftige Schwermetall austritt. Zwar nicht giftig, aber unserer Erfahrung nach sehr ungenau sind moderne Haut- bzw. Stirnthermometer. Die Ergebnisse sind alles andere als verlässlich und unterscheiden sich von anderen Methoden um mehrere Grad Celsius – nicht gerade das, was man beim Fiebermessen gebrauchen kann, denn um die Situation richtig einschätzen zu können, brauchen Sie zuverlässige Werte.

Neben dem Fieberthermometer sind, in logischer Konsequenz, fiebersenkende Medikamente ein zweites Must-have für jede Hausapotheke. Auch hier sollten Sie die dem Alters Ihres Kindes entsprechende Darreichungsform und Konzentration auf Lager haben. Wir meinen sogar, dass dies die einzigen Medikamente sind, die in keiner Hausapotheke fehlen sollten. Genau wie der Po bei Säuglingen der ideale Ort zum Fiebermessen ist, so ist er auch die beste Anlaufstelle, um ein Medikament gegen das Fieber zu verabreichen. Säuglinge und Kleinkinder sind schließlich noch nicht in der Lage, Tabletten zu schlucken, und auch Fiebersaft werden Sie in den ersten beiden Lebensjahren nur schwer in das Kind bekommen. Zwar können Sie den Saft mit einer Plastikspritze hinten in die Wangentasche applizieren. Aber je nach Tagesverfassung und Kooperationsbereitschaft des Kindes kann das auch leicht dazu führen, dass Sie das Kind und sich umziehen müssen, weil der Saft überall gelandet ist, nur nicht im Magen. Um das Thema

Zäpfchen ist in der letzten Zeit ein regelrechter Glaubenskrieg entstanden. Nicht etwa, weil die Wirksamkeit oder die Daseinsberechtigung infrage gestellt wird, das keineswegs. Vielmehr geht es um die profane Frage, mit welcher Seite voran das »Torpedozäpfchen« in den Po geschoben werden soll. Auch diesem Thema widmen wir uns in Säule 2, im Kapitel über Fieber. Die Quintessenz ist überraschend!

Irgendwann ist jedoch bei jedem Kind ein Alter erreicht, in dem das Zäpfchen einen mit normalen Mitteln und Überredungskunst nicht mehr zu gewinnenden Kampf auslöst. Dann wiederum ist der süßliche Geschmack des Fiebersaftes so verlockend, dass dieser zur Darreichungsform Nummer eins wird.

Aber auch darüber hinaus gibt es einiges zu beachten. Analog dazu, wie Ihr Kind wächst, gedeiht und schwerer wird, verändert sich auch die notwendige Dosierung des fiebersenkenden Medikaments. Zugegebenermaßen können unterschiedliche Angaben zu Millilitern und Milligramm verwirrend sein. Aber keine Sorge, Sie müssen dafür nicht Medizin studiert haben. Abhilfe leisten natürlich zum einen die Kinderärzt*innen, die Ihnen eine Dosierung aufs Milligramm genau empfehlen und auch verschreiben werden. Oder Sie werfen einfach einen Blick auf die Verpackung. Auch hier finden Sie Angaben zur notwendigen Dosis. Um sie patientenfreundlich und übersichtlich zu gestalten, werden von den Pharmafirmen aber ganze Gewichtsklassen zusammengefasst und mit Dosierungen versehen. Das bedeutet auch, dass Ihr Kind im Zweifelsfall etwas mehr von dem Medikament vertragen könnte. Nicht selten werden wir in der Notfallpraxis damit konfrontiert, dass ein Kind trotz Fiebersaft oder -zäpfchen nicht entfiebert. Bei genauer Nachfrage stellt sich dann heraus, dass dem Kind nur zweimal am Tag 50 Prozent der möglichen Dosis gegeben wurde. Bei korrekter Anwendung (nämlich 100 Prozent drei- bis viermal täglich) hätte dem Fieber Einhalt geboten werden können.

Gerade bei Säuglingen und Kleinkindern sind Bauchschmerzen

(oder das, was dafür gehalten wird) ein wichtiges Thema. Es lässt sich praktisch nicht zählen, wie oft ein Kind im Laufe seiner ersten Lebensjahre das Gefühl von Bauchschmerzen äußert. Meist stecken aber harmlose Ursachen dahinter, die für sich genommen keinerlei Krankheitswert haben. Dazu gehören Verstopfung, Hunger, schlechte Laune oder einfach nur ein quersitzender Pups. Je banaler und vermeintlich ungefährlicher ein Zustand ist, desto besser lässt er sich mit einer Riesenportion Zuneigung und Einfühlsamkeit, aber auch mit einer Bauchmassage mit Babyöl oder einer Wärmflasche bekämpfen. Sie sollten dies in Erwägung ziehen und ausprobieren, bevor die Medikamentenkeule geschwungen wird und vielleicht sogar Schmerzmittel verabreicht werden. Außerdem können Sie mit einer lauwarmen Tasse einer wohlerprobten Teesorte wie Kamille, Fenchel oder Anis das Bauch-Aua oftmals in den Griff bekommen.

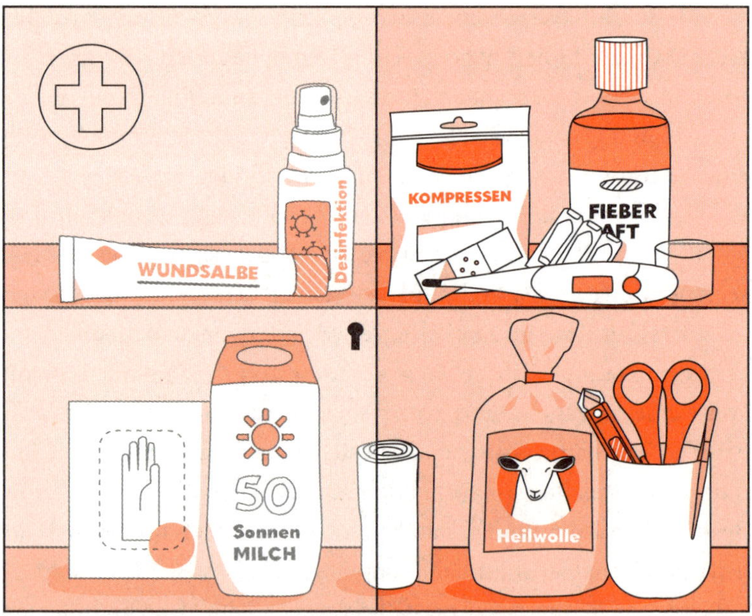

MERKE!

Für kleinere Verletzungen und für die Erstversorgung größerer Wunden sollten außerdem folgende Materialien vorhanden sein:

- Desinfektionsmittel (mit und vor allem auch ohne Alkohol, da Ersteres bei offenen Wunden brennt wie Hölle!)
- sterile Kompressen
- Pflaster (verschiedene Größen)
- Mullbinden
- Wund- und Heilsalbe (z. B. Bepanthen)
- Schere
- Pinzette (für Splitter, Scherben etc.)
- Einmalhandschuhe

Mittlerweile gehört es in ganz Deutschland und Mitteleuropa im Sommer zur Normalität, dass man mindestens einmal von einer Zecke gestochen wird (ja, Sie haben richtig gelesen, es handelt sich um einen Zecken*stich* und nicht um einen Zecken*biss*). Deshalb sollte ein geeignetes Werkzeug zur Entfernung von Zecken in keiner Hausapotheke fehlen. Ob Sie hierbei lieber mit einer Zange, einer Karte oder sogar einem dafür konzipierten Lasso (ja, das gibt es!) vorgehen, ist reine Geschmackssache. Sämtliche Variationen sollten bei fachgerechter Handhabung dafür sorgen, dass die Zecke restlos aus der Haut entfernt werden kann. Übrigens: Sollte noch ein kleiner Rest in der Haut verbleiben und dieser etwa bei einem sehr wehrigen Kind auch nicht so ohne Weiteres entfernbar sein, ist das kein Problem und kein Drama. Unabhängig von der vollständigen Entfernung der Zecke besteht jedoch die Möglichkeit, dass sie Borreliose überträgt. Deshalb sollte die Einstichstelle in den folgenden Wochen weiter beobachtet werden. Während man früher noch dachte, dass der verbliebene Kopf der Zecke mitsamt seinem Beißwerkzeug unerwünschte Wirkungen hat und noch weiter sein Unwesen treibt, wissen wir heute, dass der kleine Rest mit der Zeit von der Haut abgestoßen wird und unbedenklich ist.

Auch der Sonnenschutz ist bei Kindern jeden Alters ein Thema, das immer relevanter wird. Mittlerweile wissen wir um die potenziell schädliche Wirkung von UV-Strahlen, und die Haut der Kleinsten ist besonders empfindlich gegenüber Sonneneinstrahlung. Während im Kleiderschrank UV-Shirts und -Hosen für die sonnigen Tage am Wasserspielplatz oder am Strand nicht fehlen dürfen, ist auch eine altersgerechte Sonnencreme mit ausreichend hohem Lichtschutzfaktor unbedingt notwendig. Auch wenn Sie nicht gerade in der Südsee Ihre Elternzeit verbringen, sondern nur den Sommer auf Balkonien.

Ein weiterer treuer Begleiter in der Husten- und vor allem Schnupfensaison ist der Nasensauger. Säuglinge sind sogenannte Nasenatmer. Das heißt, sie sind – im Gegensatz zu größeren Kindern und Erwachsenen – in der Lage, während des Trinkens weiter durch die Nase ein- und auszuatmen. Das ermöglicht es ihnen, über den Zeitraum, in dem sie gestillt werden, angedockt zu bleiben und ungestört an der Brust oder Flasche zu saugen. Genau aus diesem Grund sind sogar kleinere Schnupfeninfekte für die Kleinen nicht nur unangenehm, sondern können sogar gefährlich werden, wenn die notwendige Trinkmenge über einen längeren Zeitraum nicht im Kind landet, weil es Probleme mit der Nasenatmung hat. Die einzige natürliche Art, sich des Rotzes zu entledigen, ist, ihn einfach hinauslaufen zu lassen. Das gelingt aber nur bei sehr flüssiger Beschaffenheit des Nasensekretes. Gerade bei zähem Rotz ist auch die Schwerkraft nicht in der Lage, die Nase zu befreien.

Dann ist ein Nasensauger Gold wert. In Form eines kleinen Miniaturblasebalges oder eines Schlauches mit Mundstück lassen sich ungeahnte Mengen von Rotz aus der Nase eines Säuglings herausholen. Wir raten zur Anschaffung eines Modells, dessen Unterdruck durch Saugen am Endstück des Utensils erzeugt wird. Hierdurch können Sie den Druck genau dosieren. Und keine Sorge, das zwischengeschaltete Reservoir verhindert, dass der Rotz direkt aus der Nase im Mund der Eltern landet.

Bei dem Modell mit Blasebalg ist der Druck deutlich schwieriger zu kontrollieren und es besteht die Gefahr, bei zu hohem Unterdruck kleinste Gefäße in der Nasenschleimhaut zu verletzen.

Zu den Geheimtipps, die in Florians Familie schon so manche schwierige Nacht doch noch beruhigen konnten, zählen Brustwickel und Heilwolle.

Brustwickel können aus Thymian, Zitrone oder Zwiebel selbst hergestellt oder im Drogerie- oder Supermarkt *ready to go* gekauft werden. Sie haben eine wundersam beruhigende und hustenlindernde Wirkung auf die in Mitleidenschaft gezogenen Atemwege von Babys und Kleinkindern und ermöglichen so wichtige Stunden Schlaf für das betroffene Kind, seine Eltern und die Geschwister.

Heilwolle hingegen hat einen ganz anderen Bestimmungsort. Aufgrund der fettigen Konsistenz und der Inhaltsstoffe hilft sie bei heftigen Irritationen und wunden Stellen im Windelbereich und lässt diese zügig abklingen. Der wichtigste Bestandteil, das sogenannte Lanolin, besitzt eine entzündungshemmende und zugleich pflegende Wirkung. Darüber hinaus wird die Wolle aufgrund der absorbierenden, wärmenden und juckreizlindernden Eigenschaften schon seit vielen Jahrhunderten als Hausmittel genutzt. Zu beachten ist, dass sie ohne weitere Cremes oder Zusätze angewandt und nicht direkt auf offene Wunden aufgetragen wird, da die Wolle sonst mit der Wunde verkleben kann.

In unseren Augen ist es nicht notwendig, darüber hinaus noch weitere Medikamente in der Hausapotheke vorrätig zu haben. Zum einen ist die Wahrscheinlichkeit sehr gering, dass Pharmaka wie Kortison, Antibiotika oder Ähnliches zum Einsatz kommen müssen. Zum anderen besitzen all diese Medikamente ein Ablaufdatum. Deshalb ist es zwar gut gemeint, aber nicht sehr hilfreich, wenn Sie sich bei der Geburt Ihres Kindes z. B. mit Kortisonzäpfchen eindecken (im Übrigen ein absolutes Notfallmedikament!), da Sie diese Jahre später gar nicht mehr verabreichen können, wenn Ihr Kind sie bei einem Pseudokruppanfall wirklich brauchen würde.

Von dieser Position ausgenommen sind natürlich Bedarfs- und vom Arzt verschriebene Medikamente, die zur Behandlung einer Erkrankung regelmäßig oder punktuell zum Einsatz kommen. Hierzu zählen antiallergische Medikamente, Nasensprays, Elektrolytlösungen und so weiter, die Ihrem Kind im Laufe der Jahre verschrieben werden.

Unabhängig vom Umfang der Hausapotheke sollten Sie aber unbedingt darauf achten, dass die Medikamente und Utensilien adäquat und professionell gelagert werden, das bedeutet, dass Sie für die Sammlung einen Ort finden, der dunkel, trocken und kühl ist. Vor allem aber sollte er unerreichbar für Kinder sein und so eine Selbstbedienung unmöglich machen. Das erreichen Sie am besten, wenn Sie ein abschließbares Schränkchen dafür verwenden. Das Badezimmer ist im Übrigen aufgrund der ständigen Feuchtigkeit ein denkbar ungünstiger Ort für eine Hausapotheke.

Kind krank! Cool bleiben, wenn möglich – reagieren, wenn nötig!

Es ist mitten in der Nacht. Ein dumpfes, wiederkehrendes Geräusch reißt Sie aus den Träumen. Sie reiben sich die Augen und schauen auf ihr Handy. 1.43 Uhr. *Boah, ist das früh! Wieso bin ich noch mal wach geworden?*, fragen Sie sich. Wieder dieses dumpfe Geräusch. Einmal, zweimal, dreimal ertönt es – dann wieder Stille. *Ist das der Nachbarshund, der wieder bellt?* Sie gehen lieber mal nachschauen. Auf dem Weg in Richtung des Kinderzimmers werden die Geräusche lauter. Sie öffnen die Tür und sehen Ihren dreijährigen Sohn, der aufrecht im Bett sitzt und hustet. Nicht sein erster Husten, aber dieses Mal ist etwas anders. Dieser seltsame, bellende, heiser klingende Husten ist Ihnen fremd. Sie nehmen Ihr Kind auf den Arm. Dabei fällt Ihnen auf, dass bei jedem Einatmen ein leises Pfeifen aus seiner Kehle ertönt. Auf einmal sind Sie gar nicht mehr müde. *Was jetzt?*

Auch mit der allerbesten Vorbereitung ist es unvermeidlich, dass Ihr Kind irgendwann einmal krank wird – und das ist nicht schlimm, sondern meistens sogar gut. Gerade Infektionen gehören zu einer gesunden Kindheit dazu und sind sehr wichtig für die Reifung des Immunsystems (dazu lernen Sie mehr in Säule 2). Sie werden zwar trotz dieser Erkenntnis nicht völlig tiefenentspannt neben Ihrem vom Fieber geplätteten Kind sitzen und auf das Erreichen des nächsten Immunlevels anstoßen. Aber es beruhigt zu wissen, dass solche Phasen von milder Krankheit völlig okay sind. Hier gilt es, das Kranksein zu begleiten und die Symptome, wenn möglich, zu lindern.

Schwere Krankheiten sind bei Kindern zum Glück selten, aber wenn sie auftreten, sollten sie so früh wie möglich erkannt werden. Leider können die ersten Anzeichen aber subtil sein und springen besonders Laien nicht sofort ins Auge. Um eine schwere Krankheit früh zu erkennen und Schäden zu vermeiden, sind Kenntnisse über die möglichen Warnsignale daher hilfreich.

Die nächsten Seiten sind ein kompaktes Wissens-Bootcamp, das Sie fit machen soll. Es gilt, Krankheitszeichen richtig zu deuten – um cool zu bleiben, wenn möglich, oder schnell zu reagieren, wenn nötig. Mit Gruselgeschichten von schwereren Verläufen wollen wir Sie nicht verschrecken, sondern Ihre Sinne für Warnsignale, sogenannte *Red Flags*, schärfen.

Fieber – nicht nur die Zahlen zählen

Gerade hat ihr Kind noch gespielt, aber auf einmal lässt es alles liegen, reibt sich die Augen und kommt zu Ihnen herüber. Es ist anhänglich und möchte gerne gekuschelt werden – ungewöhnlich für diese Uhrzeit. Als Sie es auf den Schoß nehmen, fällt Ihnen sofort auf, dass sich die Stirn ganz heiß anfühlt. Sie holen ein Thermometer und messen 38,8 Grad. *Und nun?*

Fieber ist DAS Symptom in der Kinder- und Jugendmedizin, an dem Sie als Eltern nicht vorbeikommen werden, das garantieren wir Ihnen! Damit Sie dafür aber gerüstet sind, wollen wir die wichtigsten Infos auf Ihre Festplatte laden.

Direkt vorweg: Fieber ist keine eigenständige Krankheit! Fieber ist ein Symptom und somit nur Ausdruck eines übergeordneten Problems, das behandelt werden kann. In der Regel ist Fieber auch nicht das einzige Symptom, sondern nur ein Puzzleteil eines größeren Symptomkomplexes. Nicht selten ist es aber das erste Zeichen, das Ihnen auffallen kann, wenn Ihr Kind krank ist.

Woran merken Sie, dass ihr Kind fiebert? In unserem Beispiel war es natürlich leicht zu erkennen, aber nicht immer glühen Kinder so offensichtlich. Je jünger sie sind, desto subtiler können die Anzeichen sein. Ein Säugling kann z. B. nur dadurch auffallen, dass er appetitlos, blass oder sehr weinerlich ist. Bei älteren Kindern kommen auch weitere Zeichen wie glasige Augen, Kopf- und Gliederschmerzen, vermehrtes Schwitzen oder Schüttelfrost hinzu. Wenn Sie eines dieser Zeichen bemerken, sollten Sie immer die Temperatur messen. Apropos *messen* – wie macht man das eigentlich am besten?

Erst einmal sollten Sie eine gute Stelle zum Messen der Temperatur aussuchen. Die Haut ist kein geeigneter Ort für die Temperaturmessung, da deren Temperatur sich deutlich von der Innentemperatur unterscheiden kann. Daher sind wir ehrlich gesagt auch keine Fans von Stirnthermometern. Besser sind Stellen, die dem Körperinneren sehr nahe sind, wie z. B. der Po (rektal), der Mund, das Ohr und die Achsel. Welche Stelle Sie aussuchen, hängt natürlich vom Alter des Kindes ab. Bei einem vierzehnjährigen pubertären Teenager z. B. brauchen (und sollten) Sie es am Darmausgang gar nicht erst versuchen. Für Säuglinge und Kleinkinder ist die rektale Messung aber die beste und genaueste Methode. Legen Sie das Kind dafür entspannt auf den Rücken, fetten oder cremen Sie die Spitze des Thermometers ein und führen Sie es nur ein kurzes Stück, etwa 1–2 cm tief, ein. Bitte benutzen Sie auf keinen Fall ein von den Großeltern vererbtes Quecksilberthermometer – egal wie viel Familiengeschichte da *dranhängt*. Solche antiken Stücke sind meist aus Glas, können bei Bruch Verletzungen verursachen und enthalten giftiges Quecksilber. So was gehört in die Erinnerungsvitrine (etwas schräg) und nicht den Kinderpopo. Vorsicht übrigens auch beim Rausziehen des Po-Thermometers! Das rektale Messen stimuliert gerne mal die Darmaktivität, sodass auch etwas Stuhlgang folgen kann. Je nach Beschaffenheit kann das in einer mehr oder minder großen Explosion enden, die nicht selten von einem zufriedenen Grinsen Ihres Kindes – *Oops, I did it again* – begleitet wird.

Bei älteren Kindern empfiehlt es sich, auf eine Messung in der Achselhöhle umzusteigen. Alternativ bietet sich die Messung im Ohr an, die zwar, wenn sie richtig durchgeführt wird, zuverlässige Werte liefert, aber auch störanfällig sein kann. Steckt eine kleine Felsformation aus Ohrschmalz im Gehörgang (das Cerumen), funktioniert die Infrarotmessung der Temperatur am Trommelfell nicht und das Thermometer zeigt einen normalen Wert an. Wir empfehlen hier immer beide Seiten zu messen und den höheren Wert zu nehmen.

Egal welche Methode Sie am Ende gewählt haben – als Nächstes gilt es, den angezeigten Wert zu interpretieren. Ab wann sprechen wir denn eigentlich von Fieber?

Ganz klare, weltweit gültige Einheitswerte gibt es für die Definition nicht. Aber es existiert ein Konsens, der zumindest hierzulande in aller Regel angewendet wird:

- 36,5–37,5 °C = normale Körpertemperatur
- 37,6–38,4 °C = erhöhte Körpertemperatur
- 38,5 °C und höher = Fieber (im 1. Lebensmonat schon ab 38,0 °C)

Wir werden sehr oft gefragt: *Ab welcher Temperatur muss ich denn mit meinem Kind in die Kinderarztpraxis, wann lieber in die Klinik?* Eine pauschale Antwort hierauf ist nicht möglich und auch nicht sinnvoll, denn die Temperatur allein sagt ohne weiteren Kontext erst einmal gar nichts über den Zustand des Kindes und die Schwere der Erkrankung aus. Hohes Fieber, selbst jenseits von 39 Grad, bedeutet nicht automatisch, dass ein Kind schwer krank ist. Umgekehrt bedeutet eine nur leicht erhöhte oder sogar normale Temperatur nicht automatisch, dass die Krankheitsursache harmlos sein muss. Einerseits haben wir schon Kinder mit einem harmlosen virusbedingten 3-Tage-Fieber gesehen, die mit 40 Grad und hochroten Bäckchen grinsend vor uns saßen. Andererseits sind uns auch Fälle von schwersten Infektionen untergekommen, bei denen die Temperatur allenfalls leicht erhöht war. Nicht nur die absoluten Zahlen zählen! Wichtiger ist der Allgemeinzustand in Kombination mit möglichen anderen Symptomen. Auch wenn ein pauschaler Rat nicht möglich ist, gibt es aber ein paar eindeutige *Red Flags,* die Sie kennen sollten:

RED FLAGS

Wann mit Fieber in die Praxis/Klinik?

- Neugeborene (also in den ersten 4 Lebenswochen) und Säuglinge in den ersten 3 Lebensmonaten mit Fieber ab 38,0 °C
- alle älteren Säuglinge (4–12 Monate) mit Fieber ab 38,5 °C

Außerdem alle Kinder mit Fieber

- ab 39,5 °C
- das länger als zwei Tage anhält
- die längere Zeit nichts mehr trinken
- die viel erbrechen oder Durchfall haben
- die eine Bewusstseinsstörung oder Verwirrtheit zeigen
- die starke Nacken- oder Gelenksschmerzen haben
- die einen Fieberkrampf erleiden
- die ein geschwächtes Immunsystem haben
- denen es trotz Senkung der Temperatur noch schlecht geht
- das trotz fiebersenkender Medikamente nicht abfällt

Liegt eine dieser *Red Flags* vor, brauchen Sie sich den Kopf nicht darüber zu zerbrechen, woher das Fieber kommt. Stattdessen sollten Sie das Kind einpacken, Ruhe bewahren und es erst einmal zur ärztlichen Untersuchung bringen – danach kann weitergegrübelt werden.

In allen anderen Fällen können Sie aber erst einmal cool bleiben und weitersehen.

Auslöser für Fieber gibt es verschiedene, aber die allermeisten sind kleine, mit dem Auge nicht erkennbare Fieslinge, die entweder den Viren, Bakterien oder seltener den Parasiten zuzuordnen sind. Ihr Kind wird zur Gruppe der Fieslinge aber unter Umständen auch unseresgleichen zählen: gemeine Kinderärzt*innen, die mit einer unliebsamen Spritze eine Impfung verabreichen und meinen, das mit einem 08/15-Lutscher wiedergutmachen zu können. Weil die Impfung dem Immunsystem einen Eindringling vorgaukelt, kann als Reaktion Fieber entstehen. Natürlich gibt es auch schwerwiegende nicht infektiöse Auslöser von Fieber, z. B. autoimmune oder bösartige Erkrankungen, die wir im Sinne der Vollständigkeit hier natürlich erwähnen möchten.

Florians Sohn hatte bereits früh und oft mit Fieber zu kämpfen. In regelmäßigen Abständen fieberte der Kleine schon im Alter zwischen 2 und 3 Jahren über mehrere Tage auf 40 Grad, klagte dazu immer wieder über Halsschmerzen, hatte dicke Lymphknoten und hohe Entzündungswerte im Blut. Bald stellte sich heraus, dass er unter einem periodischen Fiebersyndrom, dem PFAPA-Syndrom, litt. Das Gute daran: PFAPA ist eine eigentlich harmlose Erkrankung, bei der das Immunsystem aus ungeklärten Gründen regelmäßig Fieberschübe auslöst, ohne dass eine Infektion vorliegt. Sie wächst sich meist bis zum Alter von etwa 10 Jahren wieder aus. Die Fieberschübe können mit ein oder zwei Gaben Kortison umgehend beendet werden, wonach das Kind wieder beinahe unbeeinträchtigt ist. Die ohnehin kurzen Abstände (vier bis sechs Wochen) zwischen den Fieberschüben werden jedoch durch das Kortison noch weiter verkürzt. Bei Florians Sohn hatte das zur Folge, dass sie stets nach 14 Tagen wiederkehrten. Einem Kindergartenkind alle zwei Wochen fiebersenkende Medikamente und schlussendlich Kortison zu geben, ist aber nichts, das einen (Kinderarzt) ruhig schlafen lässt. Nachdem auch mehrere Medikamente, die beim PFAPA manchmal Wirkung zeigen, auch keine Besserung brachten, wurde im Alter von 6 Jahren die letzte Therapieoption aus dem Köcher gezogen. Mehrere Studien belegen nämlich, dass die Fieberschübe ein jähes Ende finden, wenn bei den Kindern die Rachenmandeln, die Tonsillen, entfernt werden. Der genaue Zusammenhang ist nach wie vor ungeklärt, wahrscheinlich hängt die Erkrankung mit den in den Mandeln beheimateten Abwehr- und Immunzellen zusammen, die zusammen mit ihrem Wohnraum aus dem Körper entfernt werden. Im Sommer vor seiner Einschulung wurden Florians Sohn deshalb operativ die Mandeln entfernt und – siehe da – die Fieberschübe sind seither nie mehr aufgetreten.

Solche Ursachen sind aber sehr selten und sollten Ihnen am Anfang der Symptomatik nicht durch den Kopf gehen. Erst wenn das Fieber ungewöhnlich lange anhält, häufig wiederkehrt oder von untypischen anderen Symptomen begleitet wird, ist es Aufgabe der Kinderärzt*innen, an seltenere potenzielle Ursachen zu denken. Konzentrieren wir uns also im weiteren Verlauf auf die blinden Passagiere bei einer Infektion. Wieso kommt es überhaupt zu Fieber, wenn Kinder eine Infektion haben?

Im Gehirn verfügen wir über ein sogenanntes thermoregulatorisches Zentrum, das man sich vereinfacht als Thermostat des Körpers vorstellen kann. Es erhält Informationen über die aktuelle Temperatur von Messfühlern in der Haut und löst bei Bedarf eine Reaktion aus. Ist es zu warm, wird die Schweißproduktion angeregt, um den Körper zu kühlen. Ist es zu kalt, wird der Stoffwechsel angekurbelt, um Wärme zu erzeugen. Ziemlich praktisch, weil wir uns um die Einstellung unserer Wohlfühltemperatur nicht aktiv kümmern müssen. Gewisse Stoffe im Blut, sogenannte Pyrogene, können das Temperaturrädchen unseres Thermostats aber bewusst hochschrauben. Diese Stoffe werden von Zellen unseres Abwehrsystems gebildet, um ganz bewusst die Körpertemperatur zu erhöhen. Dadurch wird die Aktivität vieler Immunzellen gesteigert, die bei Betriebstemperaturen von 38–41 Grad am effektivsten arbeiten können. Auch praktisch: Die Erreger haben es bei hohen Temperaturen deutlich schwerer, Unsinn zu treiben und sich zu vermehren. Fieber ist somit eine geplante und gewünschte Reaktion des kindlichen Körpers auf einen Eindringling. Es zeigt, dass unser Immunsystem im Einsatz ist.

Sollte man die Temperatur dann überhaupt senken oder das Kind lieber fiebern lassen? Weder wird ein Kind durch Fiebersenkung schneller gesund noch muss man befürchten, dass die Krankheitsdauer ernsthaft verlängert wird, weil man die Betriebstemperatur für das Immunsystem etwas runterreguliert. Schauen Sie lieber, wie sehr Ihr Kind unter der Temperatur leidet. Es gibt Kinder, die bei 39,3 Grad immer noch gut essen und spielen und in der Kinderarztpraxis das halbe Untersuchungszimmer auseinandernehmen können. In so einem Fall muss die Temperatur nicht zwingend gesenkt werden. Andere Kinder hängen aber vielleicht schon mit 38,1 Grad total in den Seilen, sind anhänglich, müde und mögen so gar nichts mehr zu sich nehmen. Hier kann es absolut sinnvoll sein, das Leid des Kindes zu reduzieren und das Fieber zu senken. Jenseits von 40 Grad ist aber Schicht im Fieberschacht – dann sollte die Temperatur immer gesenkt werden. Gerade dann, wenn Kinder unter den Temperaturen leiden, ist es wichtig, zu beobachten, wie es ihnen nach der Fiebersenkung geht. Blüht das Kind auf, bekommt Appetit und hat wieder Lust zu spielen, ist das ein gutes Zeichen und deutet darauf hin, dass der zugrunde liegende Infekt nicht schwerwiegend zu sein scheint. Tritt hingegen keine Besserung ein und das Kind wirkt weiter sehr angeschlagen, auch nachdem die Temperatur sich normalisiert hat, kann das ein Warnsignal sein und sollte spätestens dann zur Vorstellung in der Kinderarztpraxis führen.

Fieber ist also nicht unser Feind, sondern nur der hitzköpfige Mitspieler im Team *Gesundwerden*. Schlägt dieser Mitspieler aber mal über die Stränge, kann es notwendig sein, ihn etwas zu bremsen. Das kann man z. B. mittels feuchter Auflagen machen, die Sie sicherlich alle am besten in Form der Wadenwickel kennen. Ein altbewährtes Hausmittel, das seit Generationen angewendet wird. Das Prinzip ist einleuchtend, wenn man es mit dem natürlichen Schwitzen vergleicht. Der Schweiß bildet einen Flüssigkeitsfilm auf der erhitzten Haut, nimmt Wärme auf und verdunstet. Dadurch entsteht eine angenehme Abkühlung. Diese Feuchtigkeit wird durch die Wadenwickel imitiert. Dafür werden Leinentücher mit lauwarmem Wasser getränkt, ausgewrungen und um die Waden gelegt. Ein trockenes Baumwolltuch, um überschüssige Flüssigkeit aufzusaugen, sowie eine wärmende äußere Schicht gehören noch drumherum. Bei Kleinkindern sollten Sie die Wickel maximal zehn, ab dem Schulkindalter 20 Minuten aufliegen lassen. Innerhalb von 60–90 Minuten nach Anlage sollte ein Temperaturrückgang messbar sein. Der Effekt ist allerdings nicht mit einem fiebersenkenden Medikament vergleichbar. Die Temperatur sinkt im Schnitt um 1,0 bis maximal 1,5 Grad. Vorsicht auch vor zu starker Abkühlung: Wadenwickel bitte nur anwenden, wenn die Beine sich wirklich warm anfühlen. Wenn Ihr Kind friert, kühle Arme und Beine oder gar Schüttelfrost hat, sind Wadenwickel kontraproduktiv. Bitte verwenden Sie kein kaltes Wasser für das Tränken der Leinentücher. Wird das Bett beim Arbeiten mit den Wickeln durchnässt, sollten die Bezüge rasch gegen trockene getauscht werden. Für Säuglinge eignen sich Wadenwickel nicht.

Ich muss dich gießen, wenn du Fieber hast! So lautet eine arabische Redewendung, die Nibras in seiner Kindheit bei Fieber oft von seiner Mutter gehört hat. Und da hat Mama recht gehabt und alles richtig gemacht. Der Flüssigkeitsbedarf bei fiebernden Kindern ist nämlich deutlich gesteigert. Durch die erhöhte Körpertemperatur verdunstet vermehrt Flüssigkeit über die Haut. Besonders wenn das Fieber mehrere Tage anhält, kann sich so ein relevanter Flüssigkeitsverlust summieren. Besonders gefährdet sind Säuglinge, die sogar ein sogenanntes Durstfieber entwickeln können. Haben Babys nicht mehr genug Flüssigkeit an Bord, um die Haut ausreichend zu kühlen, steigt die Temperatur noch weiter an. Ein gemeiner und gefährlicher Teufelskreis! Fiebernde Kinder müssen also unbedingt *gegossen* werden.

In der Klinik verwenden wir eine praktische Faustregel, die auch Sie sich merken können: Pro Grad Celsius Temperatur über der Norm steigt der Flüssigkeitsbedarf eines Kindes um 10 Prozent. Das heißt, bei 38 Grad sind es 10 Prozent, bei 39 Grad schon 20 Prozent und bei 40 Grad sogar 30 Prozent mehr Flüssigkeit, die ein Kind pro Tag braucht. Da trifft die arabische Weisheit den Nagel auf den Kopf. Wie bei einer Pflanze, die bei Hitze mehr Wasser braucht, um nicht

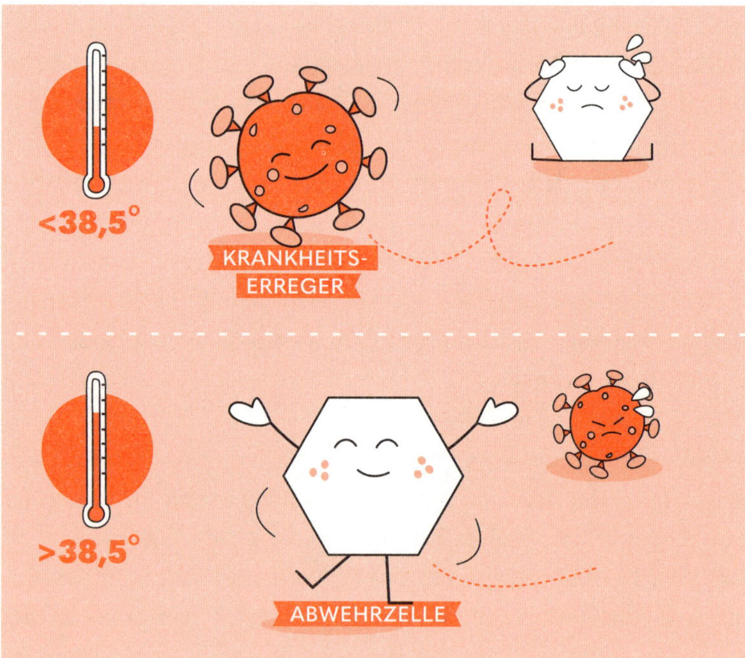

einzugehen, ist es auch beim fiebernden Kind. Seien Sie also hinterher mit den Getränken. Sie werden merken, dass es Ihrem Kind guttut. Wenn es sich mit dem Trinken schwertut, bieten Sie ruhig auch gesüßte Tees oder verdünnte Säfte an.

EXKURS

FIEBERSENKENDE MEDIKAMENTE RICHTIG EINSETZEN

In manchen Fällen reichen konventionelle fiebersenkende Maßnahmen nicht aus und es kann dem Kind guttun, wenn man einen Fiebersenker verabreicht. Im Kindesalter gibt es zwei Stoffe, die eingesetzt werden können: *Paracetamol* und *Ibuprofen*. Beide gibt es als Zäpfchen oder Saft, ältere Kinder können natürlich auch eine Tablette nehmen. Die Wahl der Darreichungsform hängt einerseits von den Symptomen ab: Ein Zäpfchen ist keineswegs die klügste Wahl, wenn das Kind Durchfall hat, der Saft wiederum nicht besonders hilfreich bei Erbrechen.

Und wie viel Medikament sollte man verabreichen? Gleich vorweg: Sprechen Sie die Dosierung bitte immer beim Besuch in der Kinderarztpraxis ab. Im Gegensatz zu Erwachsenen gibt es keine fixe Dosis. Bei Kindern wird das notwendige Maß stattdessen exakt nach Körpergewicht berechnet. Ist Ihr Kind größer und schwerer geworden, reicht die Menge vom letzten Mal wahrscheinlich nicht mehr. Übrigens: Die Angaben auf den Verpackungen oder im Beipackzettel sind zum Teil sehr konservativ gewählt und deutlich niedriger, als es nach exakter Berechnung möglich wäre. Wenn Sie das Fieber mit dem gewählten Medikament also einmal nicht gesenkt bekommen, kann es durchaus an einer Unterdosierung liegen. Wir möchten Ihnen die Dosierungen, nach denen wir arbeiten, hier natürlich nicht vorenthalten:

Ibuprofen	10 mg pro Kilogramm Körpergewicht	max. alle 6–8 h
Paracetamol	15 mg pro Kilogramm Körpergewicht	max. alle 6–8 h

Diese Dosierungsgrundlage gilt es trotzdem jedes Mal vorab ärztlich absegnen zu lassen. Überdosierungen beider Medikamente können gefährliche Nebenwirkungen verursachen. Verwenden Sie daher auch niemals Präparate für Erwachsene.

Zu beachten sind außerdem die Unterschiede bei der Bioverfügbarkeit. Damit ist gemeint, wie gut ein Medikament im Blut ankommt, nachdem es dem Körper zugeführt wurde. Bei Saft und Tabletten ist die Bioverfügbarkeit mit 90 Prozent gut und sehr zuverlässig. Bei Zäpfchen hingegen variiert sie stark und kann vereinzelt sogar nur 30 Prozent betragen. Daher empfehlen wir, sobald die Erkrankung es zulässt, Fiebersenker eher zu schlucken.

Niemals sollte ASS (= Acetylsalicylsäure) als fiebersenkendes Medikament bei Kindern verwendet werden! Es ist im Kindesalter nicht geeignet, weil es in sehr seltenen Fällen, vor allem bei Virusinfektionen, eine schwerwiegende Komplikation, das sogenannte Reye-Syndrom, auslösen kann. Dabei kommt es zu einer Entzündung und Schwellung des Gehirns, die zu Krampfanfällen und Koma führen können. Die Atmung und die Funktion der Leber können ebenfalls versagen. In vielen dieser Fälle kommt es sogar zum Tode. Sollte Ihr Kind versehentlich ASS erhalten und im Anschluss Symptome wie Erbrechen, Verwirrtheit oder einen Krampfanfall zeigen, muss es auf schnellstem Weg in die Klinik gebracht werden. Eine frühe Behandlung kann lebensrettend sein. Bei anderen Erkrankungen, z. B. des Herzens, kann ASS dennoch für Kinder absolut notwendig und wichtig sein und wird nach Aufklärung über die Nebenwirkungen auch verordnet. Bei der Verwendung von Paracetamol oder Ibuprofen ist das Reye-Syndrom nicht zu befürchten.

Manchmal erreicht uns auch die Frage, wie man das Zäpfchen einführen soll – ob mit der spitzen oder der stumpfen Seite voran. Sie haben sich das noch nie gefragt? Keine Sorge – wir auch lange nicht. Wir sind völlig selbstverständlich davon ausgegangen, die Methode, bei der die Spitze voraus eingeführt wird (von Nibras liebevoll als *Torpedotechnik* bezeichnet), sei korrekt. Zuletzt mehrten sich aber Berichte, vor allem von Apotheker*innen, die empfahlen, die stumpfe Seite voraus einzuführen. (Auch Florian bedient sich dieser Variante bereits seit geraumer Zeit, ausnahmsweise sind die Autoren in dieser Frage also so gar nicht einer Meinung.) Die spitze Seite diene nämlich nicht als Torpedo (sorry, Nibras), sondern gehöre nach hinten, weil sie so geformt ist wie das Darmende von innen. Dadurch soll sich das Zäpfchen an den Darm anschmiegen und nicht wieder heraus-, sondern sogar weiter hochgedrückt werden, wenn der Schließmuskel sich anspannt. Ist da was dran? Das Ganze wurde zumindest schon in einer Studie untersucht, bei der sich die Methode mit der stumpfen Seite voraus tatsächlich als vorteilhaft erwiesen hat. Unser Fazit: Dieses Detail ist das Kopfzerbrechen nicht wert! Wenn die Torpedotechnik bisher immer gut geklappt hat, weiter so – *Never change a winning team*! Wird der Torpedo aber regelmäßig zurückgefeuert, probieren Sie es doch einfach mal andersherum.

EXKURS

FIEBERKRAMPF

»Anfälle treten bei Kindern auf, wenn akutes Fieber eintritt; diese Anfälle treten meistens bei Kindern auf, die sehr jung sind, bis zum 7. Lebensjahr.«

Was sich wie eine akkurate Definition aus einem Lehrbuch anhört, sind Worte, die vor bereits über 2300 Jahren vom Vater der modernen Medizin, dem griechischen Arzt Hippokrates (460–370 v. Chr.), verfasst wurden. So lange setzen sich Mediziner*innen schon mit dem Thema Fieberkrampf auseinander.

Damals wie heute ist der Fieberkrampf der vermeintlich wahrgewordene Albtraum vieler Eltern. Er sieht einfach nur furchtbar aus und versetzt unvorbereitete Eltern in Angst und Schrecken. »Ich dachte, mein Kind stirbt!«, ist der wahrscheinlich häufigste Satz, den wir in der Notfallambulanz in diesem Zusammenhang gehört haben. Kaum etwas in der Kinder- und Jugendmedizin sieht so dramatisch aus und ist doch in aller Regel so harmlos. Darum sollten Sie unbedingt davon gehört haben, um im richtigen Moment – den wir Ihnen nicht wünschen – die Ruhe und einen kühlen Kopf zu bewahren.

Bei einem Fieberkrampf erleidet ein Kind während eines plötzlichen Anstiegs der Körpertemperatur einen epileptischen Anfall. Das sieht ziemlich bedrohlich aus: Das Kind ist nicht ansprechbar, hat einen starren Blick und zuckt rhythmisch mit den Armen und Beinen. Der Spuk dauert normalerweise weniger als fünf Minuten und kommt von allein wieder zum Erliegen. Danach können die Kinder erschrocken sein und weinen oder sie sind einfach nur noch platt und sehr müde. Nicht selten entsteht ein Fieberkrampf auch ganz am Anfang des Fieberns, sodass er gemeinerweise unangekündigt und aus heiterem Himmel zu kommen scheint. Erst nach dem Ereignis fällt den Eltern (beim Warten auf den Rettungswagen) auf, dass ihr Kind glüht.

MERKE!

Fieberkrämpfe sehen sehr dramatisch aus, sind aber in den meisten Fällen gutartig und hinterlassen keine bleibenden Schäden.

Warum passiert etwas, das so schrecklich aussieht? Theoretisch kann jeder Mensch einen Krampfanfall erleiden, bei dem elektrische Reize unkontrolliert und ungerichtet durch das Gehirn gefeuert werden. Damit es dazu kommt, muss eine bestimmte Krampfschwelle überschritten werden, die bei jedem Kind unterschiedlich hoch sein kann. Kinder, die einen Fieberkrampf erleben, haben anlagebedingt eine erniedrigte Krampfschwelle, sodass ein rascher Temperaturanstieg ausreicht, um das Chaos im Kopf loszutreten. Gerade das noch nicht ganz ausgereifte Gehirn von Kleinkindern kann anfällig dafür sein. Etwa 2 bis 5 Prozent aller Kinder erleiden in ihrem Leben einmal einen Fieberkrampf. Wichtig: Das Auftreten eines solchen Krampfes bedeutet nicht, dass eine Epilepsie vorliegt! Epilepsien sind definiert als wiederkehrende Krampfanfälle ohne Fieber.

Was ist das richtige Verhalten, wenn Ihr Kind einen Fieberkrampf hat? Bewahren Sie die Ruhe in der Kenntnis, dass solche Anfälle meistens harmlos sind. Bleiben Sie bei Ihrem Kind und rufen Sie lautstark Hilfe herbei. Verständigen Sie den Notruf oder lassen Sie das eine helfende Person erledigen. Passen Sie auf, dass Ihr Kind sicher liegt, nicht herunterfallen und sich nicht an herumliegenden Gegenständen verletzen kann. Wenn die Person, die Ihnen hilft, den Notruf abgesetzt hat, soll sie ein Video vom Anfall machen – das kann für die Ärzt*innen in der Klinik später nützlich sein. Bitte versuchen Sie nicht, Ihr Kind aus dem Anfall zu erwecken oder gar wachzurütteln. Bitte unterlassen Sie es auch – wie man es vielleicht im TV gesehen hat –, Ihre Finger in den Mund des Kindes zu stecken, um die Zunge zu sichern. Im Krampfanfall besteht kein Erstickungsrisiko. Durch Manipulation im Mund könnten Sie sogar gefährliches Erbrechen verursachen oder sich Ihre Finger durch einen Biss verletzen. Und selbst mit dem Kochlöffel wird es Ihnen nicht gelingen, die Kiefer Ihres Kindes auseinanderzudrücken, leider wurden schon etliche Zähne bei diesem Versuch herausgebrochen. Seien Sie bis zum Eintreffen des RTWs für ihr Kind da, halten Sie sanft eine Hand oder streicheln Sie den Kopf. Wenn die Situation es erlaubt, können Sie ein fiebersenkendes Zäpfchen geben. Medikamente in Saftform bitte vermeiden, weil im Krampfanfall nicht sicher geschluckt werden kann.

Meistens ist der Krampfanfall bereits bei Eintreffen des Rettungsdienstes überstanden. Dennoch muss Ihr Kind in die Klinik und aufgenommen werden, um andere Ursachen für den Anfall auszuschließen. Dort werden Sie auch umfangreich zum Thema aufgeklärt und vor Entlassung mit einem krampflösenden Notfallmedikament ausgerüstet. Dieses sollten Sie zu Hause gut aufbewahren und im Fall eines erneuten Fieberkrampfes wie ein Zäpfchen in den Po verabreichen.

Husten – wenn irgendwann die Puste ausgeht

Seien wir doch mal kurz ehrlich und lassen es raus (wie die Kinder ihre Bazillen): Husten nervt doch einfach nur, oder? Das Kind, das sich Tag für Tag die Oktaven rauf und runter hustet, ist genervt. Sie als Eltern, die sich diese Beschallung eine gefühlte Ewigkeit anhören müssen, sind ebenfalls genervt. Und wir als Kinderärzte, die keine besonders guten Mittel an der Hand haben, um das Gehuste effektiv zu lindern, sind natürlich auch genervt. Was hat dieses anstrengende Symptom überhaupt für einen Sinn? Hätte sich die Natur das nicht sparen können?

Leider nein. Husten ist zwar lästig, aber grundsätzlich ein sehr sinnvoller und komplexer Prozess. Lassen Sie uns einmal zusammen bewusst husten, um zu verstehen, wie das funktioniert (Tipp: kurz anderen Personen im Raum ankündigen, was Sie jetzt vorhaben, damit Sie nicht bescheuert wirken). Zunächst wird Luft in die Lungen gesogen und der Kehlkopf verschlossen. Danach spannen sich ruckartig das Zwerchfell und andere Atemmuskeln an, während gleichzeitig der Kehlkopf schlagartig geöffnet wird. Die Luft wird dadurch auf eine hohe Geschwindigkeit beschleunigt und explosionsartig aus dem Mund gefeuert. Testen Sie das mal mit einer Hand vor dem Mund. Versuchen Sie jetzt, ein paarmal ohne Geräusch zu husten. Merken Sie den Unterschied? Beim Versuch, geräuschlos zu husten, wird der Kehlkopf nicht richtig verschlossen, es klingt zwar weniger laut, ist aber auch nicht so wirkungsvoll. Warum ist diese Explosion so wichtig? Mit dem Husten bezwecken wir, einen Eindringling, der nicht in unsere Atemwege gehört und die Atmung beeinträchtigt, herauszuschleudern. Das kann natürlich ein verschlucktes Lebensmittel sein (Nibras schafft es z. B. kaum, drei Nüsse zu essen, ohne sich an einem Krümel zu verschlucken), das im Sinne eines Schutzreflexes entfernt werden muss. Viel häufiger sind es aber natürlich Viren und Bakterien, die sich an die Schleimhäute der Atemwege heften und dort ihr Unwesen treiben. Der Husten reinigt also die Atemwege von den ungebetenen Gästen, damit wir wieder gesund werden können.

Und wir möchten Sie beruhigen: Husten ist in den allermeisten Fällen harmlos, manchmal nervenzehrend, zugegeben, aber harmlos. Nur selten ist die Ursache schwerwiegender oder gar gefährlich. Es ist außerdem wichtig, auch die begleitenden Symptome in die Überlegung miteinzubeziehen. Als Faustregel kann man sich merken: Je weniger Symptome den Husten begleiten, desto eher ist die Erkrankung harmloser Natur, z. B. ein leichter Virusinfekt des Rachens. Je mehr Symptome wie Fieber, Abgeschlagenheit, eine schwerfällige Atmung oder Schmerzen hinzukommen, desto ernster kann die Ursache sein. Wir möchten Ihre Sinne für solche Situationen schärfen, damit Sie für alles gerüstet sind. Springen Sie rein in unser kleines Raumschiff, mit dem wir durch die Etagen der Atemwege düsen, um ein paar Beispiele zu veranschaulichen.

FREMDKÖRPERASPIRATION

Wenn Ihr Kind (vor allem zwischen 6 Monaten und 4 Jahren) von jetzt auf gleich unangekündigt in einen plötzlichen heftigen Hustenanfall ausbricht, sollten Sie stets wachsam sein und sofort an eine Aspiration denken. So bezeichnet man das Verschlucken eines Fremdkörpers in die Atemwege. Eine solche Situation kann durchaus lebensbedrohlich sein und erfordert Ihre uneingeschränkte Aufmerksamkeit. Bewahren Sie dabei aber die Ruhe und beobachten Sie ihr Kind sorgfältig. Was sehen Sie?

- Wenn Ihr Kind kräftig und laut hustet und vor den Hustenstößen ordentlich Luft holt, ermutigen Sie es, weiterzumachen. Häufig kann der Fremdkörper dann erfolgreich abgehustet werden.
- Gelingt es nicht, den Fremdkörper auszuhusten, kann im Anschluss ein pfeifendes Geräusch beim Ausatmen hörbar sein. Ein solches Geräusch, auch Stridor genannt, ist verdächtig und kann bedeuten, dass der Fremdkörper noch in der Luftröhre steckt. Vermeiden Sie dann das Klopfen auf den Rücken, weil der Gegenstand dadurch noch tiefer rutschen und ein größeres Problem verursachen kann. Bewahren Sie Ruhe und rufen Sie den Rettungsdienst, damit der Fremdkörper in der Klinik sicher geborgen werden kann.
- Ist der Husten leise oder still und das Kind kann nicht sprechen oder läuft blau an, sind lebensrettende Sofortmaßnahmen in Form von Rückenschlägen, Brustkorb- oder Oberbauchkompressionen (Heimlich-Manöver) notwendig. Auch auf die Gefahr hin, bereits Gesagtes zu wiederholen: Wir empfehlen allen Eltern dringend, frühzeitig einen Kinder-Erste-Hilfe-Kurs zu besuchen und regelmäßig aufzufrischen, damit Sie für solche Situationen gerüstet sind! Ein solcher Kurs kann Sie noch viel besser auf solche Situationen vorbereiten, als wir es in einem solchen Buch tun können.

PSEUDOKRUPP

Erinnern Sie sich noch an das Beispiel vom Anfang des Kapitels (das leicht gruselige Gedankenspiel, bei dem Sie nachts vom Klang von bellendem Husten aufwachen)? Jetzt kommen zum Husten zwei weitere Symptome hinzu, die bereits viele Eltern in Angst und Schrecken versetzt haben: Zum einen das hörbare, pfeifende Geräusch, dieses Mal beim Einatmen des Kindes. Ein solches Pfeifen (auch hier nennt man das einen Stridor) bedeutet immer, dass die Atemwege an irgendeinem Punkt verengt sind. Zum anderen der seltsame, heiser klingende, bellende Husten – ein typisches Zeichen für eine Schwellung im Bereich des Kehlkopfes. In Kombination ergeben diese Beschwerden das Bild eines Pseudokruppanfalls. Dabei kommt es durch Viren zu einer Schwellung im Bereich des Kehlkopfes, die in aller Regel einer sofortigen Behandlung bedarf. Trotz der Dringlichkeit gilt es aber, ruhig zu bleiben. Denn Stress und Hektik können sich auf Ihr Kind übertragen, was nicht nur in dieser Situation kontraproduktiv ist. Die erste Maßnahme sollte kühle und feuchte Luft sein. Nehmen Sie ihr Kind auf den Arm, ziehen Sie ihm eine Jacke an und gehen Sie nach draußen. Kühle und feuchte Luft hilft beim Abschwellen der Schleimhäute im Kehlkopf, warme und trockene Luft – wie sie im Winter oft im geheizten Haus steht – bewirkt das Gegenteil. Im Anschluss bleibt meistens nur noch der Gang in die Kinderarztpraxis oder, wenn es nachts ist, in die Notaufnahme. Vor Ort erhalten Kinder mit Pseudokrupp eine medikamentöse Behandlung mit Kortison (am besten als Saft) und, wenn das nicht ausreicht, auch noch eine Inhalation mit Adrenalin. Beides dient dem raschen Abschwellen der Atemwege. Nach etwa einer halben Stunde ist der Spuk meist vorbei. Puhhh – erst mal, im wahrsten Sinne des Wortes, durchatmen! Die meisten Familien können dann, ausgerüstet mit beruhigenden Informationen zum Thema und einem Notfall-Kortisonzäpfchen (das Ganze passiert gerne zwei Nächte in Folge) aus der Praxis oder Ambulanz wieder nach Hause gehen. Denn zum Glück müssen Kinder mit Pseudokrupp meistens nicht im Krankhaus bleiben.

KEUCHHUSTEN (PERTUSSIS)

Nicht selten hält sich ein Husten ganz schön hartnäckig und kann auch bei harmlosen Infekten über zwei Wochen andauern. Auch danach kann noch eine Restsymptomatik, wenn auch in milderer Form, übrig bleiben. So weit, so gut. Wird der Husten nach ein bis zwei Wochen aber immer schlimmer, statt sich zu bessern, sollte das Kind gründlich untersucht werden. Insbesondere bei Säuglingen und Kleinkindern muss dann auch an Keuchhusten gedacht werden. Der Keuchhusten ist eine sehr langwierige Luftwegsinfektion, die sich erst als normale Erkältung tarnt, dann aber über mehrere Wochen zunehmend schlimmer wird. Charakteristisch sind anfallartige Hustenattacken, bei denen die Kinder stakkatoartig (kurz und stoßend) mit vorgestreckter Zunge husten. Das ist für die Kinder meistens sehr anstrengend und quälend. Besonders gefährlich ist die Erkrankung bei Säuglingen, bei denen es durch diese Anfälle auch zu Atempausen oder gar zu einem lebensbedrohlichen Atemstillstand kommen kann. Nicht ohne Grund nannten frühere Generationen diese Krankheit Stickhusten. Dank der drei empfohlenen Impfungen im 1. Lebensjahr tritt Keuchhusten heutzutage viel seltener auf. Aber leider sind ungeimpfte Kinder und sehr junge Säuglinge, deren Nestschutz den Keuchhusten nicht gut abdeckt, besonders gefährdet. Schwangeren wird deswegen empfohlen, eine Pertussis-Auffrischungsimpfung zum Beginn des letzten Schwangerschaftsdrittels durchführen zu lassen. Dieser Booster ist ein zusätzliches Upgrade für den verliehenen Nestschutz und bietet vorübergehend genügend Abschirmung gegen Keuchhusten. Mehr über Nestschutz und die empfohlene Impfung in der Schwangerschaft erfahren Sie später in Säule 3.

LUFTNOT UND HUSTEN – WAS KANN DAHINTER STECKEN?

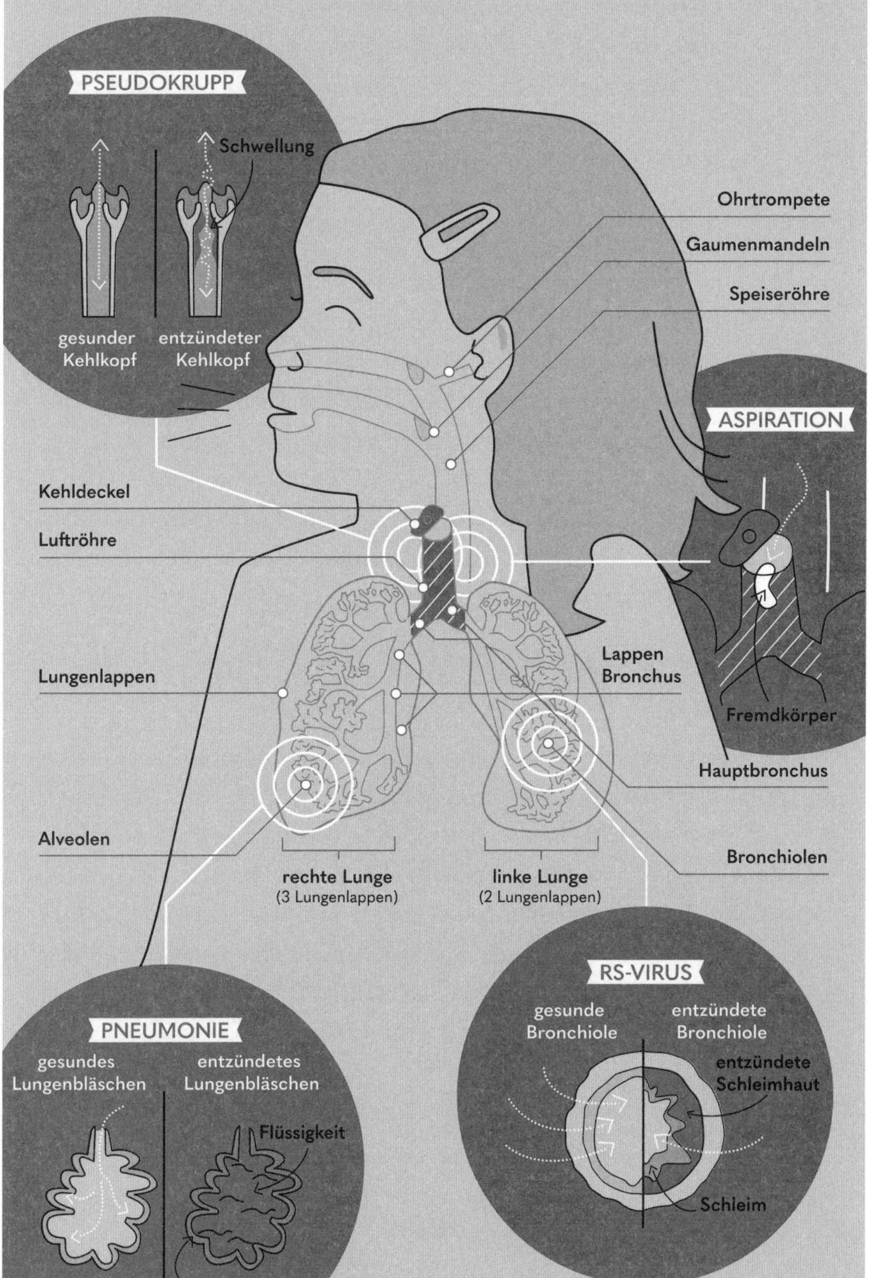

Wenn Ihr Kind die beschriebenen Symptome zeigt, sollten Sie dringend die Kinderarztpraxis aufsuchen. Das Bakterium Bordetella pertussis, das dieses ganze Schlammassel anrichtet, kann und sollte unbedingt antibiotisch behandelt werden. Aufgrund der Gefahr von Atempausen und -stillständen müssen Säuglinge stationär aufgenommen und – teils tage- bis wochenlang – überwacht werden.

OBSTRUKTIVE BRONCHITIS/BRONCHIOLITIS

Die meisten Luftwegsinfekte spielen sich in den oberen Teilen der Atemwege ab, also im Bereich von Nase, Rachen oder Kehlkopf. Gelingt die vollständige Abwehr des Infekts auf der oberen Etage nicht, kann sich der Erreger auch in die tieferen Gefilde der Atemwege verkriechen. Von oben nach unten betrachtet, folgen auf den Kehlkopf die Luftröhre und im Anschluss, nach der Aufzweigung in zwei Hauptäste, die Bronchien. Über die Bronchien, die sich immer weiter verästeln, gelangt die Luft schließlich in die Lungen. Mit jeder Verzweigung werden die Bronchien immer kleiner und zarter. Wenn sich eine Infektion bis hierher ausbreitet, nennt man das eine Bronchitis.

Bei einer Bronchitis kommt es zu zwei Problemen, die für die Atmung irgendwann gefährlich werden können. Problem 1: Wie bei jeder Infektion schwillt auch hier die Schleimhaut an. So wie beim klassischen Schnupfen, bei dem die Nase zu ist, passiert das Gleiche ein paar Stockwerke tiefer. Die Bronchien werden enger und die Luft hat weniger Platz. Problem 2: Auf einer entzündeten Schleimhaut entsteht vermehrt Sekret und Schleim. Auch das kennen Sie vom Schnupfen, wo es zwar nervt, aber ungefährlich ist. In den engeren, ohnehin schon geschwollenen Bronchien bleibt dadurch aber noch weniger Platz für die Luft. Eine solche Verengung nennt man Obstruktion, in Kombination also eine obstruktive Bronchitis. In der

MERKE!
Alles, was auf *-itis* endet, ist eine Entzündung, z. B. Bronchitis, Otitis (Entzündung des Ohrs) oder Gastritis (Entzündung des Magens). Außer die Lungenentzündung! Die heißt komischerweise Pneumonie. Aber Ausnahmen …

Regel kann der Körper das erst mal gut kompensieren und ausgleichen. In schwereren Fällen aber verengen sich die Bronchien so stark, dass die Atmung sehr anstrengend wird. Das Resultat ist Atemnot. Eine akute Atemnot, wie beim Ersticken durch einen Fremdkörper, erkennt man instinktiv. Bei einer Infektion kann sich die Atemnot aber einschleichen und schrittweise verschlimmern. Anhand typischer Anzeichen können Sie das Problem dennoch frühzeitig erkennen: Das erste Zeichen sind Einziehungen. Das bedeutet, dass man von außen erkennen kann, wie hart die Atemmuskulatur arbeitet. Zu beobachten ist das im Oberbauch, unter dem Brustbein, zwischen den Rippen und am Schlüsselbein. An diesen Stellen kann man sehen, wie die Muskeln sich anspannen und nach innen wölben, damit der Sog im Brustkorb groß genug ist, um die Luft durch die verengten Bronchien zu saugen. Die Muskulatur muss richtig Gas geben, um das zu schaffen. Das zweite Zeichen ist das Nasenflügeln. Normalerweise bewegen sich die Nasenflügel beim Atmen nicht. Wird der Atemzug aber anstrengender, bewegen sich die Nasenflügel beim Atmen sichtbar mit. Probieren Sie's einmal aus! Legen Sie Daumen und Zeigefinger an Ihre geöffnete Nase oder stellen Sie sich vor den Spiegel und atmen Sie erst ruhig und entspannt, danach schneller und kräftig. Sie werden den Unterschied sehen. Ein drittes Zeichen ist die beschleunigte Atmung. Um die Sauerstoffversorgung und den Abtransport von CO_2 bei verengten Bronchien zu schaffen, wird die Atemfrequenz vom Gehirn hochgekurbelt. Wenn Sie diese Zeichen einer Atemnot bei Ihrem Kind beobachten, raten wir Ihnen, die nächste Kinderklinik aufzusuchen.

Besonders gefährlich wird es, wenn die Infektion noch eine Etage tiefer hinabsteigt und die allerkleinsten Bronchien, die sogenannten Bronchiolen, befällt. Sie sind die letzte und feinste Struktur vor den Lungenbläschen. Eine solche Bronchiolitis wird in erster Linie durch ein von Kinderärzt*innen gefürchtetes Virus, das RS-Virus (abgekürzt RSV), verursacht und betrifft vor allem in den Herbst- und Wintermonaten Säuglinge und junge Kleinkinder. Was in den größeren Bronchien noch kompensierbar war, führt in den zarten Bronchiolen oft zu einem unlösbaren Problem. Irgendwann wird die Anstrengung zu groß und die Kraft immer weniger, sodass sich das Kind völlig erschöpft. Die Atmung wird dann immer schwächer, was sich aufgrund der resultierenden Sauerstoffminderversorgung durch eine erst blasse, im weiteren Verlauf sogar bläuliche Haut äußert. Spätestens jetzt besteht ein lebensbedrohlicher Notfall! Das Tückische an RSV ist, dass diese völlige Erschöpfung sehr rasch innerhalb weniger Stunden, teils sogar Minuten auftreten kann.

Im Vergleich zum zuvor besprochenen Keuchhusten ist die RSV-Bronchiolitis eine häufige Erkrankung. Jahr für Jahr überrollen regelrechte RSV-Wellen die Kinderkliniken. Bei Zeichen einer Atemnot müssen die Kinder aufgenommen und in ihrer Atmung unterstützt werden. In einigen Fällen muss eine Atemunterstützung mit Überdruck zum Öffnen der Atemwege bis hin zu einer künstlichen Beatmung durchgeführt werden. Einfluss darauf, ob sich Ihr Kind mit RSV ansteckt, können Sie nicht nehmen – das kann einfach passieren und ist niemandes Schuld. Sie können aber die hier besprochenen Warnsignale frühzeitig erkennen und für den Notfall in Erster Hilfe geschult sein, um Ihrem Kind die bestmögliche Versorgung rechtzeitig zukommen zu lassen. Kinder, die zu einer Risikogruppe gehören, sollten zusätzlich eine passive Immunisierung gegen RSV erhalten.

Darunter versteht man die Impfung mit speziellen RSV-Antikörpern, die das Immunsystem dabei unterstützen, die Viren frühzeitiger zu erkennen und den Krankheitsverlauf zu entschärfen. Zur Risikogruppe gehören extreme Frühchen (vor der 29. SSW) und ältere Frühgeborene (zwischen der 29. und der 35. SSW) sowie rechtzeitig geborene Kinder mit begleitenden Erkrankungen der Lunge, des Herzens oder des Immunsystems.

LUNGENENTZÜNDUNG (PNEUMONIE)

Auf der Reise durch die Etagen der Atemwege sind wir nun ganz unten im Keller gelandet, im Lungengewebe. Wenn hier eine Infektion hingelangt, haben es die Erreger weit gebracht (Mama- und Papa-Bazillus wären bestimmt stolz). Eine Lungenentzündung kann durch Viren wie RSV oder Influenza, aber auch durch Bakterien wie Pneumokokken oder Streptokokken ausgelöst werden. Als Faustregel kann man sich merken, dass jüngere Kinder wie Säuglinge und Kleinkinder eher durch Viren, ältere Kinder eher durch Bakterien ausgelöste Lungenentzündungen haben – aber es gibt natürlich Ausnahmen.

Wann muss man eine Lungenentzündung in Erwägung ziehen? Betroffene Kinder hängen meist in den Seilen, fiebern und husten, atmen beschleunigt und angestrengt (Zeichen der Atemnot, s. o.) und klagen manchmal über Schmerzen im Brustkorb oder oberen Bauch. Besonders verdächtig ist es, wenn das Kind bereits länger eine Luftwegsinfektion hat und der Zustand schlechter wird. Ein Kind mit solchen Beschwerden gehört immer sofort kinderärztlich untersucht. Ein wichtiger Schritt bei der Untersuchung ist das Abhören des Brustkorbs mit einem Stethoskop. Hier kann je nach Lokalisation und Ausprägung der Infektion ein rasselndes, knisterndes oder abgeschwächtes Atemgeräusch zu hören sein. Besonders verdächtig ist eine Seitendifferenz, also wenn der eine Lungenflügel anders klingt als der gegenüberliegende. Nach dem Abhören kann man zwar nicht immer exakt sagen, ob es eine schwere Bronchitis oder eine beginnende Lungenentzündung ist, die Übergänge sind fließend. Viel wichtiger ist es aber zu beurteilen, wie sehr das Atmen beeinträchtigt ist. Zur näheren Einordnung kann auch eine Röntgenaufnahme sinnvoll sein, ist aber nicht immer zwingend notwendig.

Nicht jede Lungenentzündung muss unbedingt im Krankenhaus behandelt werden. Durchaus kann bei einem stabilen Zustand und einer nachweislich guten Sauerstoffversorgung zunächst eine ambulante Behandlung unter regelmäßigen Kontrollen in der Praxis erwogen werden. Bei sehr jungen Kindern, deutlicher Beeinträchtigung, hohem Fieber oder messbarer Einschränkung der Sauerstoffsättigung im Blut sollten die Therapie und Überwachung stationär erfolgen. Auch eine Lungenentzündung kann zur Erschöpfung der Atemarbeit führen, wie zuvor bei der Bronchiolitis beschrieben. Eine Kombination aus Atemunterstützung, Flüssigkeitszufuhr und ggf. Antibiotika-Therapie bei Nachweis von Bakterien ist dann im besten Sinne Ihres Kindes.

EXKURS

DIE WAHRHEIT ÜBER HUSTENSÄFTE

Ein vollkommen munteres Kind spielt in seinem Zimmer mit einer Freundin. Etwas später sitzt es neben der Mutter auf der Couch und beginnt leicht zu husten. Mama denkt sofort: *Wieder mal angesteckt, das darf so nicht bleiben!* Sie zückt ihr Smartphone und schaut nach einer Lösung. Ein Hustensaft einer bekannten Firma ploppt auf dem Display auf. Natürlich mit fünf leuchtenden Sternen bewertet. Sie springt auf und hat – oh Wunder – genau diesen Saft im Schrank. Wozu hat sie dann gerade die 5-Sterne-Bewertung auf dem Handy gecheckt? Egal! Natürlich ist er pflanzlich. Natürlich ist er wohlschmeckend. Freudig nimmt das Kind den Messbecher entgegen und leert ihn erquickt. Lecker! Mutter und Kind liegen sich in den Armen, eine dynamische Musik erklingt, und der Schriftzug *wirkt sofort* wird eingeblendet. Yippie!

So sieht ein 2021 erschienener Werbespot aus, den wir auf YouTube entdeckt haben und der bereits Hunderttausende Male angeklickt wurde. Wir scrollen in die Kommentare, um zu schauen, wie Eltern den Saft finden, und sind enttäuscht. Der Rechteinhaber des Videos hat die Kommentarfunktion deaktiviert. Merkwürdig, oder um es in Jugendsprache zu sagen: *Sus!*

Klären wir auf, warum diese (und jede andere) Werbung für Hustensäfte medizinisch gesehen schlichtweg schwachsinnig ist. Zunächst einmal suggeriert die Werbung, dass Husten ein sofort behandlungsbedürftiges Symptom sei. Das stimmt einfach nicht! Wie zuvor beschrieben, hat Husten seinen Sinn und Zweck und trägt zur Reinigung der Atemwege bei. Es gibt keinen pauschalen Grund, einen harmlosen Husten zu behandeln. Wir sind da ganz bei Ihnen, wenn der Wunsch besteht, einen quälenden Husten, der einem Kind die Nachtruhe raubt, zu behandeln – das ist okay. Aber es gibt kein universelles Gebot, dass Husten bekämpft werden muss. Außerdem vermittelt solche Werbung den Eindruck, dass Hustensäfte maßgeblich zum Heilungsprozess beitragen, indem sie beispielsweise Schleim lösen, der dann besser abgehustet werden kann. Leider gibt es aber bis heute keine einzige Studie, die zeigen konnte, dass Kinder, die Hustensaft erhalten, schneller gesund werden!

Wenn diese Versprechungen also nicht wahr sind, warum wird Hustensaft dann so stark beworben? Nun ja, Pharmakonzerne verdienen einfach sehr viel Geld mit nicht verschreibungspflichtigen Medikamenten wie Hustensäften und anderen Erkältungsmitteln. Hier muss keine Ärzteschaft mittels Evidenz von der Verschreibung eines Präparates überzeugt werden. Die Firmen können direkt beim Endverbraucher mit ihrer Werbung ansetzen. Ähnlich wie bei einem Werbespot für Spülmittel kann und darf die Wirksamkeit leider beschönigt werden. Bitte betrachten Sie solche Reklamen daher künftig mit einem realistisch kritischen Blick.

Dennoch wollen wir Hustensäften nicht jegliche Wirksamkeit absprechen oder sie verteufeln. Natürlich können einige symptomlindernd und hilfreich sein. Kommt ein Kind beispielsweise nachts gar nicht mehr zur Ruhe, kann ein hustenstillendes Präparat helfen. Auch eine heiße Milch mit Honig ist ein guter, hausgemachter Hustensaft, der die Nachtruhe erleichtern kann. Und bildet sich ein sehr zäher Schleim, können efeubasierte Säfte dabei unterstützen, das Sekret zu lockern. Solche Präparate sollten aber stets nur morgens und am frühen Nachmittag, nicht jedoch vor dem Schlafengehen gegeben werden, da sich sonst der gelockerte Schleim im Schlaf sammelt und zu einer plötzlichen Hustenattacke bis hin zum Erbrechen führen kann. Leidet Ihr Kind nicht unter dem Husten, lassen Sie ihn einfach gewähren. Er wird keinen Schaden anrichten und Sie können sich kostspielige Hustensäfte sparen.

ERBRECHEN UND DURCHFALL – AUSTROCKNUNGSZEICHEN ERKENNEN LERNEN

Wenn eine Infektion eine ganze Familie lahmlegen kann, dann der Magen-Darm-Infekt. In der Regel durch Viren ausgelöst, sind solche Infektionen höchst ansteckend und schnell liegt auch mal der gesamte Haushalt flach. Aber wann sind die typischen Symptome wie Erbrechen und Durchfall problematisch? Einerseits werden etliche Kinder mit Erbrechen oder Durchfall mitten in der Nacht in der Notfallsprechstunde vorgestellt, die eher in ein Bett als in ein schaukelndes Auto (die Rücksitzpolster lassen grüßen) gehört hätten. Andererseits haben wir auch schon völlig ausgetrocknete Kinder gesehen, die früher ärztliche Aufmerksamkeit benötigt hätten. Damit Ihnen das nicht passiert, folgen hier die wichtigsten Punkte, auf die Sie achten sollten:

Bei einem Magen-Darm-Infekt ist die Schleimhaut des Verdauungstraktes entzündet. Man sieht es zwar nicht mit bloßen Augen, aber das Ganze sieht genauso aus wie z. B. im Hals, wenn der Rachen oder die Mandeln entzündet sind. Die Schleimhaut ist von den Viren angegriffen und reagiert mit Schwellung und Rötung, wobei viel Flüssigkeit verloren geht. Wie bei einer Nase, die bei einem Schnupfen trieft, so läuft auch die Schleimhaut bei einem Magen-Darm-Infekt. Die Folge ist eine Verflüssigung des Stuhlgangs, der sich als Durchfall äußert. Ist der obere Teil des Verdauungstraktes mitgereizt, können Übelkeit und Erbrechen hinzukommen. Das Problem bei Magen-Darm-Infekten ist in der Regel also der Flüssigkeitsverlust und nicht die Entzündung selbst. Daher gilt es, dieses Minus auszugleichen, und wie gut das funktioniert, entscheidet darüber, wie bedrohlich die Erkrankung ist. Hat ein Kind mehrfach am Tag Durchfall, trinkt aber zur Kompensation genügend Extra-Wasser, ist die Erkrankung harmlos und wahrscheinlich keine Behandlung notwendig. Die Selbstheilung kann abgewartet werden. Kommt das Kind aber nicht mehr hinterher, weil es durch zusätzliches Erbrechen gar nichts mehr drinbehalten kann oder weil es zu klein oder geschwächt ist, kann sich das Flüssigkeitsdefizit verschlimmern, und wichtige Elektrolyte gehen verloren. Es entsteht ein bedrohliches Ungleichgewicht des Wasserhaushaltes, das sich durch gewisse Warnsignale äußern kann.

Wenn dem Körper Wasser fehlt, versucht er, es einzusparen. Das kann man an bestimmten Körperstellen erkennen. Fangen Sie bei der Haut an. Ist sie noch elastisch, wie es bei einem Kind sein sollte? Ziehen Sie dafür ein bisschen Haut am Handrücken oder Bauch sanft hoch und lassen Sie sie wieder los. Normalerweise schnellt die Haut sofort in ihre Ausgangsposition zurück – probieren Sie es ruhig bei sich aus. Fehlt Flüssigkeit im Körper, büßt die Haut ihre Elastizität ein und die Hautfalte bleibt stehen. Schauen Sie auch einmal in den Mund. Wenn die Schleimhaut noch feucht und glänzend ist, scheint das Flüssigkeitsdefizit noch nicht fortgeschritten zu sein. Ist sie hingegen trocken, braucht das Kind dringend Wasser. Bei Babys sollten Sie mit der Hand über die große Fontanelle streichen, den weichen bindegewebigen Übergang zwischen den Schädelplatten. Normalerweise sollte sie auf demselben Niveau sein wie die Schädelknochen. Erfühlen Sie beim Streichen eine Kuhle und ist die Fontanelle eingesunken, spricht auch das für einen Flüssigkeitsmangel. Weint Ihr Kind, aber es bilden sich keine Tränen wie sonst? Das kann ebenfalls ein Zeichen für eine Austrocknung sein. Wie sieht es mit dem Wasserlassen aus? Pinkelt das Kind kaum noch oder ist der Urin stark konzentriert (also dunkel), dann scheinen die Nieren Flüssigkeit einzusparen. Achten Sie auch auf das Bewusstsein und das Allgemeinbefinden. Ist das Kind sehr schlapp, schläfrig, reagiert verzögert, scheint verwirrt und hängt ganz schön in den Seilen, ist auch das ein Anzeichen für eine drohende Austrocknung.

Zeigt Ihr Kind eines dieser Zeichen, ist Vorsicht angebracht. Bringen Sie es unmittelbar in die Kinderarztpraxis oder Notaufnahme für eine Untersuchung. Anhand einer Blutuntersuchung kann der Grad der Austrocknung objektiviert werden. Wenn das Kind den Ausgleich der verlorenen Flüssigkeit eigenständig nicht mehr schafft, können zusätzliche Maßnahmen nötig sein, z. B. eine künstliche Flüssigkeitszufuhr über eine Magensonde oder einen intravenösen Zugang.

Neben den Warnhinweisen zur Austrocknung gibt es noch weitere Aspekte, die Sie im Hinterkopf behalten sollten. Neugeborene und Säuglinge sind ganz besonders durch den Flüssigkeitsverlust gefährdet. Sie sollten bereits zu Beginn der Symptomatik ärztlich untersucht werden. Kommt zu den Symptomen noch Fieber hinzu, steigt das Risiko einer Austrocknung, weil mehr Flüssigkeit über die Haut verloren geht. So unschön es auch ist, aber das Erbrochene oder den Durchfall sollte man zumindest kurz inspizieren. Ist der Durchfall blutig, können besonders aggressive bakterielle Erreger wie Salmonellen, EHEC (Sie erinnern sich vielleicht an die EHEC-Krise im Jahr 2011 durch kontaminierte Sprossen) oder eine Unverträglichkeit wie eine Kuhmilchproteinallergie hinter den Symptomen stecken. Besonders aufmerksam müssen Sie sein, wenn die Krankheit im Urlaub oder kurz nach Ihrer Rückkehr beginnt. In so einem Fall können auch durchaus exotischere Infektionen wie Hepatitis A oder ein Befall mit Parasiten dahinterstecken. Erbrechen, das wiederholt auf nüchternen Magen auftritt, z. B. nachts oder morgens direkt nach dem Aufwachen, sollte ebenfalls Alarmglocken schrillen lassen. Solches Nüchternerbrechen muss immer gut abgeklärt werden, weil es ein Warnsignal für einen Hirntumor sein kann. *Last but not least* spielen die Dauer und Häufigkeit der Symptomatik eine Rolle. Beobachten Sie, dass die Beschwerden sehr lange andauern oder sehr regelmäßig wiederkehren, sollte immer zeitnah eine ärztliche Untersuchung erfolgen.

Wenn Ihnen keine der aufgezählten *Red Flags* auffällt, kann Erbrechen oder Durchfall auch erst einmal symptomatisch zu Hause behandelt werden. Das Wichtigste ist, zunächst für eine ausreichende Flüssigkeitszufuhr zu sorgen. Auf Cola oder andere zuckerhaltige Softdrinks, wie es der Volksmund empfiehlt, sollte aber verzichtet werden. Die Idee ist zwar löblich, das Kind mithilfe eines Softdrinks zum Trinken zu animieren und – gerne gepaart mit Salzstangen – Elektrolyte zuzuführen. In der Realität kann der hohe Zuckergehalt aber sogar kontraproduktiv und für den Durchfall förderlich sein. Nehmen Sie lieber moderat gesüßte Tees oder verdünnte Fruchtsäfte, damit ist Ihrem Kind besser gedient. Beim Essen sollten Sie aufgrund der entzündeten Schleimhäute auf Schonkost in Form von wenig gewürzten, simplen Speisen wie Suppen, weißem Reis oder einem trockenen Brötchen setzen. Fettiges und scharfes Essen hingegen kann die Beschwerden verschlimmern und Schmerzen auslösen. Ein Antibiotikum ist in aller Regel nicht notwendig. Achten Sie bitte auch besonders auf die eigene Handhygiene im Umgang mit den potenziell sehr ansteckenden Ausscheidungen Ihres Kindes. Tragen Sie Handschuhe beim Windelwechseln und reinigen Sie täglich die Toilette. Werden die Erreger einmal rumgereicht, ist das Familienlazarett nicht mehr weit.

Zum Abschluss noch einmal die Warnhinweise, damit Sie für den feuchten (aber nicht fröhlichen) Fall gewappnet sind.

RED FLAGS

Wann mit Erbrechen oder Durchfall in die Praxis/Klinik?

- stehende Hautfalten
- trockene Schleimhäute
- tränenloses Weinen
- eingefallene Fontanelle
- reduzierte Urinausscheidung
- hohes Fieber
- eingeschränktes Bewusstsein
- schneller Herzschlag (auch ohne Fieber)
- Erbrechen auf nüchternen Magen

Vorsicht auch bei …

- allen Neugeborenen und Säuglingen
- Blut im Stuhl oder Erbrochenen
- lang anhaltender oder häufig wiederkehrender Symptomatik
- Krankheitsbeginn im bzw. kurz nach dem Urlaub

Schmerzen – wenn der Kopf brummt und der Bauch rumort

Schmerzen sind wohl das Symptom bei Kindern, das am schwierigsten zu interpretieren ist. Vor allem wenn sie noch nicht sprechen können, ist es schwierig, überhaupt herauszufinden, ob sie Schmerzen verspüren oder ob das Weinen eine andere Ursache hat. Kleinkinder können zwar schon äußern, dass sie Schmerzen haben, aber wo genau der Schmerz sitzt, wie er sich anfühlt und wie stark er ist, können sie nur schwer artikulieren. Und selbst wenn ältere Kinder das irgendwann genau sagen können, lässt sich daraus noch nicht viel über die jeweilige Ursache schließen. Doch so lästig Schmerzen auch sind, so wichtig ist ihr Sinn und Zweck – und das bereits im Kindesalter. Deswegen wollen wir nun der Frage nachgehen: Wofür sind Schmerzen überhaupt gut?

Man möchte es nicht meinen, aber Schmerzen entstehen gar nicht an dem Ort, an dem wir sie zu spüren glauben, sondern immer im Gehirn. Über spezielle Schmerzrezeptoren, die (fast) überall im Körper verteilt sind, wird ein Reiz über Nervenfasern blitzschnell zum Gehirn geleitet und dort interpretiert. Dieser Reiz zeigt an, dass es an der betroffenen Stelle ein Problem gibt, z. B. eine Verletzung durch einen spitzen Gegenstand oder Hitze. Damit haben Schmerzen eine lebenswichtige Warnwirkung, die uns vor weiteren Schäden bewahren soll. Und es ist leider absolut notwendig, dass Schmerzen besonders unangenehm sind, damit wir auch wirklich sofort reagieren. Nur so ziehen wir die Hand schnell genug weg vom heißen Topf, bevor eine schwere Verbrennung eintritt, und merken uns zusätzlich für die Zukunft, dass das eine saublöde Idee war. Für Kinder ist Schmerz somit ein elementares Lernwerkzeug. Jedes Kind muss sich einmal am Kaktus stechen, um zu lernen, dass Stacheln wehtun.

Neben der akuten Schutzreaktion haben Schmerzen auch die Aufgabe, auf weniger akute, aber ebenso wichtige Probleme wie Entzündungen hinzuweisen. In diesem Fall schlägt der Schmerz auch typischerweise nicht auf einmal ein wie ein Blitz, sondern beginnt schleichend und nimmt vergleichsweise langsam zu. Evolutionär gesehen sollten diese Art Schmerzen uns zu einer Pause zwingen, um unter Schonung wieder genesen zu können. Mit der modernen Medizin können wir heute durch die Schmerzen die Ursache identifizieren und aktiv behandeln. Daher ist es für uns als Ärzte und Sie als Eltern so wichtig, Schmerzen interpretieren zu lernen. Um es alltagstauglich zu halten, gehen wir jetzt die typischsten Schmerzlokalisationen bei Kindern nacheinander durch.

BAUCHSCHMERZEN

Der Klassiker unter den Schmerzen im Kindesalter! Jedes Kind hat sie, mal mehr, mal weniger. Zum Glück sind die Beschwerden meistens nur von kurzer Dauer und haben eine harmlose Ursache. Leichte Magen-Darm-Infekte, Blähungen und Verstopfung sind die häufigsten Gründe. Bei kleineren Kindern muss sogar nicht einmal etwas Krankhaftes dahinterstecken. Wenn sie Hunger haben, zur Toilette müssen oder zu viel gegessen haben, kann das reichen, um »Bau-Weh«, also Bauchschmerzen, zu verspüren. Sie lernen die Empfindungen aus der Bauchregion erst im Laufe der Jahre kennen und können sie noch nicht einordnen. Erschwerend kommt hinzu, dass die Ursache nicht einmal im Bauch selbst beheimatet sein muss. Nahezu jedes andere Problem, das Krankheitsgefühle auslöst, z. B. eine Mandel- oder Mittelohrentzündung, kann mit unspezifischen begleitenden Bauchschmerzen einhergehen.

Im Säuglings- und Kleinkindalter ist es also gar nicht so leicht herauszubekommen, ob das Kind wirklich Bauchschmerzen hat. Die Anzeichen können subtil sein. Weinen, Nahrungsverweigerung, ein geblähter Bauch, häufiges Pupsen oder das Anziehen der Beine können Indizien dafür sein, dass Ihr Kind Bauchschmerzen hat. Je älter die Kinder sind, desto besser können sie ihre Beschwerden beschreiben. Wie lange bestehen die Schmerzen und wie stark sind sie? Tut der ganze Bauch weh oder nur eine bestimmte Stelle? Nimmt der Schmerz bei Druck auf die Bauchdecke zu oder macht das keinen Unterschied? Tut es durchgehend weh oder kommt und geht der Schmerz? Solche Fragen können Kinder ab der Schulkindzeit immer differenzierter beantworten. Aber wie können Sie jetzt als Eltern herausfinden, ob die Ursache harmlos ist oder nicht? Hier sind einige Tipps, die auch wir Profis anwenden.

Tipp 1: Nur Mut! Tasten Sie bitte immer den Bauch ab, wenn ihr Kind Bauchschmerzen hat. Dadurch können Sie sehr viel herausfinden. Legen Sie dafür ihr Kind flach hin, die Arme sollten am besten rechts und links am Körper anliegen. Wärmen Sie die eigenen Hände vorher auf und streichen Sie erst mal ohne Druck über den Bauch. Fangen Sie dann an, sanft die Bauchdecke mit den Fingerspitzen an verschiedenen Stellen etwas nach innen zu drücken. Wenn das gut klappt, dann noch eine zweite Runde, bei der Sie noch etwas tiefer drücken. Teilen Sie den Bauch in vier Areale ein: oben links und rechts sowie unten links und rechts. Keine Sorge, dabei geht nichts kaputt! Legen Sie jetzt ruhig das Buch zur Seite und machen eine Trockenübung mit Ihrem Kind. Es kann sehr hilfreich sein, den normalen Bauch Ihres Kindes zu kennen, um in der Zukunft Abweichungen leichter bemerken zu können. Jetzt aber der Ernstfall: Ist der Bauch weich und lässt sich problemlos an allen Stellen sanft nach innen drücken? Lacht ihr Kind vielleicht sogar, weil es sich gekitzelt fühlt? Das sind immer beruhigende Zeichen und sprechen eher für eine harmlose Ursache. Macht der Bauch beim Tasten einen aufgepusteten Eindruck und erinnert

Sie bei Druck an das gute alte Furzkissen? Dann hat Ihr Kind vermutlich nur zu viel Luft im Bauch. Ist die Bauchdecke hingegen sehr empfindlich und spannt sich schon beim Handauflegen oder leichtem Druck stark an? Lässt Ihr Kind vielleicht gar nicht zu, dass Sie überhaupt tasten? Gibt es eine ganz bestimmte Stelle, die besonders schmerzhaft ist? Ist der Bauch an einem Punkt hart und lässt sich nicht eindrücken oder fühlen Sie etwas Festes, was vorher nicht da war? Sind die Schmerzen viel stärker, als Sie es von Ihrem Kind gewohnt sind? Wenn Sie eine dieser Fragen mit *Ja* beantworten können, sollte Ihr Kind umgehend in die Kinderarztpraxis oder zum Notdienst gebracht werden. Mittels weiterer körperlicher Untersuchungen und ggf. Bluttests und Ultraschall muss die Wurzel des Problems gefunden werden.

Tipp 2: Schauen Sie beim Tasten des Bauchs in das Gesicht Ihres Kindes. Liegt es mit einer vielleicht bedröppelten, aber entspannten Mimik da, während sie fühlen, scheint der Schmerz nicht allzu schlimm zu sein. Blickt es sie aber schmerzverzerrt an, vor allem wenn Sie an eine bestimmte Stelle im Bauch drücken, scheint es wirklich sehr unter den Schmerzen zu leiden. Die Reaktion im Gesicht hilft, die Schwere der Schmerzen besser einzustufen – häufig besser, als es das noch junge Kind selbst artikulieren kann. Haben Sie auch hier den Eindruck, dass Ihr Kind starke Schmerzen hat, dann sollte immer umgehend eine Untersuchung vom Profi folgen.

Tipp 3: Achten Sie auf begleitende Symptome. Beobachten Sie oder fragen Sie, ob die Schmerzen noch von weiteren Problemen begleitet werden. Erbrechen und Durchfall können auf einen Magen-Darm-Infekt hindeuten und sind meist okay. Ist das Erbrochene aber sehr gallig grün gefärbt oder der Durchfall blutig, kann auch ein ernsterer Grund, wie ein akuter Darmverschluss, dahinterstecken. Das schnelle

BAUCHSCHMERZEN – WAS KANN DAHINTER STECKEN?

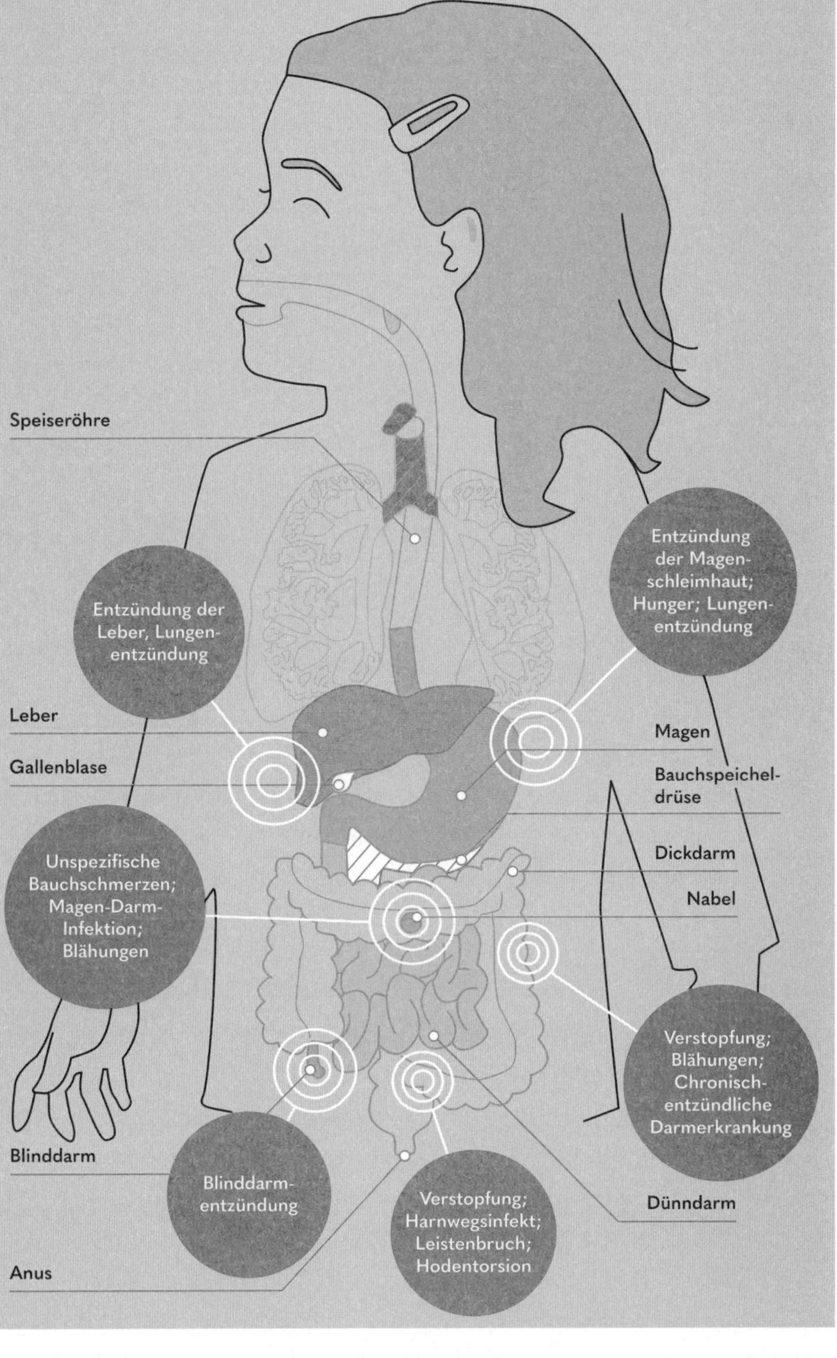

ärztliche Eingreifen ist dann unumgänglich. Sind die Schmerzen so stark, dass Ihr Kind nur noch gekrümmt läuft und gar nicht mehr hüpfen kann, weil schon leichte Erschütterungen starke Schmerzen im Bauch verursachen, oder tut vor allem der rechte untere Teil des Bauches weh? Beides sind Zeichen, die auf eine Blinddarmentzündung hindeuten können. Kommt zu den Bauchschmerzen noch ein brennendes Gefühl beim Wasserlassen oder ein ständiger Harndrang hinzu? Vermutlich besteht in diesem Fall ein Harnwegsinfekt. Kann ihr Kind nachts schlecht schlafen, weil es begleitende Schmerzen und Juckreiz im Genitalbereich hat? Das hört sich nach einem Befall des Darms mit Würmern an. Liegt neben den Bauchschmerzen im Bereich des Nabels oder in der Leiste noch eine tastbare Schwellung vor? Hier könnte ein Nabel- oder Leistenbruch vorliegen, der je nach Ausmaß bald behandelt werden muss (Achtung: sofort in die Notaufnahme, wenn die Schwellung schon dunkel verfärbt ist). Strahlt der Schmerz bei einem Jungen zusätzlich in die Hoden aus? Vorsicht: Es könnte eine gefährliche Verdrehung des Samenstrangs (Hodentorsion) vorliegen, die ebenfalls zum sofortigen Aufsuchen einer Notaufnahme führen sollte.

Sie sehen – es ist wichtig, bei Bauchschmerzen auch über den Tellerrand zu schauen und nach Begleitsymptomen Ausschau zu halten. Das hilft nicht nur Ihnen, die Situation als harmlos oder bedrohlich einzustufen, sondern liefert beim Arztbesuch auch wertvolle Infos, um die Einleitung einer vielleicht wichtigen Behandlung zu beschleunigen.

HALS- UND OHRENSCHMERZEN

Nach dem Wirbelwind der Bauchschmerzen mit seinen mannigfaltigen Ursachen atmen wir kurz einmal durch!

Wenn Ihr Kind über Ohren- oder Halsschmerzen klagt, ist des Rätsels Lösung (zumindest für Sie) meist einfacher: Es hat höchstwahr-

MERKE!

Zu einer sorgfältigen Untersuchung eines Jungen mit Bauchschmerzen gehört immer auch die Untersuchung der Hoden, um nicht eine Verdrehung des Samenstrangs zu übersehen. Der Samenstrang enthält wichtige Blutgefäße, die bei einer Verdrehung abgeschnürt werden.

scheinlich einen Infekt. Aber nicht immer – wie bei allen anderen Schmerzen auch – klagt es so zielsicher. Bei Ohrenschmerzen ist es typisch, dass sich Kinder vermehrt an das betroffene Ohr fassen. Dieser Griff bedeutet natürlich nicht immer gleich, dass Schmerzen dahinterstecken, denn viele Kinder tätscheln das eigene Ohr auch mal harmloserweise als Zeichen der Müdigkeit oder Verlegenheit. Kommen aber Unruhe oder Fieber hinzu, ist ein Infekt im Bereich der Ohren gut möglich. Halsschmerzen können durch das plötzliche Verweigern von fester Nahrung auffallen. Wenn Sie ein solches Verhalten bemerken, fragen Sie Ihr Kind ganz explizit nach Schmerzen an diesen Stellen. Viele rücken erst dann mit der Sprache heraus und bestätigen Ihre Vermutung.

Rachen- oder Mittelohrentzündungen sind im Kindesalter häufig und erwischen die meisten früher oder später. Große Gefahr geht davon in aller Regel nicht aus. Eine ärztliche Untersuchung kann in Ruhe durchgeführt werden, sollte aber auch nicht zu spät erfolgen. Die Entscheidung, welche Behandlung notwendig ist, kann *tricky* sein. Ein gutes Beispiel ist eine Rachen- bzw. Mandelentzündung: Bei einem viralen Infekt gilt es die Selbstheilung abzuwarten und höchstens Symptome zu lindern. Stecken aber Bakterien der Gruppe der Streptokokken dahinter, sollte unbedingt eine antibiotische Behandlung durchgeführt werden, damit sich der Infekt nicht in einen Scharlach verschlimmert (dazu gleich mehr). Ähnliches gilt für die Mittelohrentzündung. Eine unkomplizierte, einseitige Entzündung, bei der das Trommelfell intakt ist, kann erst einmal mit viel Flüssigkeit, abschwellend wirkenden Nasentropfen und Schmerzmitteln behandelt werden und bildet sich meistens ohne Antibiotika zurück. Betrifft die Mittelohrentzündung aber beide Seiten, leidet das Kind begleitend an sehr hohem Fieber oder ist gar das Trommelfell durch den Erguss gerissen, muss ein Antibiotikum her, um die Ausbreitung in benachbarte Areale wie die Hirnhaut zu unterbinden.

Stellen Sie Ihr Kind bei solchen Beschwerden großzügig in der Kinderarztpraxis vor. Ein nächtlicher Lauf in die Notaufnahme ist in aller Regel aber nicht notwendig.

KOPFSCHMERZEN

Mit den Kopfschmerzen begeben wir uns wieder in ein ähnlich unspezifisches Fahrwasser wie bei den Bauchschmerzen. Vieles kann dahinterstecken und die Ursachen reichen von harmlosen (meistens) bis zu ernsthaften (selten).

Wieder die goldene Frage: *Wie erkenne ich Kopfschmerzen bei meinem Kind, wenn es das selbst noch nicht klar äußern kann?* Viele Kinder führen – ähnlich den Ohrenschmerzen – eine oder beide Hände zum Kopf und legen die Handinnenfläche an die Stelle, die wehtut, meistens an die Stirn. Auch vermehrtes Reiben der Augen begleitet von *Aua*-Rufen kann ein Indiz sein. Ältere Kinder können das schon besser benennen und sind sogar oft in der Lage, sehr detailliert zu beschreiben, was sie spüren.

Erst mal eine beruhigende Info vorweg: Laut Deutscher Migräne- und Kopfschmerzgesellschaft haben bis zum 12. Lebensjahr 90 Prozent aller Kinder Erfahrungen mit Kopfschmerzen gesammelt. Es besteht also kein Grund, direkt in Panik zu geraten, nur weil Ihr Kind über Kopfschmerzen klagt. Gerade beim ersten Mal haben wir schon viele höchst besorgte Eltern vor uns sitzen gehabt, die völlig durch den Wind waren und in die Klinik gestürmt sind, nachdem sie bei einer Google-Recherche durch Wörter wie *Hirntumor* getriggert wurden. Folgende Ursachen stecken meistens hinter akuten und harmlosen Kopfschmerzen:

- banale Infekte und Fieber (vor allem im Bereich der oberen Atemwege)
- zu wenig getrunken oder gegessen
- zu viel Sonne abbekommen
- Mangel an frischer Luft in geschlossenen Räumen

In solchen Fällen sollte die Behandlung bzw. Korrektur des Grundproblems zu einer raschen Besserung führen. Wenn sich die Kopfschmerzen nur kurzzeitig bessern und immer regelmäßiger auftreten, heißt auch das noch nicht automatisch, dass eine schlimme Ursache dahinterstecken muss. Es gibt einige ebenfalls nicht bedrohliche Gründe, die zu wiederkehrenden Beschwerden führen können. Hier ist eine Auflistung der häufigsten Ursachen für wiederholte, aber ungefährliche Kopfschmerzen:

- Migräne
- Sehschwäche
- Stressfaktoren wie Streit, Angst oder Sorgen
- Mangel an Bewegung
- Mangel an Schlaf

Halten Sie bei wiederkehrenden Kopfschmerzen Ausschau nach diesen möglichen Ursachen. Ein Augenarztbesuch ist z. B. dringend notwendig, um eine Sehschwäche, die durch die Anstrengung der Augen zu Kopfschmerzen führt, frühzeitig zu erkennen und zu korrigieren.

Noch ein paar Worte zur Migräne. In Deutschland leiden geschätzt circa 5 Prozent aller Kinder daran. Oft lässt sich auch eine familiäre Häufung beobachten und die Eltern oder Geschwisterkinder haben ebenfalls regelmäßig Kopfschmerzen. Typischerweise führen Migränekopfschmerzen im Kindesalter zu einem starken Rückzugsbedürfnis, die Kinder suchen Ruhe und möchten einfach nur schlafen. Die typische Aura, wie sie von Jugendlichen und Erwachsenen mit Migräne wahrgenommen wird, ist bei jüngeren Kindern nicht obligatorisch vorhanden. Mit Aura sind veränderte Sinneswahrnehmungen wie Licht- oder Geräuschempfindlichkeit, verschwommenes Sehen oder ein Flimmern oder Flackern des Sichtbildes gemeint, die vor oder während einer Migräne wahrgenommen werden. Das Ausbleiben der Aura schließt eine Migräne jedoch nicht aus. Wir haben Migräne als Krankheitsbild bewusst zu den harmlosen Ursachen von Kopfschmerzen gezählt, weil sie für Kinder nicht substanziell bedrohlich ist. Dennoch kann der Leidensdruck sehr hoch sein und die betroffenen Kinder gesundheitlich und psychisch beeinträchtigen. Darum sollte Migräne frühzeitig erkannt und behandelt werden. Unser Tipp: Legen Sie frühzeitig ein Kopfschmerztagebuch an, in dem Sie festhalten, wann und unter welchen Umständen Ihr Kind Kopfschmerzen hat. Ein solches Tagebuch hilft beim Arztbesuch enorm weiter, um sich der Diagnose zu nähern.

Wenn hinter Kopfschmerzen eine ernstere Ursache steckt, gibt es in der Regel Warnsignale. Die untenstehenden *Red Flags* sollten immer dazu führen, dass die Kinder zeitnah kinderärztlich untersucht werden.

Leider haben wir in unserem Alltag schon öfter miterlebt, wie solche Warnsignale gar nicht oder zu spät erkannt wurden. Daher wollten wir genauer darauf eingehen. Gerade wenn Kinder schon des Öfteren Kopfschmerzen hatten, jetzt aber plötzlich unter deutlich schlimmeren Schmerzen leiden, als Sie das gewohnt sind, sollten Sie nicht lange

RED FLAGS

Wann können Kopfschmerzen eine ernsthafte Ursache haben?

- sehr starke Kopfschmerzen
- nächtliches Erwachen wegen starker Kopfschmerzen
- Kopfschmerzen als Folge einer Kopfverletzung
- begleitende Nackensteifigkeit
- häufige, regelmäßig wiederkehrende Kopfschmerzen
- Kopfschmerzen mit häufigem Erbrechen, vor allem Nüchternerbrechen
- Kopfschmerzen mit anderen neurologischen Beschwerden wie Verwirrtheit oder Bewusstseinsstörungen
- Sprachstörungen wie verwaschene Sprache oder Wortfindungsstörungen
- motorische Auffälligkeiten wie Gang- und Koordinationsstörungen
- Kopfschmerzen mit Sehstörungen wie Verschwommensehen oder Gesichtsfeldausfall (also einer schwarzen Fläche im Sehbereich)

fackeln. Insbesondere wenn den Beschwerden eine Kopfverletzung wie ein Sturz auf oder ein Stoß gegen den Kopf vorausgegangen ist. In so einem Fall kann ein Schädel-Hirn-Trauma vorliegen, das bei einer begleitenden Hirnblutung gefährlich werden kann. Sind die Schmerzen von einer Steifigkeit und Berührungsempfindlichkeit im Nacken begleitet, muss immer – egal ob Tag oder Nacht – sofort auf eine Hirnhautentzündung untersucht werden. Die röteste aller Flaggen ist das Nüchternerbrechen! Wenn Kinder regelmäßig auf nüchternen Magen, vor allem nachts aus dem Schlaf heraus oder morgens noch vor dem Frühstück, erbrechen, muss immer geschaut werden, ob ein Hirntumor der Grund dafür ist. Nüchternerbrechen deutet nämlich auf einen gestiegenen Druck innerhalb des Schädels hin – sehr wahrscheinlich, dass dort etwas ist, was nicht da hingehört. Aber nicht immer zeigen die Kinder in solchen Fällen ein Nüchternerbrechen, auch andere meist neu aufgetretene neurologische Auffälligkeiten können Indizien sein. Wenn Kinder z. B. auf einmal nicht mehr so gut sprechen, schlechter laufen, unsicherer greifen oder nicht mehr so gut sehen können wie bisher, kann das ebenfalls auf einen Tumor hindeuten. Dann sollte immer zügig eine Magnetresonanztomographie (MRT) des Gehirns durchgeführt werden.

Schwierig wird es, wenn häufig wiederkehrende Kopfschmerzen ohne weitere Symptome auftreten. Wie soll man zwischen harmloser und gefährlicher Ursache unterscheiden? Gerade bei Migräne ist das schwierig, weil es keine Untersuchung gibt, die sie eindeutig beweisen kann. Die Diagnose ist hier eine Ausschlussdiagnose.

MERKE!
Eine Ausschlussdiagnose ist eine Diagnose, die erst gestellt werden kann, wenn alle möglichen anderen Ursachen durch bestimmte Untersuchungen ausgeschlossen wurden.

Im Zweifelsfall muss gemeinsam mit Ihrer kinderärztlichen Betreuung abgewogen werden, ob eine MRT des Gehirns durchgeführt werden sollte. Damit können bedrohlichere Ursachen ein für alle Mal ausgeschlossen werden.

BEWEGUNGSAPPARAT

Meine Beine tun weh! Ein Satz, den bestimmt schon viele Eltern von ihren Kindern gehört haben. Schmerzen am Bewegungsapparat, also an den Knochen, Muskeln und Gelenken, sind keine Seltenheit im

Kindesalter. Ähnlich wie bei den anderen Schmerzen, die wir zuvor besprochen haben, sind die Ursachen meistens harmlos, müssen aber trotzdem immer gründlich untersucht werden.

Treten leichte Schmerzen nach einer Wanderung, einem langen Spaziergang oder nach anderen sportlichen Tätigkeiten auf, dürfen die Beschwerden erst einmal als normale Belastungsschmerzen angesehen werden. Ein gutes Zeichen ist es immer, wenn das Kind die Belastung nicht aufgrund von Schmerzen frühzeitig abbrechen musste, sondern erst anschließend darüber klagt. Dahinter können ein harmloser Muskelkater oder Schmerzen an den noch im Wachstum befindlichen Knochen stecken, die nicht besorgniserregend sind. Man kennt das von sich selbst.

Wenn Schmerzen an den Knochen unmittelbar nach einem sogenannten Trauma auftreten, also nach einem Sturz oder Zusammenstoß, kann ein Knochenbruch (Fraktur) dahinterstecken. Natürlich sind Frakturen manchmal sogar mit dem bloßen Auge durch eine Deformierung (autsch!) erkennbar. Vor allem jungen Kindern jedoch, die noch relativ weiche Knochen mit großem knorpeligem Anteil haben, sieht man einen Bruch nicht immer sofort an. An der betroffenen Stelle fällt beim genaueren Blick in der Regel ein Hämatom, eine Schwellung oder eine ausgeprägte Berührungsempfindlichkeit auf. Wenn es bei Bewegung sogar knirscht (noch mal autsch!), ist die Sache eindeutig. Mit einem Röntgenbild sollte dann nicht gezögert werden, da es schnell Klarheit verschafft.

Gibt Ihr Kind Schmerzen im Bereich der Hüft- oder Kniegelenke an, vor allem wenn es im Klein- und Grundschulalter ist, kann dahinter ein ungefährlicher, aber schmerzhafter Hüftschnupfen stecken. *Hüft-was?! Ein Schnupfen im Hüftgelenk?*, denken Sie sich jetzt vielleicht. Klingt zugegebenermaßen komisch und der Begriff ist natürlich nicht wörtlich zu verstehen. Ein Hüftschnupfen ist eine reaktive Entzündung des Hüftgelenks, die etwa ein bis drei Wochen nach einer

Infektion, vor allem einem Atemwegs- oder Magen-Darm-Infekt, auftreten kann. Reaktiv bedeutet, dass (zum Glück) keine Erreger im entzündeten Gelenk stecken. Wieso es dazu kommt, ist nicht klar. Vermutet wird, dass sich das Immunsystem irrt und eine nicht notwendige Entzündungsreaktion im Hüftgelenk auslöst. Gerade bei kleineren Kindern können die Schmerzen auch in das Kniegelenk ausstrahlen, sodass bei Knieschmerzen auch immer das Hüftgelenk gründlich mituntersucht werden muss. Neben den Schmerzen und daraus resultierendem Humpeln bestehen meistens keine weiteren Beschwerden. Für die Diagnose braucht man nur eine Ultraschalluntersuchung. Neben einer Therapie mit entzündungshemmenden Schmerzmitteln wie Ibuprofen hilft nur die Zeit. Ein Hüftschnupfen verschwindet in aller Regel nach sieben bis zehn Tagen spontan wieder. Bleibt das Problem darüber hinaus bestehen, muss an andere Diagnosen gedacht werden.

Wenn sich die Entzündung in der Hüfte nicht bessert und besonders wenn ein oder mehrere andere Gelenke entzündet sind, muss ein kindliches Gelenksrheuma in Betracht gezogen werden. *Rheuma? Bei Kindern?!* Vielleicht sind Sie wieder überrascht. Auch das ist im Kindesalter allerdings nicht unüblich. Rheumatische Erkrankungen sind nicht nur auf Erwachsene und ältere Menschen beschränkt. Gerade das kindliche Gelenkrheuma, medizinisch *Juvenile idiopathische Arthritis* genannt, sehen wir immer wieder im Arbeitsalltag. Ob ein Gelenk entzündet ist, kann man neben den Schmerzen auch an einer Schwellung, Rötung oder Überwärmung des Gelenks erkennen. Hinzu kommt in der Regel auch eine Funktionseinschränkung. Das bedeutet, dass das Gelenk nicht mehr den Bewegungsumfang leisten kann, den das gegenüberliegende oder benachbarte Gelenk schafft. Am Knie ist dann z. B. das komplette Strecken oder Beugen nicht oder nur unter starken Schmerzen möglich. Sie können das auch als Eltern testen, indem Sie das Gelenk abtasten und versuchen, es passiv zu bewegen. Sperrt sich ihr Kind plötzlich vor Schmerzen dagegen und möchte die Bewegung nicht bis zum Ende ausführen, scheint das Gelenk entzündet zu sein. Eine rheumatische Entzündung der Gelenke ist zwar, ebenso wie der Hüftschnupfen, nicht infektiös, verschwindet leider aber auch nicht so schnell und einfach. Unbehandelt kann das Gelenk auch über längere Zeit Schaden nehmen. Bei einem Verdacht auf ein solches kindliches Gelenksrheuma ist eine Abklärung durch Kinderrheumatolog*innen notwendig. Zu oft landen Kinder mit solchen Beschwerden aber erst bei Orthopäd*innen oder Osteopath*innen. Vermeiden Sie unnötige zeit- und kostenaufwendige Umwege und lassen Sie sich erst einmal zu Spezialist*innen für kindliches Rheuma überweisen. Es gibt auch andere rheumatologische Erkrankungen, die nur jemand mit guten Kenntnissen zuverlässig untersuchen und ausschließen kann.

Von einem Hüftschnupfen und einem Gelenksrheuma muss unbedingt eine infektiöse Entzündung eines Gelenks unterschieden werden. Treten Gelenksschmerzen sehr akut auf und werden von Fieber und hohen Entzündungswerten im Blut begleitet, muss stets auch an einen Befall des Gelenks mit Bakterien gedacht werden. Eine solche bakterielle Arthritis kann entstehen, wenn Bakterien aus einer benachbarten Infektion der Weichteile oder über die Blutbahn in das Gelenkinnere eindringen. Nibras kennt dieses Krankheitsbild nur zu gut, weil es ihm in seinem allerersten Nachtdienst begegnet ist. Ein Jugendlicher, der morgens noch beschwerdefrei war, konnte am Abend schon gar nicht mehr laufen vor lauter Schmerzen im Hüftgelenk. Als er dann auch noch Fieber bis 40 Grad entwickelte, brachte seine Mutter ihn glücklicherweise in den Abendstunden direkt in die Kindernotaufnahme. Eine sehr richtige Entscheidung, wie sich schnell zeigte: Sein Gelenk war gefüllt mit entzündlicher, eitriger Flüssigkeit voller Bakterien. Er musste noch in der Nacht operiert und antibiotisch behandelt werden, um einen dauerhaften Gelenksschaden zu verhindern. Zum Glück ging alles gut und er konnte bald beschwerdefrei und ohne bleibende Schäden wieder entlassen werden.

Neben den Gelenken können auch der Knochen selbst sowie das Knochenmark durch Bakterien entzündet sein, eine Erkrankung, die man Osteomyelitis nennt. Auch hier sind ungeklärte Knochenschmerzen in Kombination mit Fieber typisch. Eine schnelle Diagnose und antibiotische Behandlung sind unumgänglich, da sich die Bakterien sonst aus dem Knochenmark, das an das Blutsystem angeschlossen ist, schnell im ganzen Körper verbreiten können.

So viele ernsthafte Ursachen! Kann es nicht auch einfach das Wachstum sein? Doch, klar! Wachstumsschmerzen treten häufig bei Kindern im Kindergarten- und Schulkindalter auf. Ähnlich wie bei der vorher beschriebenen Migräne sind Wachstumsschmerzen aber eine Ausschlussdiagnose, die erst übrig bleibt, wenn Ernsteres nicht mehr infrage kommt. Ein typisches Bild der Beschwerden kann bei der Eingrenzung hilfreich sein: Wachstumsschmerzen treten vor allem an den Beinen auf, wo der Schmerz meistens beidseits entlang der Ober- und Unterschenkel, also zwischen den Gelenken, lokalisiert ist. Typischerweise werden die Schmerzen abends und nachts verspürt und sind am Morgen wieder schlagartig verschwunden. Tagsüber bestehen meist gar keine Beschwerden, der Gang ist unauffällig und auch Belastungen wie Sport bereiten keine Probleme. Am Abend dann wieder das Gleiche. Die Schmerzen plagen die Betroffenen auch nicht tage- oder wochenlang, sondern werden immer wieder von beschwerdefreien Phasen unterbrochen. Weist Ihr Kind diese Merkmale auf, sind Wachstumsschmerzen sehr wahrscheinlich. Dennoch sollte zum Ausschluss anderer Gründe eine Untersuchung in der Kinderarztpraxis durchgeführt werden.

Zum Schluss noch etwas Wichtiges! Selten können hinter Knochenschmerzen auch bösartige Krebserkrankungen stecken. Eine Leukämie, bei der es zu einer Entartung von weißen Blutkörperchen im Knochenmark kommt, kann sich typischerweise bei Kleinkindern durch Knochenschmerzen bemerkbar machen. Wenn Ihr Kind schon nach kurzer Strecke nicht mehr laufen möchte, obwohl es das normalerweise ohne Jammern und vielleicht auch gerne macht, weitere Bewegung strikt verweigert und nur getragen werden will, kann das ein Indiz für eine Leukämie sein. Hier gilt es, schnell ein Blutbild durchzuführen. Auch Tumore der Knochen, Knorpel oder Muskulatur können bei Kindern auftreten und sich mit Schmerzen äußern. Manchmal kann man eine Schwellung mit den Augen bereits sehen oder mit den Händen tasten. Da das aber nicht immer gelingt, sollte bei nicht anders erklärbaren Schmerzen immer auch ein Röntgenbild angefertigt bzw. eine MRT-Untersuchung durchgeführt werden, die Licht ins Dunkel bringt. Noch einmal: Solche Krankheiten sind sehr selten und die meisten Schmerzen des Bewegungsapparats sind harmloser Natur – kein sofortiger Grund für den panischen Lauf in die Notaufnahme. Dennoch möchten wir auch hier Ihre Sinne für solche Möglichkeiten schärfen.

Auffälligkeiten der Haut – die Haut sagt mehr als tausend Worte

Kein Organ kann so viele Hinweise auf die Ursache einer Krankheit vermitteln wie die Haut. Vorausgesetzt natürlich, sie ist mitbetroffen. Nicht ohne Grund sprechen wir Kinderärzt*innen von *Blickdiagnosen*, und häufig reicht eine kurze Begutachtung der Haut, um das Rätsel zu lösen. Sobald Sie mit Ihrem Kind ein Behandlungszimmer betreten, beginnen wir schon mit der Untersuchung – und zwar durch das Scannen der Haut. Wichtig ist auch, ein Kind möglichst entkleidet zu untersuchen, um nichts zu übersehen. Ein altes Sprichwort sagte ja bekanntermaßen: *Keine Diagnose durch die Hose*, und da ist in der Kinderheilkunde sehr viel Wahres dran. Veränderungen der Haut gehören zu den häufigsten Vorstellungsgründen in der Kinderarztpraxis. Schauen wir uns einmal an, was alles zu einer Hautveränderung führen kann.

INFEKTIÖSE URSACHEN

Die möglichen infektiösen Ursachen einer Hautveränderung reichen aus, um allein ein dickes Buch zu füllen. Deshalb stellen wir hier nur ein paar Klassiker vor, von denen Sie als Eltern gehört haben sollten.

Am häufigsten haben Kinder dezente, feine rötliche Ausschläge (in der Medizin werden diese Effloreszenzen genannt), die unspezifisch am ganzen Körper erscheinen können. Meist sind sie vorübergehend und durch einen Infekt ausgelöst. Vor allem Viren verursachen häufig einen begleitenden oder den Infekt abschließenden Ausschlag. Der Klassiker ist das 3-Tage-Fieber. Bei dieser harmlosen Viruserkrankung haben Kinder, der Name lässt es erahnen, etwa drei Tage lang relativ hohes Fieber ohne klare Ursache. Genau dann, wenn das Fieber verschwindet, blüht auf einmal ein feiner Ausschlag auf, der den ganzen Körper bedeckt. Dass sich Fieber und Ausschlag nicht überschneiden, sondern die Klinke in die Hand geben, ist typisch für diese Krankheit. Oft kommen Eltern erst aufgrund des Ausschlags zur Untersuchung. Glücklicherweise ist dann der Spuk schon vorbei. Auch andere Virusinfekte können ähnliche Ausschläge verursachen und es reicht völlig aus, sie zu beobachten.

Im Gegensatz zum 3-Tage-Fieber tritt bei Scharlach der Hautausschlag während der akuten Phase der Erkrankung auf. Scharlach ist eine Komplikation einer Entzündung mit Streptokokken, einer Sorte Bakterien, die am liebsten Mandelentzündungen verursacht. Diese Streptokokken bilden einen Giftstoff (Toxin), der einen knallroten und ganz feinen Hautausschlag verursacht. Klassischerweise fühlt sich die Haut dann etwas rau an, wie ein ganz feines Sandpapier. Beim Blick ins Gesicht stellt man auch etwas sehr Typisches fest: Rund um den Mund bleibt die Haut blass, obwohl die Wangen und das restliche Gesicht gerötet sind. Wenn Sie denken, Ihr Kind könnte Scharlach haben, lassen Sie es einmal seine Zunge rausstrecken. Ist diese knallrot und sieht wie eine Himbeere oder Erdbeere aus, haben Sie bereits die Blickdiagnose eines Scharlachs gestellt – Glückwunsch! Abhilfe verschafft eine antibiotische Behandlung mit Penicillin. Sie ist notwendig, damit die Toxine nicht noch mehr Schäden im Bereich der Nieren, des Herzens oder der Gelenke verursachen.

Manchmal kann die Haut auch kleine Blasen bilden. Die Hand-Fuß-Mund-Krankheit z. B. führt typischerweise zu kleinen Bläschen an Händen, Füßen und Mund, die mit einer sehr ansteckenden Flüssigkeit gefüllt sind. Und Achtung: Auch Erwachsene können diese harmlose, aber sehr nervige Krankheit bekommen. Nibras kann im Übrigen ein Lied davon singen und erinnert sich nur zu gut daran, wie er sich die Hand-Fuß-Mund-Krankheit durch ein *High Five* mit einer kleinen Patientin eingefangen hat. Ja, das war dämlich – verzeihen Sie ihm den damaligen Leichtsinn eines Assistenzarzt-Greenhorns. Das Ganze war eine durchaus schmerzliche Erfahrung, die ihm fast zehn Tage Kranksein eingebrockt hat. Zumindest war dieses Erlebnis aber für irgendetwas gut: Es hat uns zum Namen unseres Podcasts inspiriert und sogar bei der Namensgebung dieses Buches eine Rolle gespielt. Ein Dank geht also an die liebe Patientin, die nicht ahnt, was dieses *High Five* alles ausgelöst hat!

Jetzt aber zurück zum Thema: Treten solche Bläschen auch am restlichen Körper und vor allem am Körperstamm und an der behaarten Kopfhaut auf, hat das Kind wahrscheinlich Windpocken. Diese durch das Varizella-Zoster-Virus ausgelöste Kinderkrankheit ist sehr ansteckend, meist langwierig und kann, wenn auch selten, gefährliche Komplikationen nach sich ziehen. Dank der Impfung, die im Rahmen der Mumps-Masern-Röteln-Varizellen-(MMRV-)Impfung ab dem 11. Lebensmonat erfolgen kann, sehen wir diese lästige Kinderkrankheit aber nur noch selten.

Apropos MMRV: Weniger zu spaßen ist mit den Masern. Masern sind an dem charakteristischen Ausschlag zu erkennen, der knallrote kleine runde Flecken am gesamten Körper bildet. Der Ausschlag wird begleitet von hohem Fieber und starkem Krankheitsgefühl. Masern können auf einen Blick beim Anschauen der Mundschleimhaut diagnostiziert werden, die sehr typische weiße Flecken, die sogenannten Koplik-Flecken, bildet. Keine andere Erkrankung macht so etwas. Das Problem an den Masern sind die möglichen Komplikationen: Zum Glück nur selten können die Masernviren im Körper verbleiben, auch wenn der Infekt überstanden zu sein scheint. Zeitlich versetzt – das kann Tage bis Wochen, aber auch Monate bis Jahre dauern – kann es dann zu einer gefährlichen Entzündung des Gehirns kommen. Gehen Sie dieses Risiko bitte nicht ein und impfen Sie Ihr Kind gegen die vermeidbaren Masern.

Zum Abschluss noch ein Schocker (ohne geht's beim Thema Haut nicht)! Neben Viren und Bakterien können auch Parasiten einen Ausschlag verursachen. Treten juckende kleine Rötungen zwischen den Fingern und Zehen, an den Handgelenken und Ellenbogen oder in der Leiste auf, könnte Ihr Kind sich die Krätze, medizinisch Skabies, eingefangen haben. Auslöser sind für das Auge unsichtbare kleine Milben, die liebend gerne Tunnel in die obere Hautschicht bohren, um es sich dort so richtig schön muckelig zu machen. Sie fühlen sich in ihrem Eigenheim so wohl, dass sie ihre Eier hineinlegen, aus denen neue Baby-Milben schlüpfen. Nach einer glücklichen Kindheit von etwa einer Woche sucht sich der Nachwuchs dann die eignen vier Wände. Eine richtig herzerweichende *Coming-Out-Of-Egg-Story*, oder? Legen Sie ruhig das Buch kurz beiseite und kratzen Sie sich – kein Problem, uns juckt es auch schon beim Schreiben. Krätze bedeutet übrigens nicht, dass Sie die Hygienestandards nicht erfüllen. Eine Ansteckung kann jedes Kind, vor allem im Kindergarten, treffen. In aller Regel setzt eine Therapie mit einer anti-skabiösen Creme und die konsequente Reinigung aller Kleidungsstücke und Bettwäsche dem Schrecken ein Ende.

NICHT INFEKTIÖSE URSACHEN

Puh – das war jetzt ein Horror-Finale der infektiösen Ursachen, oder? Schauen wir mal, was nicht kreucht und fleucht, aber trotzdem einen Ausschlag verursachen kann.

Immer wenn es juckt (und nicht gerade Skabies dahintersteckt), sollte an eine Allergie gedacht werden. Reagieren Kinder auf etwas allergisch, wird in der Haut ein Stoff namens Histamin ausgeschüttet. Er ist der Zündschlüssel einer allergischen Reaktion und sorgt neben der typischen Rötung und dem Juckreiz auch für eine Schwellung. Auf der Haut ist diese Schwellung in Form von Quaddeln, im Volksmund auch *Nesselsucht* genannt, gut sichtbar. Erinnern Sie sich noch an Ihren letzten unschönen Kontakt mit Brennnesseln? An den Kontaktstellen entstehen erhabene, rote, teilweise ineinander verlaufende pralle Flatschen, die knallrot sind, jucken und brennen – sehr unangenehm. Tritt so etwas bei Ihrem Kind auf, ohne dass Brennnesseln im Spiel waren, scheint eine allergische Reaktion im Gang zu sein. Die Auslöser sind vielfältig: ein Lebensmittel, ein Farbstoff im Kleidungsstück, eine Chemikalie im Waschmittel, eine Pflanze, ein Tier und so weiter. Gehen Sie im Kopf gründlich durch, ob Sie einen verdächtigen Auslöser identifizieren können. Selten kann auch ein harmloser Infekt eine solche Allergie anstoßen.

MERKE!

Das sind die wichtigsten Telefonnummern im Ernstfall!

112	116117
▸ zu wählen bei Lebensgefahr ▸ Rettungswagen oder Notarzt kommt nach Hause ▸ europaweit gültig ▸ nicht mit 110 verwechseln (Polizei)	▸ zu wählen bei Notfällen, die nicht lebensbedrohlich sind, aber auch nicht länger warten können ▸ Behandlung in der Regel in der Praxis ▸ nur in Deutschland gültig, in Österreich 141 wählen, in der Schweiz nicht einheitlich

Wichtig ist es, Ihr Kind nach Auftreten der Allergiezeichen gut zu beobachten. Beschränkt sich die Reaktion auf den Hautausschlag, ist sie eher harmlos und bedarf keiner Behandlung. Quälender Juckreiz kann durch Gabe eines Antihistaminikums gut gelindert werden. Fallen Ihnen aber noch größere Schwellungen auf, z. B. an den Augenlidern, den Lippen, der Zunge oder den Gliedmaßen, sind das Indizien für eine schwerwiegendere, gefährlichere Reaktion. Was Sie sehen können, ist nämlich nur oberflächlich. Auch im Körperinneren können Schwellungen entstehen, etwa im Bereich des Kehlkopfes, die zum Ersticken führen können. So eine Situation kann dementsprechend lebensgefährlich sein und Sie sollten stets den Notruf verständigen.

Ebenfalls allergisch assoziiert ist die atopische Dermatitis, auch Neurodermitis genannt. Diese Erkrankung ist eine chronisch wiederkehrende Form des allergischen Ausschlags, der nicht akut mit prallen Quaddeln, sondern eher durch Ekzeme auffällt. Der Entstehungsmechanismus ist nicht eindeutig geklärt und bis heute Gegenstand der Forschung. Es wird vermutet, dass eine Regulationsstörung des Immunsystems der Haut zugrunde liegt, die dazu führt, dass verschiedene Triggerfaktoren einen Ausschlag verursachen. Typische Trigger sind Hautirritationen, z. B. durch raue Stoffe, Schweiß und Reinigungsmittel oder andere Allergene wie Lebensmittel, Tierhaare und Tabakrauch. Auch Infektionen und übermäßiger Stress sind bekannte Auslöser. Oft sind auch andere Familienmitglieder von Neurodermitis betroffen. Der Ausschlag juckt in der Regel und tritt bei Kindern vor allem im Gesicht, am Hals und an den Beugeseiten der Arme und Beine auf. Bei Babys kann ein Milchschorf – also ein schuppiger Ausschlag an Kopf, Hals und Gesicht – ein Vorbote für eine Neurodermitis sein. Gehen Sie bei Verdacht auf eine Neurodermitis gerne erst einmal in Ihre Kinderarztpraxis. Die Behandlungen sind vielfältig und müssen auf den Bedarf des Kindes abgestimmt werden. Bei den meisten Kindern wird die Symptomatik mit dem Älterwerden milder und verschwindet bei circa 60 Prozent bis zum Erwachsenenalter gänzlich.

VERÄNDERUNGEN DES HAUTKOLORITS

Ein weiterer wichtiger Aspekt ist das Kolorit der Haut. Im Normalfall sollte die Haut rosig sein. Natürlich gibt es auch von Natur aus blassere Kinder, bei denen aber dennoch rosige Wangen und Lippen zu beobachten sind. Immer dann, wenn Ihnen auffällt, dass Ihr Kind blasser ist, als Sie es gewohnt sind, sollte eine Blutbild-Untersuchung durchgeführt werden. Blässe kann nämlich Ausdruck einer Blutarmut (Anämie) sein. Bei einer Anämie sinkt der Wert des roten Blutfarbstoffs Hämoglobin, unseres Sauerstofftransporteurs, ab. Eine Anämie kann etliche Gründe haben, von Eisenmangel über Blutverlust bis hin zu bösartigen Erkrankungen wie Leukämie, und geht meistens auch mit vermehrter Müdigkeit und einem Leistungsknick einher. Darum darf eine neue Blässe nicht auf die leichte Schulter genommen werden, sie ist ein Warnsignal, das weitere Diagnostik nach sich ziehen muss.

Neben der Blässe kann auch eine Gelbfärbung der Haut auffallen, die man Gelbsucht oder besser Ikterus nennt. Dabei lagert sich ein Abbaustoff des Hämoglobins, das Bilirubin, in der Haut ab. Am häufigsten tritt das am Anfang des Lebens in den ersten Tagen bis Wochen nach Geburt auf und ist meistens ungefährlich. Sobald das Kind auf die Welt kommt, müssen viele rote Blutkörperchen aussortiert und erneuert werden. Dieser »Renovierungsprozess« ist völlig normal und nicht krankhaft. Durch den Abbau der roten Blutkörperchen entsteht viel Bilirubin, das sich in der Haut und den Skleren (dem *Weißen* im Auge) ablagern kann. Gestillte Kinder haben sogar etwas häufiger einen Ikterus. Bis zu einem gewissen Maß darf ein Ikterus auftreten und ist besonders zwischen dem dritten und zehnten Lebenstag oft unbedenklich. Es empfiehlt sich trotzdem, den Bilirubinwert zu kontrollieren, um es frühzeitig zu erkennen, wenn dieses Maß überschritten wurde. Besonders Frühgeborene, deren Leber noch zu unreif ist, um das ganze anfallende Bilirubin abzubauen, sind davon betroffen. Überschreitet der Wert eine gewisse Schwelle, kann der Ikterus gefährlich sein und muss behandelt werden. Das geht zum Glück relativ unkompliziert mithilfe einer Blaulichtlampe, deren Strahlen das Bilirubin in der Haut in eine leichter auszuscheidende Form umwandeln können. Das Ganze sieht kurioserweise ein bisschen wie eine Sonnenbank aus und ist für das Kind absolut schmerzfrei. Besonders bedenklich ist der Ikterus bei Neugeborenen, wenn sie damit schon zur Welt kommen, wenn er bereits am ersten Lebenstag auftritt oder wenn er sich nach zehn Lebenstagen nicht relevant gebessert hat oder sich gar verschlimmert. Suchen Sie dann bitte direkt eine Kinderklinik auf, damit notwendige Untersuchungen erfolgen können. Auch später im Leben muss ein neu aufgetretener Ikterus immer sofort untersucht werden.

Von rosig über blass zu gelb arbeiten wir uns im Regenbogen der Hautveränderungen nun weiter zu blau und grün vor. Blutergüsse, medizinisch Hämatome genannt, gehören zu einer normalen Kindheit dazu. Besonders wenn die Kleinen noch etwas unsicher auf den Beinen sind, aber auch später, wenn wild gespielt wird, sind Hämatome absolut vorprogrammiert. Stößt etwas mit genug Gewalt auf die Haut und das darunter liegende Gewebe, kommt es zu kleinen Verletzungen, die Einblutungen nach sich ziehen. Je größer die Gewalt, desto größer auch das Hämatom. Am häufigsten findet man sie an den Schienbeinen, die oft übersäht sind. Das ist völlig okay und normal! Sollten Ihnen aber vermehrt Hämatome auffallen, für die es keine gute Erklärung gibt, schauen Sie ganz genau hin. Verdächtig sind blaue Flecke, die ohne ein adäquates Trauma auftreten. Damit ist gemeint, dass die Kraft, die auf das Gewebe eingewirkt hat, eigentlich überhaupt nicht ausreichen sollte, um ein Hämatom zu erzeugen – beispielweise wenn blaue Flecke am Brustkorb entstehen, nachdem Sie das Kind wie immer sanft gepackt und hochgehoben haben. Oder ein großes Hämatom am Kopf oder Arm, nachdem sich das Kind eigentlich nur ganz leicht gestoßen hat. Besonders auffällig sind blaue Flecke, die ganz ohne Stürze an ganz untypischen Stellen wie Rücken oder Brustkorb auftreten. Solche Einblutungen sind ein Warnsignal, das auf eine Blutungsneigung hindeuten kann. Andere Warnsignale für eine solche Blutungsneigung können langes Nasenbluten (mehr als fünf Minuten), starkes Zahnfleischbluten oder Blut in Urin oder Stuhl sein. Solche Blutungsneigungen können angeboren sein oder im Verlauf des Lebens akut entstehen und sollten immer sofort ärztlich untersucht werden. Bleiben sie unentdeckt, besteht das Risiko, dass eine starke Erschütterung von Kopf oder Rumpf oder eine offene Wunde zu einer lebensbedrohlichen Blutung führen. Manchmal können diese Einblutungen auch sehr subtil sein und sich wie kleine, stecknadelkopfgroße Rötungen der Haut präsentieren.

Diese kleinen Mini-Hämatome nennen wir medizinisch auch Petechien. Sie können am ganzen Körper auftreten, finden sich aber meistens auf der Brust, im Gesicht nach dem Weinen, am Gaumen, an der Mundschleimhaut oder an Stellen, an denen gekratzt wurde. Auch wenn diese Petechien viel harmloser aussehen als Hämatome, gehören sie genauso dringlich abgeklärt. Und noch ein weiterer wichtiger Hinweis: Ein ganz besonders großes Warnsignal sind Hämatome und Einblutungen, die neu entstehen, während Ihr Kind gerade eigentlich wegen eines fieberhaften Infekts schlapp im Bett liegt. Solche Einblutungen während eines Fiebers und ohne Trauma nennt man Purpura. Sie können Zeichen einer gefährlichen Blutvergiftung sein. Wenn Sie so etwas sehen, wählen Sie umgehend die 112.

INSIDERWISSEN

Hautveränderungen bei Kindern of Color

Leider stellt das Erkennen von Hautveränderungen bei Kindern of Color Ärzt*innen hierzulande noch zu oft vor eine Herausforderung. Das liegt vor allem daran, dass während der Aus- und Weiterbildung in Vorlesungen, medizinischen Lehrbüchern oder Magazinen die Fotos und schematischen Abbildungen von Hautveränderungen meistens nur helle Haut zeigen. Uns ärgert das immer wieder. Je nach Grad der Pigmentierung stellen sich zwar Ausschläge wie bei Scharlach und Windpocken oder eine Blässe bei einer Anämie etwas anders dar, sind aber mit einem geschulten Blick gut erkennbar. Hier herrscht dringender Nachholbedarf, damit Kinder of Color nicht benachteiligt werden. Wir plädieren dafür, dass Abbildungen von Hautveränderungen in Zukunft immer diverse Hauttöne zeigen müssen.

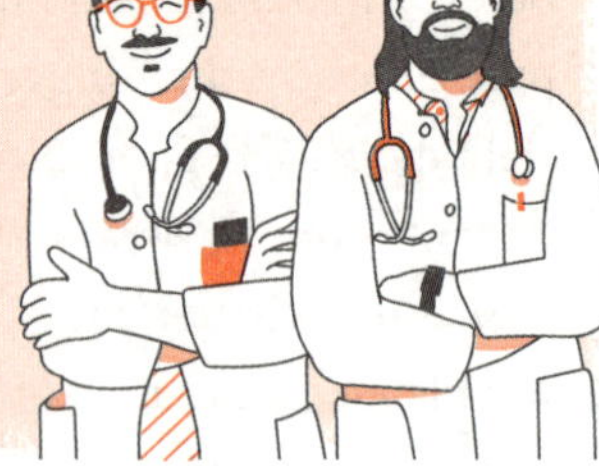

Antibiotika und Kortison – wenn's sein muss, muss auch das sein

Glauben Sie uns – wir sind um jedes Kind froh, dass nur leicht erkrankt ist und mit etwas Bettruhe, einem guten Tee und viel Liebe wieder gesund wird. Manchmal reicht das aber leider nicht und es sind Medikamente notwendig. *Wann*, *was* und *wie viel*, entscheidet bzw. empfiehlt Ihnen die Kinderärztin oder der Kinderarzt, die oder der Ihr Kind betreut. Diese Entscheidung ist oft glasklar, z. B. wenn ein Notfall vorliegt oder die Behandlung einer bestimmten Krankheit eindeutig durch eine Leitlinie geregelt ist. Manchmal ist es aber auch individuelle Ermessensache. So oder so ist die Grundlage einer solchen Therapie immer ein Vertrauensverhältnis zwischen Ärzt*innen, Patient*innen und Eltern. Wenn Sie der ärztlichen Entscheidung nicht vertrauen oder ihr skeptisch gegenüberstehen, ist das keine gute Grundlage für den Therapieerfolg. Darum ist es wichtig, dass alle Ihre Fragen zu einer Behandlung vorab – solange es der Ernstfall zulässt – geklärt werden. Fordern Sie ruhig das Maß an Aufklärung ein, das Sie brauchen, um sich mit der Therapie wohlzufühlen.

Trotz aller Bemühungen begegnen uns Eltern aber immer wieder mit einer starken Abneigung gegen gewisse Therapieempfehlungen. Ein typischer Konfliktpunkt, an dem häufig Uneinigkeit besteht, ist die Antibiotikatherapie. Antibiotika können nebenwirkungsreich sein und beeinflussen bei zu langer und exzessiver Einnahme unsere natürliche Bakterienflora (Mikrobiom) negativ. Außerdem ist der zu leichtfertige Gebrauch von Antibiotika in den letzten Jahrzehnten einer der Gründe, wieso es heutzutage immer mehr multiresistente Keime gibt. Ein globales Problem, das in Fachkreisen sogar *Die stille Pandemie* genannt wird. Das sind natürlich Aspekte, die wir selbst als Kinderärzte genauso kritisch sehen! Darum finden wir, dass jede Therapie mit Antibiotika vorher immer gut abgewogen werden muss und nicht leichtfertig angeordnet werden darf. Wir kennen alle Fälle, bei denen wir uns selbst gewundert haben, weswegen so schnell mit einer Antibiotikatherapie begonnen wurde. Jetzt kommt das sehr große ABER: Im Einzelfall, wenn es um Ihr eigenes krankes Kind geht, kann das Vorenthalten einer Antibiotikatherapie gefährlich sein. Nicht immer schaffen es die Selbstheilungskräfte, den Infekt rechtzeitig abzuwehren, bevor es zu schwerwiegenden Komplikationen kommt. Ein paar Beispiele gefällig? Bei einer eitrigen Mittelohrentzündung kann es zu einer Durchwanderung der dünnen Knochenlamellen zwischen Mittelohr und Hirnhäuten kommen, sodass ein Übertritt zu einer gefährlichen Hirnhautentzündung führen kann. Eine Mandelentzündung mit Streptokokken, die einen Scharlach nach sich gezogen hat, kann durch die Ausbreitung der Toxine zu Schäden an den Nieren, am Herzen und weiteren Organen führen. Bei einer Nierenbeckenentzündung, die nicht antibiotisch behandelt wird, können die Bakterien aus dem harnableitenden System in das Blut übertreten und eine lebensbedrohliche Blutvergiftung auslösen. Gleiches Risiko besteht bei bakteriellen Infektionen der Haut oder des darunter liegenden Gewebes oder des Knochens. Jegliche Infektion, die eine solche schwerwiegende Komplikation nach sich ziehen kann, sollte antibiotisch behandelt werden, auch wenn das Risiko gering ist. Sie möchten nicht die Eltern des Kindes sein, das die seltene Ausnahme war. In allen anderen Fällen, bei denen kein ernsthaftes Risiko für Komplikationen besteht, sind wir ganz auf der Seite der Kritiker*innen. Hier sollten Antibiotika weggelassen werden! Lassen Sie sich bei Fragen einfach erklären, was die Vor- und Nachteile sind. Es ist völlig okay zu fragen, was passieren könnte, wenn auf das Antibiotikum verzichtet würde.

Ähnlichen Gegenwind spüren wir manchmal beim Thema Kortison. Kaum ein Wirkstoff ist so umstritten und sorgt für so viele Fragen. Und auch hier wieder: zu Recht! *Kortison ist ein Teufelszeug* – so sagen wir es ehrlicherweise gerne mal selbst im ärztlichen Alltag. Damit ist gemeint, dass es einerseits ganz viele positive Wirkungen hat und ein Wundermittel sein kann, das uns schon sehr oft aus der Patsche geholfen hat. Es hilft gegen Allergien, Atemnot, übermäßige Immunreaktionen, Krebserkrankungen, Hirndruck und vieles mehr und nimmt dadurch einen wichtigen Platz in unserem Medikamentenrepertoire ein. Andererseits wissen wir aber auch, dass bei längerfristigem Gebrauch viele Nebenwirkungen möglich sind.

In Akutsituationen ist die Sache aber eigentlich klar: Wird Kortison sorgfältig dosiert und gezielt eingesetzt, kann es das Krankheitsruder rettend herumreißen, und bei zeitlich begrenzter Einnahme besteht keine Sorge für ernsthafte Nebenwirkungen. Beispiele sind der Einsatz bei einer allergischen Reaktion oder einem schweren Pseudokrupp- oder Asthmaanfall. Ohne Kortison kann die Situation einen lebensgefährlichen Verlauf nehmen, den man niemals durch zu viele Zweifel oder Diskussionen riskieren sollte. Bei der Entscheidung für eine längerfristige Therapie sollte umgekehrt aber immer eine gute Kosten-Nutzen-Abwägung erfolgen und von Eltern und Ärzt*innen gemeinsam entschieden werden. Überwiegen die Nachteile, wenn die Behandlung unterlassen wird, sollte die Entscheidung zugunsten von Kortison fallen. Sind die Vorteile einer Therapie überschaubar, ein Abwarten ganz sicher möglich und die Chancen auf Heilung auch ohne Kortison groß genug, sollte lieber darauf verzichtet werden. Wie bei den Antibiotika sind wir der Meinung, dass Kortison nicht leichtfertig verschrieben werden darf. Zwar hat das keine globalen Auswirkungen, anders als bei den Antibiotikaresistenzen. Für das Individuum selbst können die Folgen aber dennoch von großer Tragweite sein. Lassen Sie sich auch hier bitte immer gut darüber aufklären, wieso eine Behandlung notwendig ist. Ist sie das, dann geben Sie dem Medikament die Chance, Ihrem Kind zu helfen.

An dieser Stelle: Herzlichen Glückwunsch! Sie haben die erste Säule einer gesunden Kindheit gemeistert. Im ersten Teil haben Sie gelernt, welche Vorbereitungen Sie treffen können und sollten, um Ernstfälle bestmöglich zu vermeiden. Und wenn Ihr Kind erwartungsgemäß einmal krank ist, wissen Sie aus dem zweiten Teil, wann Sie cool bleiben können und wann besser die Alarmglocken klingeln sollten. Stürzen wir uns mit dieser guten Grundlage also vertiefend auf das Immunsystem, das einen großen Einfluss auf eine gesunde Kindheit haben kann.

Säule 2

DAS IMMUNSYSTEM FORDERN UND FÖRDERN

Wie funktioniert die Abwehr des Körpers?

Nibras, zu dem Zeitpunkt etwa acht Jahre alt, sitzt vor dem Fernseher und ist vollkommen in den Bann gezogen. Um ein Lagerfeuer herum sitzen fies dreinblickende Monster: manche klein und haarig, andere groß und stämmig, und dann welche, die wie Würmer aussehen – schaurig! Die Monster auf dem Bildschirm schmieden einen heimtückischen Plan, wollen jeden Moment zum Angriff übergehen. Kurz darauf schreiten sie zur Tat. Sie schwärmen aus, reißen Türen und Wände ein und verursachen ein riesiges Chaos. Als sie dem Sieg scheinbar schon ganz nah sind, funkelt es hoffnungsvoll am Horizont. Weiße Flugobjekte nähern sich aus der Luft, am Steuer sitzen freundlich schauende Pilot*innen, auf ihrer Brust ein gelber Sheriffstern. Aus Luken am unteren Teil des Schiffs feuern sie Munition ab, die alle Angreifer zur Strecke bringt. In letzter Sekunde können die Retter*innen die fiesen Monster von ihren bösen Absichten abbringen. Das war knapp!

Was ein bisschen so klingt, als hätte sich Nibras einen FSK-16-Actionfilm angeschaut, sind Szenen aus der Zeichentrickserie *Es war einmal das Leben*. Vielleicht erinnern Sie sich auch noch an diese liebevoll gestaltete Sendung, die Kindern (und Erwachsenen) so viel über den menschlichen Körper beigebracht hat. Das beschriebene Szenario ist der Einstieg in die Episode über das Immunsystem (Nibras' Lieblingsfolge). Die fiesen Monster sind Bakterien und Viren, die einen Körper angreifen und krank machen wollen. Die fliegenden Retter*innen in der Not sind die weißen Blutkörperchen, die mit Antikörpern gegen die Eindringlinge kämpfen und sie erfolgreich stoppen. Mit solchen anschaulichen Bildern und Metaphern schaffte es die Serie, komplizierte Mechanismen des Immunsystems verständlich zu machen. Eine absolute Anschau-Empfehlung für Eltern – und Kinder.

Häufig stellen Eltern uns heute im ärztlichen Alltag kluge Fragen, z. B. »Was machen die weißen Blutkörperchen genau?« oder »Was sind eigentlich Antikörper und wie wirken sie?«. Gerade weil das Immunsystem so eine wichtige Rolle in der Kindergesundheit spielt, würden wir uns am liebsten jedes Mal die Zeit nehmen und es so anschaulich erklären wie bei *Es war einmal das Leben*. Eine kleine Skizze oder ein bildhafter Vergleich könnten theoretisch helfen, die Frage nachhaltig zu beantworten. Leider bleibt im trubeligen Arztalltag dafür viel zu wenig Raum, was wir sehr schade finden.

Darum möchten wir uns in diesem Abschnitt ganz bewusst die Zeit nehmen und Sie auf eine Reise tief in unser Immunsystem mitnehmen. Schalten Sie Ihre Vorstellungskraft ein! Ein gewisses Grundverständnis wird Ihnen helfen, viele Aspekte der Gesundheit Ihres Kindes besser zu verstehen. Um den Überblick zu bewahren, unterteilen wir das Immunsystem in diesem Kapitel in zwei Bereiche: das angeborene und das erworbene Immunsystem. Achtung! Wir betreten die spannende *Nerd-Zone* der mikroskopisch kleinen Immun-Medizin.

Das angeborene Immunsystem

Kinder werden bereits mit einem funktionierenden Immunsystem geboren. Der Bauplan für diese grundlegende Abwehr ist genetisch verankert und über Jahrtausende durch die Evolution gereift, sie ist sofort startklar. Vergleichen wir das gesamte Immunsystem, wie in der Einleitung vorgeschlagen, mit einer mikroskopisch kleinen Armee, dann ist der angeborene Teil eine Einheit aus einfachen Fußsoldaten. Sie haben die genetische Grundausbildung erhalten und sind sofort bereit für das Gefecht. Sie müssen sich nicht erst auf den Feind vorbereiten oder einen Schlachtplan schmieden, kurz nach Eindringen des

SO FUNKTIONIERT DIE IMMUNANTWORT

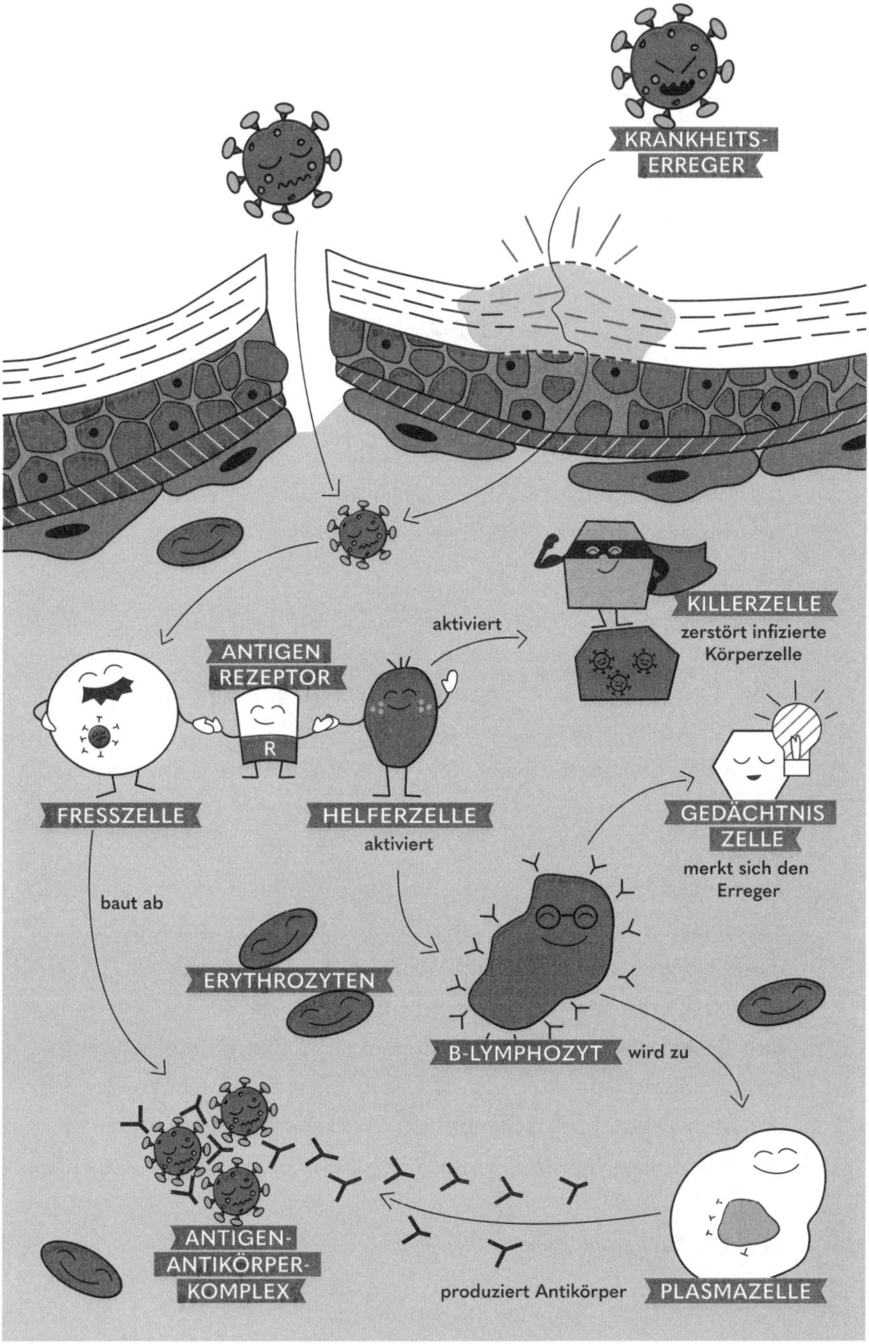

Gegners sind sie zur Stelle. Ihr Kampfstil ist zwar etwas grobschlächtig und folgt einem immer gleichen Schema, aber die Fußsoldaten sind meistens effektiv und werden mit so einigen Feinden fertig. Gehen wir doch mit der Lupe noch etwas näher heran und schauen uns die einzelnen Bestandteile der angeborenen Immunantwort an.

Sie lässt sich gut in die drei Untereinheiten Barriere-Elemente, zelluläre Bestandteile und flüssige Bestandteile gliedern.

BARRIERE-ELEMENTE

Als Barriere-Elemente bezeichnet man anatomische Hindernisse, die Erreger davon abhalten sollen, überhaupt erst in den Körper einzudringen. An erster Stelle steht die Haut, die mit ihrer dicken Schicht aus Keratin und den fest ineinander verankerten Zellen ein für Erreger undurchdringbares Bollwerk bildet. Dieser Schutz ist in Anbetracht von etwa einer Billion Bakterien, die es sich natürlicherweise auf unserer Haut gemütlich machen, dringend notwendig. Es muss schon zu einer Schwachstelle in dieser Mauer kommen, z. B. durch eine Wunde oder einen eingewachsenen Nagel, damit die Bakterien eine Chance haben, sich auszutoben.

An den Stellen, an denen der Körper natürliche Öffnungen hat, geht die Haut in Schleimhäute über. Sie sind eine großartige Erfindung der Natur, weil sie einerseits, im Gegensatz zur oberflächlichen Haut, durchlässig sind, um Nährstoffe aufnehmen zu können, und andererseits undurchlässig sein müssen, um Erreger abzuwehren. Für diese Abwehr bedienen sich Schleimhäute verschiedener Tricks. Einer davon ist bereits im Namen enthalten: Schleim. Der ist so zäh, dass Erreger daran kleben bleiben, und enthält antimikrobielle Substanzen, die ein Durchdringen nahezu unmöglich machen. Im Bereich der Atemwege ist die Schleimhaut zusätzlich mit kleinen Härchen, den Zilien, ausgestattet. Sie führen rund um die Uhr eine schlagende

Bewegung in Richtung Mund und Nase aus. So werden die auf dem Schleim kleben gebliebenen Erreger schnellstmöglich wieder aus dem Körper transportiert.

Im Magen-Darm-Trakt müssen Schleimhäute mit noch härteren Bandagen kämpfen, denn unser Essen ist für Erreger nichts anderes als ein trojanisches Pferd, in dem sie sich gemütlich verstecken und so mithilfe der Verdauung in die Tiefen des Körpers eindringen können. Die Schleimhäute im Magen produzieren deswegen eine Flüssigkeit, die mit Salzsäure und aggressiven Enzymen fast jeden Erreger neutralisiert. Hier gibt es kaum ein Durchkommen.

Barriere-Elemente sind also ein sehr wichtiger Teil des angeborenen Immunsystems. Dank ihnen entstehen die meisten Infektionen gar nicht erst.

ZELLULÄRE BESTANDTEILE DES ANGEBORENEN IMMUNSYSTEMS

Hinter den hohen Mauern der Barrieren warten die zellulären Bestandteile des angeborenen Immunsystems auf ihren Einsatz. Darunter versteht man verschiedene Abwehrzellen, die zu den Leukozyten, den weißen Blutkörperchen, gezählt werden. Im Rahmen der genetischen Grundausbildung wurden diesen Fußsoldaten unterschiedliche Funktionen und Rollen zugeteilt. Sie sind alle so ausgebildet, dass sie bereits beim ersten Kontakt mit dem Eindringling Alarm schlagen und aktiv werden. Obwohl man über jeden dieser Zelltypen ganze Bücher schreiben könnte, charakterisieren wir sie jetzt nur in aller Kürze.

Neutrophile Granulozyten

Einen großen Teil der weißen Blutkörperchen machen die neutrophilen Granulozyten aus, auch einfach Neutrophile genannt. Sie patrouillieren rund um die Uhr im Blut und suchen wachsam nach Auffälligkeiten. Sie sind die Vorhut unserer kleinen Armee. Schaffen es ein paar Eindringlinge in den Körper und starten ein entzündliches Lagerfeuer, werden sie schnell von den Neutrophilen ausfindig gemacht, die in der Regel die Ersten am Einsatzort sind und den Feind sofort mit verschiedenen Waffen bekämpfen. Sie können beispielsweise Erreger in Gänze verschlingen und zerstören – ein Prozess, den man Phagozytose nennt. Darüber hinaus sind Neutrophile randvoll mit Stoffen beladen, die nach Ausschüttung die Hülle von Bakterien unmittelbar zerstören können. Doch damit nicht genug: Die Neutrophilen verfügen noch über eine dritte, sehr effektive und spannende Fähigkeit. Sie können im entzündeten Gewebe ganze Netze aus DNA-Resten spannen, die mit klebrigen, Bakterien-zersetzenden Proteinen gespickt sind. So entsteht ein regelrechtes Spinnennetz, in dem Erreger reihenweise hängen bleiben und ausgeschaltet werden. Von allen Abwehrzellen des angeborenen Immunsystems sind die Neutrophilen die effektivste Truppe.

Makrophagen

Die Makrophagen sind die Verstärkung, die kurz nach den Neutrophilen am Einsatzort eintrifft, um mit den Erregern kurzen Prozess zu machen. Sie sind ebenfalls dazu befähigt, Eindringlinge in Gänze zu verschlingen, und werden darum auch gerne Fresszellen genannt. Bei lang anhaltenden Infektionen können sich sogar mehrere Makrophagen zusammenschließen und Riesenzellen bilden.

Eosinophile Granulozyten, basophile Granulozyten und Mastzellen

Eosinophile Granulozyten sind die Cousins und Cousinen der Neutrophilen, aber deutlich seltener im Blut zu finden. Das liegt daran, dass sie etwas spezialisierter sind. Ihre Aufgabe ist vor allem die Abwehr von Parasiten. Bei einer Infektion des Darms z. B. mit Madenwürmern, wie sie nicht selten im Kindergarten- und Schulkindalter vorkommen kann, sind die eosinophilen Granulozyten am Drücker. Darüber hinaus spielen sie eine Rolle bei allergischen Reaktionen. Menschen mit Allergien weisen deswegen meistens eine besonders erhöhte Zahl von eosinophilen Granulozyten auf.

Dendritische Zellen

Die dendritischen Zellen sind die »Späher« unserer Basistruppen des angeborenen Immunsystems. Sie liegen direkt hinter den physischen Mauern von Haut und Schleimhaut auf der Lauer und warten auf Eindringlinge. Ihren Namen haben diese Zellen, weil sie mit vielen langen Ärmchen, die sich wie die Äste einer Baumkrone verzweigen (griechisch *dendrítes* = von den Bäumen verzweigt), das Gewebe abtasten. Durch die genetische Grundausbildung sind ihnen fremdartige Strukturen von Geburt an bekannt, sodass sie bei Erstkontakt sofort reagieren können. In einem solchen Fall können sie, genau wie die Neutrophilen, den Feind verschlingen.

FLÜSSIGE BESTANDTEILE DES ANGEBORENEN IMMUNSYSTEMS

Als flüssige Bestandteile bezeichnet man Proteine, die durch die Blutbahn zirkulieren und den Abwehrzellen bei der Bekämpfung einer Infektion helfen. Es gibt Hunderte dieser Proteine, und ihre Wirkung ist sehr kompliziert. Man munkelt, dass manchen Medizinstudierenden beim bloßen Gedanken an das Pauken dieser komplexen Prozesse Tränen in die Augen schießen. *Spoiler*: Es sind leider keine Freudentränen! Damit Sie bessere Erinnerungen an das Thema behalten, versuchen wir, es hier sehr einfach zu halten, und unterteilen die flüssigen Bestandteile grob in zwei Klassen: die Angriffsstoffe und die Botenstoffe.

Angriffsstoffe

Angriffsstoffe sind die Pistolen und Gewehre unserer kleinen Immunarmee. Sowohl in der Leber als auch in den zuvor besprochenen Abwehrzellen selbst werden diese Proteine und Enzyme produziert, die Viren und Bakterien direkt angreifen können. Einige dieser Stoffe fasst man als Komplementsystem zusammen, das eine der effektivsten Waffen des Körpers darstellt. Es besteht aus verschiedenen Teilen, die erst einmal zusammengebaut werden müssen, um einsatzbereit zu sein. Zusammengefügt ergeben die Bestandteile den sogenannten Membranangriffskomplex, der tödliche Löcher in die Oberfläche der Eindringlinge *schießen* kann. Assoziationen mit Rambo oder dem Terminator sind an dieser Stelle unvermeidlich. *Hasta la vista,* Erreger!

Botenstoffe

Im Rahmen einer Infektion schwirren verschiedenste Botenstoffe durch die Blutbahn. Sie alarmieren und informieren andere Truppen, die beispielsweise an entfernteren Stellen des Körpers auf Arbeit warten, über die eindringenden Krankheitserreger. Am Ort des Geschehens markieren sie den exakten Weg zum Einsatz, damit neu eintreffende Abwehrzellen schnell dahin gelangen, wo sie gebraucht werden. Außerdem stimulieren Botenstoffe die Abwehrzellen zusätzlich, damit sie sich teilen und vermehren, um dem Immunsystem noch mehr Durchschlagskraft zu verleihen.

Eine Gruppe dieser Stoffe wird Akute-Phase-Proteine genannt und in der Leber gebildet. Tritt im Körper irgendwo plötzlich eine Infektion auf, wird ihre Produktion sofort hochgekurbelt. Dieses Phänomen machen wir uns in der Medizin zunutze, indem wir den Anstieg der Akute-Phase-Proteine messen. Eine Erhöhung zeigt an, dass eine Entzündung vorliegen muss, ohne uns aber genau zu verraten, wo diese stattfindet.

Das C-reaktive Protein, abgekürzt CRP, ist der Superstar unter den Akute-Phase-Proteinen. Seit seiner Entdeckung wird es weltweit als universaler Entzündungsmarker in der Blutuntersuchung genutzt. Etwa sechs bis acht Stunden nach Beginn einer Entzündung kann ein Anstieg des CRP-Wertes im Blut gemessen werden. Funktionell heftet sich das CRP an die Eindringlinge und aktiviert sowohl Angriffsstoffe, wie das Komplementsystem, als auch zelluläre Abwehrkräfte, wie die Fresszellen. Möglicherweise ist es auch schon einmal bei Ihrem Kind im Blut gemessen worden und hat sich darum hier besondere Aufmerksamkeit verdient.

INSIDERWISSEN

CRP – der allseits bekannte Entzündungswert

Die Aussage, das CRP sei »negativ«, hört man häufig, ist aber streng genommen falsch. Eine kleine Menge des Proteins wird immer gebildet und bleibt messbar. Ein weiterer Irrtum ist, man könne anhand der Höhe sicher feststellen, ob es sich um Bakterien oder Viren handelt. Es gibt zwar die Tendenz, dass Viren eher einen kleineren und Bakterien einen größeren Anstieg verursachen, aber auch viele Ausnahmen. So kann etwa das RS-Virus ein sehr hohes CRP auslösen. Andererseits kann eine frühe, aber schwer verlaufende Bakterieninfektion noch zu keinem signifikanten Anstieg geführt haben.

Viel wichtiger ist das Gesamtbild, das sich Kinderärzt*innen aus der Vorgeschichte, den Symptomen, der körperlichen Untersuchung und den Blutergebnissen machen. In dieser Rolle ist das CRP ein wertvolles Puzzlestück.

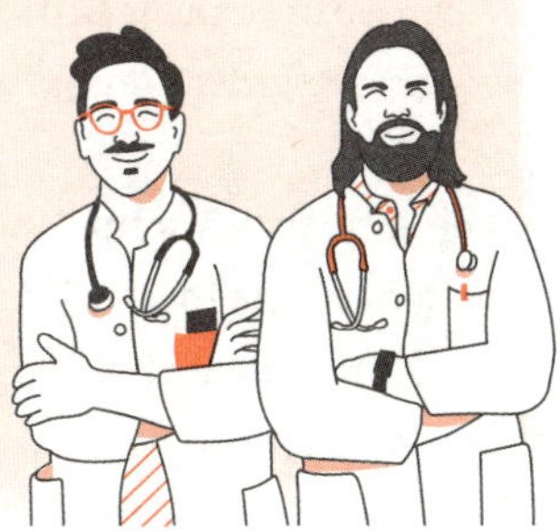

Eine weitere Hauptaufgabe der Botenstoffe führt uns zum nächsten Abschnitt: Sie sind nämlich auch dafür zuständig, unser erworbenes Immunsystem zu aktivieren. Machen Sie sich also bereit, hier kommt das Sondereinsatzkommando des Immunsystems!

Das erworbene Immunsystem

Das erworbene Immunsystem ist, wie der Name erahnen lässt, zum Zeitpunkt der Geburt eines Kindes noch nicht vorhanden. Die Ausbildung beginnt mit dem ersten Kontakt zu körperfremden Eindringlingen. Bei manchen Kindern ist das der erste Infekt, bei anderen die erste Impfung. Das erworbene Immunsystem lernt niemals aus, denn auch im weiteren Verlauf des Lebens wird es durch neuartige Infektionen trainiert. So machte etwa das erworbene Immunsystem aller Altersgruppen zuletzt weltweit erste Bekanntschaft mit dem neuartigen Coronavirus SARS-CoV-2. Der Schwerpunkt seiner Ausbildung liegt aber ganz klar in den ersten Lebensjahren, wo zunächst jeder Kontakt mit der Außenwelt neu ist. In unserer Militär-Analogie sind die Bestandteile des erworbenen Immunsystems das Sondereinsatzkommando, das in den ersten Lebensjahren erst einmal in ein herausforderndes *Bootcamp* geschickt werden muss. Mit der Zeit werden aus ihnen alte Hasen, die nur noch schwer zu überraschen sind. Aber wozu braucht es diese Untereinheit des Immunsystems, die erst trainiert werden muss? Reicht das angeborene System nicht aus?

Die Antwort ist simpel: nein. Denn die Ausbildung dieser Spezialeinheiten ist eine Investition in die Zukunft. Begegnet das Immunsystem des Kindes dem gleichen Erreger noch einmal, fällt die Abwehr deutlich leichter. Möglicherweise merken wir gar nicht, dass sich der Körper mit einem Erreger auseinandergesetzt hat. Je erfahrener das Immunsystem wird, desto öfter werden Viren und Bakterien still und heimlich vom spezialisierten, erworbenen Teil erledigt. Hätten Kinder lediglich das angeborene Immunsystem, wäre der wiederholte Kontakt zum gleichen Erregerstamm immer wieder eine völlig neue Herausforderung, so, als hätte das Immunsystem eine Demenz und könnte sich nicht mehr an vergangene Kämpfe erinnern. Das würde auch bedeuten, dass jeder Erregerkontakt immer wieder zu einer gleich heftigen Immunreaktion mit einem gleich starken Krankheitsgefühl führen würde. Stellen Sie sich mal vor, dass Ihr Kind (und Sie dann auch) die Hand-Fuß-Mund-Krankheit immer wieder aufs Neue durchmachen würde. Ganz schön schauriger Gedanke, oder? Darum ein Hoch auf das erworbene Immunsystem!

Im Gegensatz zum angeborenen kann das erworbene Immunsystem also von Kind zu Kind sehr unterschiedlich sein und wird von den individuellen Krankheitserfahrungen geformt, die wir über Jahre sammeln. Die untrainierten Bestandteile sind hingegen genetisch festgelegt und bei allen Kindern gleich. Auch das erworbene Immunsystem kann man in zelluläre und flüssige Bestandteile trennen.

ZELLULÄRE BESTANDTEILE DES ERWORBENEN IMMUNSYSTEMS

Hauptbestandteil unseres Sondereinsatzkommandos ist eine Sorte von weißen Blutkörperchen, die Lymphozyten genannt wird. Wie der Name schon ahnen lässt, sind diese Zellen ganz besonders stark in der Lymphflüssigkeit und in den Lymphknoten vertreten. Aber auch im Blut sind sie mit mehreren Millionen Zellen pro Milliliter massenweise anzutreffen. So machen die Lymphozyten bei kleinen Kindern den größten Teil aller weißen Blutkörperchen aus.

Im Gegensatz zu den Zellen des angeborenen Immunsystems, die zwar sofort einsatzbereit, aber wenig lernfähig sind, durchlaufen die

Lymphozyten eine regelrechte Ausbildung: vom naiven Grünschnabel bis zum weisen Veteranen. Diese Schulbank drücken die Lymphozyten im Thymus – dem spannenden Organ, dem wir uns schon in der Einleitung kurz gewidmet haben. In mehreren Schritten lernen sie zuerst, wie man eine andere Zelle im Körper erkennt und angreift, egal woher sie stammt. Dabei entstehen aber auch viel zu aggressive Formen, die den eigenen Körper angreifen würden, weil sie Freund und Feind nicht auseinanderhalten können. Diese Blindgänger erkennt der Thymus, filtert sie heraus und mustert sie wieder aus. Übrig bleiben die besten und qualifiziertesten T-Lymphozyten, die über Selbsttoleranz verfügen, also die Fähigkeit, eindeutig zwischen fremden und eigenen Zellen zu unterscheiden. Weniger als 10 Prozent der T-Lymphozyten überstehen diese strenge Selektion und werden als Spezialeinheit in den Lymphknoten stationiert. Diese *Crème de la Crème* ist dann jeweils auf ein ganz bestimmtes fremdes Merkmal spezialisiert. Erst wenn ein Eindringling genau dieses Merkmal aufweist, auf das der individuelle T-Lymphozyt abgerichtet wurde, greift er an.

Die zweite große Gruppe der Lymphozyten bilden die B-Lymphozyten. Sie können zwar genauso wie die eng verwandten T-Lymphozyten körperfremde Merkmale auf der Oberfläche von Eindringlingen erkennen, aber in den direkten Nahkampf gehen sie nicht. Sie haben eine andere, besonders raffinierte Fähigkeit der Abwehr entwickelt: die Bildung von Antikörpern! Was es mit ihnen auf sich hat, erfahren wir im nächsten Abschnitt. Und dann arbeitet noch eine weitere Spezialeinheit für die Lymphozyten. Diese Truppe gehört eigentlich zum angeborenen Immunsystem, ihre Söldner sind die Natürlichen Killerzellen (nein, das haben wir uns nicht selbst ausgedacht!). Und sie machen ihrem Namen alle Ehre. Diese Killerzellen sind nämlich in der Lage, in die Hülle ihrer Zielzelle, die sie ausschalten wollen, unbemerkt kleinste Löcher zu bohren, um dann in diese

Schwachstellen Stoffe einzuflößen, die die Zelle von innen heraus zerstört. Abgefahren, finden Sie nicht?

FLÜSSIGE BESTANDTEILE DES ERWORBENEN IMMUNSYSTEMS

Antikörper sind Y-förmige Proteine, die von den B-Lymphozyten gebildet werden, wenn sie durch einen fremden Stoff gereizt werden. So passen die Antikörper auf die Oberfläche des Erregers wie ein Schlüssel ins Schloss und für jede Art von Krankheitsauslösern gibt es ganz eigene, spezifische Antikörper. Bombenfest kleben sie auf den Erregern und helfen so auf verschiedenen Wegen bei der Bekämpfung. Zum einen können Antikörper die wichtigsten Funktionen des Erregers stören und sie durch Neutralisation handlungsunfähig machen. Außerdem verklumpen die Erreger durch die klebrigen Antikörper zu größeren Haufen, was sie träge und leichter angreifbar macht. Und Antikörper aktivieren das zuvor schon beschriebene Komplementsystem des angeborenen Immunsystems, das in kurzer Zeit einen Schweizer Käse aus der Oberfläche des Erregers macht.

B-Lymphozyten sind das Lernzentrum des Immunsystems. Wurde ein Antikörper erfolgreich zur Abwehr eingesetzt, wird ein Teil der ursächlichen B-Lymphozyten zu sogenannten Gedächtniszellen weiterentwickelt. Diese besonderen Zellen bilden einen Informationsspeicher aus vorangegangenen Infektionen, wie eine Kartei voller Fingerabdrücke von aktenkundigen Übeltätern. Dringt der gleiche Erreger ein zweites Mal in den Körper ein, können die Gedächtniszellen sofort wieder zum Einsatz kommen und mit der Antikörperausschüttung beginnen. Ein vorheriges Kennenlernen und der folgende Ausreifungsprozess sind dank der gespeicherten Fingerabdrücke dann nicht mehr notwendig. Den Wiederholungstätern bleibt keine Chance! Das ist der Grund, warum manche Erreger kein zweites Mal ernsthaft krank machen können. Mit der Zeit wächst diese Kartei der verschiedenen Gedächtniszellen zu einer großen Bibliothek an – das Immunsystem wird zum erfahrenen Ermittler. Nur noch ganz ausgefuchste Verwandlungskünstler wie Grippeviren, die ständig ihre Form verändern, können dann immer wieder aufs Neue Unruhe stiften.

Nestschutz

Der schöne Begriff Nestschutz beschreibt einen wichtigen Teil des Immunsystems, den eine Mutter ihrem hilflosen Neugeborenen mit auf den Weg gibt. Hilflos, weil das Baby noch über so gut wie kein erworbenes Immunsystem verfügt, aber durchaus mit Erregern in Berührung kommen kann.

Dafür hat sich Mutter Natur den Nestschutz einfallen lassen. Er besteht aus mütterlichen Antikörpern, die über die Plazenta auf das Kind übergehen und ihm während der Schwangerschaft und nach der Geburt einen erweiterten Schutz gegen Infektionen bieten. Aus Sicht der Mutter gehört der Nestschutz also zum erworbenen, aus Sicht des Kindes zum angeborenen Immunsystem. Eine sehr clevere Mischung, die allerdings nur zeitlich begrenzt ist. Manchmal wird auch der etwas irreführende Ausdruck Leihimmunität verwendet, obwohl das Kind den Nestschutz natürlich nicht an seine Mutter zurückgeben kann. Wie ein liegen gelassener Schal oder Turnbeutel im Schulbus gehört der Nestschutz zu den Dingen, die Kinder irgendwann mit Sicherheit wieder verlieren werden.

Die Übertragung der Antikörper über die Plazenta beginnt im dritten Schwangerschaftsmonat und endet erst mit der Durchtrennung der Nabelschnur bei der Geburt, je länger also das Baby von dieser Übertragung profitieren kann, desto besser ist es geschützt.

Logischerweise haben darum zum errechneten Termin geborene Kinder einen besseren Nestschutz als Frühgeborene. Im Schnitt hält der Nestschutz etwa zwei bis vier Monate, danach ist von keinem effektiven Schutz mehr auszugehen. Das ist auch der Grund, weshalb die ersten Impfungen nach STIKO-Impfkalender bereits im Alter von zwei Monaten empfohlen werden.

Wie gut der Nestschutz wirklich hilft, hängt aber natürlich auch von der Quelle der Antikörper ab. Wenn die Mutter eine Erkrankung noch nie durchgemacht hat oder nicht dagegen geimpft wurde, kann sie auch keine Antikörper weitergeben, die dagegen wirken. Ein wichtiges und anschauliches Beispiel ist das Herpes-simplex-Virus (HSV), das bei vielen Menschen den weitverbreiteten Lippenherpes auslöst und bei direktem Kontakt sehr ansteckend ist. Neugeborene, deren Mütter noch nie Kontakt zum HSV hatten, haben also ein deutlich höheres Risiko, eine schwere Infektion zu erleiden, weil ihr Nestschutz für dieses Virus unvollständig ist. Ein Küsschen von der Tante oder dem Onkel mit einem Herpesbläschen kann dann schon zur großen Gefahr für das Kind werden. Am gefährlichsten wird es, wenn eine frischgebackene Mutter in den ersten Tagen nach der Geburt das erste Mal eine Herpesinfektion durchmacht. Kein Schutz, aber viele Viren ist unmittelbar nach der Geburt eine schlechte Kombination. Neugeborene, deren Mütter schon einmal Herpes hatten, können zwar auch schwer erkranken, haben aber ein deutlich geringeres Risiko.

Doch nicht nur die Historie an durchgemachten Infektionen der Mutter ist wichtig. Auch die Vollständigkeit des mütterlichen Impfstatus spielt eine große Rolle. Lücken im eigenen Impfschutz führen unmittelbar zu gefährlichen Lücken im kindlichen Nestschutz. Prüfen Sie deswegen bereits bei Kinderwunsch Ihren Impfstatus und führen Sie, falls notwendig, Auffrischungen schnellstmöglich durch. Leider lassen sich nämlich nicht mehr alle Immunisierungen nach

Beginn der Schwangerschaft nachholen. Lebendimpfungen, wie man sie gegen Mumps, Masern, Röteln und Varizellen einsetzt, dürfen in der Schwangerschaft nicht verabreicht werden.

In diesem Zusammenhang ist besonders die mütterliche Impfung gegen Keuchhusten hervorzuheben. Eine Infektion mit dem Bakterium Bordetella pertussis ist vor allem im jungen Säuglingsalter sehr gefährlich. Denn diese spezifischen Impfantikörper sind leider relativ kurzlebig und selbst eine Auffrischungsimpfung kurz vor Beginn der Schwangerschaft ist für einen guten Nestschutz nicht ausreichend. Erfreulicherweise wurde das Problem erkannt und die STIKO hat 2020 die Empfehlung zur Auffrischung der Impfung während der Schwangerschaft, und zwar erst ab Beginn des letzten Schwangerschaftsdrittels, gegeben. Wenn eine Frühgeburt droht, sollte die Impfung sogar in das zweite Drittel vorgezogen werden, so sind in dieser vulnerablen ersten Lebensphase der Kinder ausreichend Impfantikörper im Nestschutz integriert. Das Risiko für einen schweren Keuchhusten-Verlauf kann um 90 Prozent gesenkt werden. Die Einführung dieser Impfung für Schwangere stellt einen eleganten Meilenstein der Gesundheitsprävention dar, es ist die erste Impfung zum Schutze des Kindes, die noch vor der Geburt verabreicht wird. Kurz darauf folgte 2021 die zweite sinnvolle Impfempfehlung dieser Art: die SARS-CoV-2-Impfung ab dem zweiten Schwangerschaftsdrittel.

Ebenfalls zum Nestschutz gehört übrigens die Muttermilch, deren immunologische Vorteile wir später noch ausführlich besprechen werden.

Impfungen – das »Bootcamp« für unser Immunsystem

Nachdem wir uns jetzt die Grundlagen der Funktionalität des Immunsystems angeschaut haben, ist der beste Zeitpunkt gekommen, sich einem weiteren zentralen Thema dieses Buches zu widmen – sprechen wir endlich über Impfungen!

Die Entdeckung und Verbreitung von Impfungen im 20. Jahrhundert ist vielleicht einer der Hauptgründe, warum Sie gerade gemütlich mit einem Tee auf der Couch sitzen und dieses Buch in den Händen halten können. Klingt drastisch? Entspricht aber statistisch gesehen der Wahrheit. Schauen wir uns dafür einmal die Daten zur Sterblichkeit in Deutschland durch die Viruserkrankung Poliomyelitis im letzten Jahrhundert an.

Anfang der 1950er-Jahre kam es zu weitreichenden Polio-Epidemien in Deutschland. Zehntausende infizierten sich, fast 10 000 Todesfälle wurden registriert. Insbesondere Kinder und Jugendliche waren betroffen. Mit Einführung der Schluckimpfung gegen das Poliovirus im Jahre 1960 in der ehemaligen DDR und im Jahre 1962 in der BRD konnten die Zahlen rapide gesenkt werden. Steckten sich beispielsweise in der BRD 1960 und 1961 noch zwischen 4000 und 5000 Menschen jährlich an, waren es 1964 und 1965 nur noch 40 bis 50 Fälle. Das entspricht einem Rückgang von 99 Prozent in wenigen Jahren – eine Quote, von der wir heute bei der Erforschung neuer Therapien nur träumen können! Der letzte Todesfall durch eine Poliomyelitis in Deutschland ereignete sich in den 1980er-Jahren und war eine absolute Ausnahme.

Das ist nur eines von vielen Beispielen für Impfungen (auf die wir gleich auch noch genauer eingehen werden), die maßgeblich zum

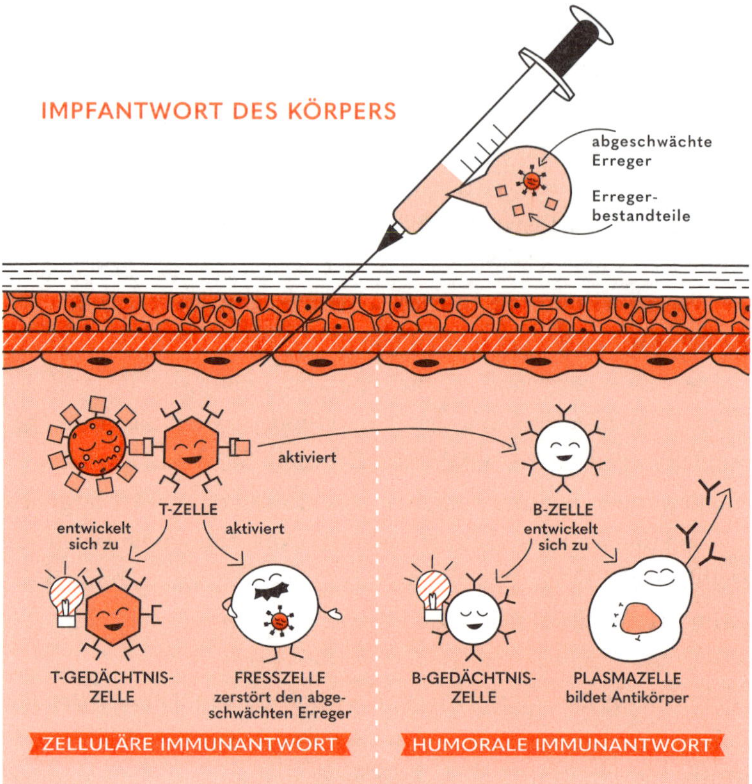

Rückgang der Kindersterblichkeit in Europa beigetragen haben. Man möchte es sich gar nicht vorstellen, aber ohne diese medizinische Revolution wären sicher einige unserer Großeltern oder Eltern schwer an Polio, Tetanus oder Diphtherie erkrankt und vielleicht daran verstorben.

Aber wie funktioniert dieses Wunderwerk der Medizin? Wie entfalten Impfungen im Körper ihre Wirkung? Um diese Fragen zu klären, tauchen wir erneut in die mikroskopische Ebene unseres Immunsystems ein. Bitte anschnallen!

Wie entfalten Impfungen ihre Wirkung? Oder: Was haben eigentlich Impfungen und *Milchmädchen* gemeinsam?

Es war ein englischer Landarzt namens Edward Jenner, der bereits im 18. Jahrhundert etwas Faszinierendes feststellte: Milchmädchen, die sich bei Kühen mit den harmlosen Kuhpocken ansteckten, waren immun gegen die gefürchteten Menschen-Pocken. Dieser regelrechte *Lifehack* war unter Bäuerinnen und Bauern bereits bekannt, als Ärzt*innen noch keinen Schimmer hatten.

Bis dahin wusste man lediglich von einer Praktik namens Variolation, die bereits im Mittelalter in Asien und später im Orient durchgeführt wurde. Bei der Variolation wurde einem Menschen, der die Pocken überstanden hatte, Material aus den übrig gebliebenen Pusteln entnommen und einer gesunden Person auf eine kleine herbeigeführte Wunde aufgetragen. Was aus heutiger Sicht ganz schön eklig erscheint, war damals genial und revolutionär. Es gab aber einen Haken! Bei der Variolation verblieb ein relativ hohes Risiko, durch Reaktivierung der Viren selbst wieder schwer zu erkranken. Daher hatte sich die Methode in Europa nicht flächendeckend durchgesetzt.

Nachdem Jenner den Zusammenhang mit den Kuhpocken bemerkt hatte, fiel ihm auf, dass bei Pocken-Ausbrüchen nicht nur die Milchmädchen, sondern alle, die zuvor an harmlosen Kuh- oder Pferdepocken erkrankt waren, verschont blieben. Am geschichtsträchtigen 14. Mai 1796 impfte er dann den Sohn seines Gärtners mit Kuhpockenviren, die er zuvor aus der Pocke an der Hand einer Erkrankten gewonnen hatte. Dabei wusste er selbstverständlich noch nichts von den kleinen Mikroorganismen in den Bläschen, denn die Viren selbst wurden erst viel später entdeckt. Doch dies war die namensgebende Geburtsstunde der Vakzination (von lateinisch *vacca* – Die Kuh). Als Jenner den Jungen sechs Wochen später gefährlichem menschlichem

Pockeneiter aussetzte, blieb dieser gesund. Gleich darauf vollzog er die gleiche Prozedur erfolgreich bei seinem eigenen Sohn und anderen Kindern. Ehrenhafterweise verzichtete Jenner auf ein Patent, damit alle Menschen Zugang zu dieser wichtigen Immunisierung erhalten konnten. Liebe Pharmafirmen, bitte eine Scheibe davon abschneiden!

Anerkennung erhielt Jenner für seine Arbeit später von historischen Größen wie Napoleon, der sein ganzes Heer nach dieser Methode impfte, oder Thomas Jefferson, dem Gründervater der Vereinigten Staaten von Amerika. Edward Jenner wurde zum ersten großen *Impfluencer*.

Was er damals entdeckte, ist noch immer das grundsätzliche Prinzip aller Impfungen: Dem Immunsystem wird zunächst etwas Körperfremdes in einer harmlosen, nicht ernsthaft krank machenden Form präsentiert. Von der Harmlosigkeit weiß das Immunsystem aber gar nichts. Es geht davon aus, dem waschechten Feind gegenüberzustehen, und antwortet mit einer umfangreichen Immunreaktion. Es werden Antikörper gebildet, man merkt sich den Übeltäter, und das Immungedächtnis wird erweitert.

Weil der Körper davon ausgeht, die Situation sei real, wird er sein Allerbestes geben und dabei ziemlich ins Schwitzen kommen, auch wenn ihm gar keine echte Infektion droht. Danach ist er gut auf den Ernstfall vorbereitet. Für manche Krankheiten reichen ein paar Testdurchläufe, um gerüstet zu sein. Für kniffligere Situationen muss die Übung in regelmäßigen Abständen wiederholt und die Kenntnisse sollten aufgefrischt werden.

Es gibt verschiedene Wege, das Immunsystem durch Impfungen zu trainieren. Einerseits existieren Totimpfstoffe, bei denen dem Körper entweder ganze, abgetötete Erreger oder nur einzelne Bestandteile zugeführt werden. Das geimpfte Material ist dann nicht in der Lage, sich im Körper zu vermehren. Eine neue, indirekte Variante der

Totimpfung sind die im Rahmen der Coronavirus-Pandemie eingeführten mRNA-Impfstoffe. Dabei wird statt eines direkten Erregerbestandteils eine sogenannte Messenger-RNA injiziert. Die mRNA ist ein Bauplan, der in den Körperzellen abgelesen wird, um den Erregerbestandteil selbst vor Ort herzustellen. Das ist vergleichbar mit den Bauplänen für einen 3D-Drucker: Anstatt sich einen Gegenstand zu kaufen, wird er mittels eines Bauplans bequem zu Hause hergestellt. So macht es auch die Körperzelle, die anhand dieses Plans den Virusbestandteil selbstständig herstellt. Bei SARS-CoV-2 besteht die mRNA- Impfung beispielsweise aus dem Bauplan des *Spike*-Proteins. Spike-Proteine sitzen außen auf der Hülle des SARS-CoV-2-Virus, das damit an menschliche Körperzellen andockt und seinen Angriff einleitet.

Was ist der Vorteil von mRNA- gegenüber klassischen Totimpfstoffen? Bezogen auf ihre Wirksamkeit sind mRNA-Impfstoffe nicht besser oder schlechter als ihre klassischen Vorgänger. Die Herstellung des Impfstoffs ist aber deutlich einfacher und günstiger und kann bei Bedarf, zum Beispiel bei einer neuen Virusvariante, schnell nachgebessert werden.

Lebendimpfstoffe dagegen enthalten vermehrungsfähige und lebendige Erreger, die zuvor aber abgeschwächt worden sind. Sie können deshalb die gefürchtete Erkrankung nicht mehr auslösen, in seltenen Fällen aber zu einer milden und harmlosen *Light*-Variante der Erkrankung führen. Am bekanntesten sind die *Impfmasern* in Folge einer Masernschutzimpfung, die zwar nervig, aber vollkommen ungefährlich sind. Als Ausnahme müssen hier Kinder mit einer Immunschwäche, z.B. einem angeborenen Immundefekt, genannt werden. Für sie kann eine Lebendimpfung problematisch sein und darf nicht ohne Rücksprache mit Expert*innen auf dem Gebiet der Immunologie verabreicht werden.

Letztendlich führen diese verschiedenen Impfmöglichkeiten alle zur gleichen Reaktion des Immunsystems: Die körperfremden Stoffe – ob tot, lebendig oder im Labor hergestellt, ist egal – werden von Spähern des Immunsystems aufgenommen und ihren Immunsystem-Kollegen auf der Zelloberfläche präsentiert. Mit den Fundstücken geschmückt wie ein Paradiesvogel, erregen sie die Aufmerksamkeit bestimmter T-Lymphozyten, der sogenannten T-Helfer-Zellen. Diese Zellen *helfen*, indem sie Bericht über die Lage an noch unbekümmerte B-Lymphozyten erstatten, welche bisher gemütlich aus der Ferne zugeschaut haben. Das aktiviert die B-Lymphozyten, die daraufhin sofort mit der Produktion von Antikörpern und der Abspeicherung des Immungedächtnisses beginnen. *Tada!* – die Scharade ist perfekt und das Immunsystem ist unserem Trick mit den harmlosen Erregern auf den Leim gegangen. Es bildet direkt eine standesgemäße Immunantwort aus, ohne jemals ernsthaft gefährdet worden zu sein. Wie Pilot*innen, die im realistischen Simulator ins Schwitzen kommen, kann natürlich auch das Immunsystem dabei ordentlich aufflackern. Deswegen fühlen wir uns in manchen Fällen krank oder entwickeln vorübergehendes Fieber. Das ist der kleine, aber unbedenkliche Preis für dieses hyperrealistische Training.

Nimmt man alle Impfungen im Kindesalter zusammen, entspricht das einem schweißtreibenden Bootcamp, durch das wir das Immunsystem jagen. Das harte Training lohnt sich aber allemal, denn danach ist es auf (fast) alle Bösewichte da draußen bestens vorbereitet. Es ist uns dabei wichtig zu betonen, dass diese Impfungen sehr viel berechenbarer und sicherer sind, als sich mit all diesen Kinderkrankheiten ganz real anzustecken. Bei manchen Eltern hält sich hartnäckig die Auffassung, dass ein Kind »da durchmüsse«, um das Immunsystem zu trainieren. Das stimmt teilweise, aber eine akute Infektion, die immer das Risiko für einen schweren Verlauf oder auch später auftretende Komplikationen birgt, darf nicht unterschätzt werden. Die

Impfung ist hier auf jeden Fall die bessere Wahl für Kind und Immunsystem. Um Ihnen das noch verständlicher zu machen, folgt nun ein kleiner Ausflug in die Geschichte verschiedener Infektionskrankheiten, die wir dank Impfungen schon fast vergessen haben.

Impfungen sei Dank – die Geschichte (zum Glück) vergessener Infektionskrankheiten

Mit den Pocken (weltweit trat der letzte Todesfall 1978 auf) und der Poliomyelitis (Europa wurde 2002 für Polio-frei erklärt) haben wir bereits zwei absolute Erfolgsgeschichten der Impfhistorie kennengelernt. Damit aber nicht genug! Es gibt weitere schaurige Krankheiten, die auch wir als Kinderärzte glücklicherweise (fast) nur noch aus Geschichts- und alten Lehrbüchern kennen. Als wichtigste Vertreter dieser Kategorie besprechen wir hier Tetanus, Diphtherie und die Masern. Achtung – es könnte gruselig werden!

TETANUS

Die meisten von uns haben erfreulicherweise im Leben noch nie einen Menschen mit einem Wundstarrkrampf (Tetanus) gesehen. Diese Erkrankung, die unbehandelt *immer* zum Tod führt, wird durch das allgegenwärtige Bakterium Clostridium tetani ausgelöst. Der deutsche Name der Erkrankung beschreibt ihren Ablauf sehr bildhaft: Durch eine Wunde treten die Bakterien in den Körper ein und scheiden dort Giftstoffe (Toxine) aus, die einige Tage bis Wochen nach der Ansteckung in das zentrale Nervensystem eindringen und zu schwersten Krämpfen der Körpermuskulatur führen. Diese Krämpfe sind sehr schmerzhaft, können durch das extreme Überstrecken des Rückens zu Wirbelkörperbrüchen führen und sogar einen Atemstillstand verursachen. Nach Einführung der ersten Impfung mit einem abgeschwächten Toxin im Jahr 1924 konnte die Tetanusrate in den Industrienationen rasch um über 90 Prozent gesenkt werden. Heutzutage ist Tetanus in Europa zur Rarität geworden und tritt nur bei Menschen auf, die noch nie geimpft wurden oder deren Impfung unzureichend aufgefrischt worden ist. Ein Leben ohne Tetanusschutz gleicht also einer Motorradfahrt ohne Helm und Schutzkleidung. Jede noch so kleine Wunde kann lebensgefährlich sein.

Was aber gilt es zu tun, wenn sich Kinder bei noch nicht abgeschlossener Impfserie oder Erwachsene bei vergessener Auffrischung eine Wunde zuziehen? Keine Sorge, in diesem Fall kann eine sogenannte Simultanimpfung durchgeführt werden. Dabei erhält man sowohl eine klassische Tetanus-Auffrischungsimpfung (eine aktive Immunisierung) als auch eine Injektion mit bereits fertigen Tetanus-Antikörpern (eine passive Immunisierung), die aus dem Blut freiwilliger, gesunder Spender*innen gewonnen werden. Richtig gehört! Das sind leider zwei Spritzen gleichzeitig, die auch mindestens einem der Autoren dieses Buches (welchem, wird nicht verraten) wegen einer Kopfplatzwunde im Kindesalter in die linke und rechte Pobacke gedonnert wurden. Nicht angenehm, aber sehr wirksam!

DIPHTHERIE

Den Begriff Diphtherie nehmen wir regelmäßig im Zusammenhang mit der Impfung in den Mund, ohne je selbst mit dieser furchtbaren Erkrankung konfrontiert worden zu sein.

Nach Ansteckung durch einen anderen Menschen mit dem Corynebacterium diphteriae kommt es nach wenigen Tagen zunächst zu unspezifischen Beschwerden wie Halsschmerzen, einer Lymphknotenschwellung und Fieber. Nicht selten kann die Erkrankung durch einen bellenden Husten, wie bei einem Pseudokrupp, begleitet sein.

Das Heimtückische: Auch diese Bakterien produzieren ein gefährliches Toxin! Der Giftstoff führt zu einem raschen Absterben oberflächlicher Schleimhautzellen, die sich von den darunter liegenden Schichten lösen. Steigt die Entzündung in den Bereich des Kehlkopfes hinab, können sich große Areale losgelöster Schleimhaut beim Einatmen auf den Kehlkopf legen. Im schlimmsten Fall kann dies zum Ersticken führen. Nicht ohne Grund wurde die Erkrankung in früheren Generationen auch *Würgeengel der Kinder* genannt.

Im Gegensatz zu den Pocken ist es bisher nicht gelungen, die Diphtherie auszurotten. In Deutschland erkranken noch immer etwa zehn bis zwanzig Kinder im Jahr daran und müssen meistens intensivmedizinisch behandelt werden. Der Durchbruch in der Behandlung der Diphtherie gelang bereits Ende des 19. Jahrhunderts durch die Entwicklung eines Immunserums aus Antikörpern. Diese wurden in einer komplizierten Prozedur aus dem Blut von Pferden gewonnen, die vorher mit abgeschwächten Diphtherie-Bakterien geimpft worden waren. Genauso wie die Antikörper-Therapie gegen Tetanus wurden auch diese Diphtherie-Antikörper von dem deutschen Arzt Emil von Behring entdeckt. Übrigens: Diese großartige Leistung gelang ihm in enger Zusammenarbeit mit seinem Kollegen Paul Ehrlich unter Aufsicht seines Chefs Robert Koch – beide sind durch die nach ihnen benannten Institute heute jedem bekannt. Emil von Behring erhielt für seine Forschung den Nobelpreis für Medizin und die Presse gab ihm auch noch den Titel *Retter der Kinder*. Kinderärzt*innen sind ihm zu großem Dank verpflichtet!

MASERN

Um ein Haar hätten es die Masern nicht in dieses Kapitel geschafft. Doch leider sind sie gar nicht so *vergessen*, wie es uns lieb wäre. Noch im Jahr 2015 ereilte Europa eine gefährliche Masernwelle mit über

4000 gemeldeten Fällen. Traurigerweise belegte Deutschland mit einem Anteil von 63 Prozent aller Fälle den unrühmlichen Spitzenplatz. Schuld daran waren wahrscheinlich einerseits unzureichend geimpfte Erwachsene, aber auch zu spät geimpfte Kinder. Die empfohlene zweite Masernimpfung für den Zeitraum zwischen dem 15. und 23. Lebensmonat haben in Deutschland nach aktuellen Daten weniger als 70 Prozent der zweijährigen Kinder erhalten. Zudem gibt es regional eklatante Unterschiede zwischen einzelnen Landkreisen, teilweise liegen die Impfquoten sogar weit unter 50 Prozent. Für das von der WHO ausgerufene Ziel der erfolgreichen Eliminierung der Masern wären jedoch flächendeckend 95 Prozent notwendig.

Sind die Masern vielleicht aufgrund vergangener Impferfolge hierzulande in Vergessenheit geraten? Schauen wir uns noch einmal an, was diese Fieslinge eigentlich bewirken können.

Die Infektion mit Masernviren selbst ist bereits alles andere als banal. Die Erkrankung läuft in zwei Phasen ab. In der ersten, die bis zu fünf Tage andauert, bestehen unspezifische Symptome mit hohem Fieber und Halsschmerzen. Ganz charakteristisch können weißliche, nicht abwischbare Flecken der Wangenschleimhaut sein, die auch Koplik-Flecken genannt werden. Wenn das Fieber sinkt und man glaubt, das Schlimmste überstanden zu haben, folgt eine zweite Phase mit massivem knallrotem fleckigen Ausschlag, sehr hohem Fieber und einem allgemein sehr schweren Krankheitsgefühl. Damit aber leider noch immer nicht genug: Die überstandene Maserninfektion hinterlässt ihre Spuren in Form einer allgemeinen Immunschwäche, die über Wochen und Monate, vereinzelt auch Jahre andauern kann. In dieser Phase sind Kinder besonders anfällig für masernassoziierte eitrige Mittelohr- oder Lungenentzündungen. Am schlimmsten, aber zum Glück selten, ist eine Komplikation, die subakute sklerosierende Panenzephalitis genannt wird. Diese Art der Maserninfektion heißt auch Slow-Virus-Infektion, weil sie erst spät nach der offensichtlichen

Masernerkrankung auftritt. Der Körper wird dabei die Viren nicht mehr los, die sich dann schleichend im Bereich des zentralen Nervensystems ausbreiten und zu irreparablen Schäden an den Nervenfasern führen. Diese Komplikation kann man nicht aufhalten und der Verlauf ist immer tödlich.

Sehr kritisch ist eine Maserninfektion außerdem während der Schwangerschaft, denn sie gefährdet sowohl das ungeborene Kind als auch die Mutter. Masernviren können über die Plazenta zum Kind gelangen und eine schwere Infektion mit einem hohen Risiko für eine Fehl- oder eine Frühgeburt auslösen.

Seit dem 1. März 2020 gilt in Deutschland aufgrund der schlechten Impfquoten, und um vermeidbare Komplikationen zu umgehen, erfreulicherweise eine Masernimpfpflicht. Sie betrifft einerseits alle Kinder, die ab dem ersten Geburtstag Kindertagesstätten, Kindergärten und Schulen besuchen, andererseits sinnvollerweise auch das betreuende Personal. Zudem gilt die Pflicht in medizinischen Einrichtungen. Es wäre schön, wenn wir dank solcher Maßnahmen bald die Ausrottung dieser vermeidbaren und gefährlichen Krankheit erreichen würden.

STIKO-Impfkalender – der (fast) perfekte Plan

Zunächst möchten wir der ständigen Impfkommission (STIKO) ein Lob für ihre gute Arbeit aussprechen! Wussten Sie, dass alle Gremiumsmitglieder der STIKO ausschließlich ehrenamtlich tätig sind? Eine Gruppe aus höchstqualifizierten Expert*innen berät die Bevölkerung wissenschaftlich fundiert und gratis zum Schutze des Allgemeinwohls, damit wir uns im besten Fall nicht mit Entscheidungen herumschlagen müssen, deren Auswirkungen wir meist gar nicht überblicken können. Und trotz der enormen Tragweite dieser Arbeit erhalten die Mitglieder der Kommission als Gegenleistung lediglich Respekt und Anerkennung (wenn überhaupt)! Wo gibt's denn so was? Das STIKO-Gremium ist wahrscheinlich der einzige Rat in Berlin, der in feuchten Händedrücken bezahlt wird. In anderen Branchen wäre das wohl schwer vorstellbar und ist deswegen umso bemerkenswerter.

Was aber macht die STIKO genau? Sie wurde 1972 gegründet, gehörte zunächst zum ehemaligen Bundesgesundheitsamt und wurde 1994 an das Robert-Koch-Institut (RKI) angegliedert. Die ersten Impfempfehlungen sprach die STIKO 1974 aus (zur Masernimpfung), 1976 folgte der erste offizielle Impfkalender, der seitdem ständig weiterentwickelt wird. Die Aufgabe der STIKO besteht darin, vorhandene wissenschaftliche Erkenntnisse auszuwerten und, anhand der Daten, allgemeingültige Impfempfehlungen auszusprechen. Dabei sollen nur die medizinische Wirksamkeit und die Risiken, ohne Berücksichtigung von Kosten, abgewogen werden. Aufgrund der großen Bedeutung der STIKO wurden ihre Existenz und Rolle 2001 gesetzlich im Infektionsschutzgesetz verankert. Kenntnisse über den aktuellen Impfkalender der STIKO gehören zum absoluten Grundwissen aller Kinderärzt*innen. Änderungen werden mit Spannung erwartet und im Rahmen der regelmäßig erscheinenden *Epidemiologischen Bulletins* erläutert. Dabei lohnt es sich immer, einen sehr gründlichen Blick hineinzuwerfen – sowohl für medizinisches Personal als auch für interessierte Eltern.

Den Impfkalender möchten wir an dieser Stelle nicht inhaltlich auseinandernehmen, da er sicherlich vielen Leser*innen bekannt ist und zudem regelmäßigen Updates unterliegt. Wir haben im Titel des Kapitels aber bewusst angedeutet, dass der Plan aus unserer Sicht nur *fast* perfekt ist. Es folgt eine kleine Manöverkritik.

EXKURS

MENINGOKOKKEN-B-IMPFUNG

Einer Aussage der STIKO geht immer eine äußerst sorgfältige und nüchterne wissenschaftliche Analyse voraus, sodass die erteilten Empfehlungen stets absolut wasserdicht sind. Gleichzeitig bringt dieses Vorgehen aber eine verzögerte Reaktionszeit mit sich. Bis nämlich genug schlagkräftige Daten in verschiedenen Studien veröffentlicht wurden, die man dann prüfen kann, dauert es mitunter eine ganze Weile. Das fühlt sich manchmal so an, als würden wir in Deutschland erst einmal die anderen die Pionierarbeit machen lassen, während wir aus sicherer Ferne beobachten.

Bitte nicht falsch verstehen! Kinder sind keine Versuchskaninchen und es ist sehr gut, zunächst wissenschaftliche Erkenntnisse abzuwarten. Bei Themen wie der Meningokokken-B-Impfung fragen sich aber immer mehr Kinderärzt*innen und Eltern, wann wir uns denn endlich aus der sicheren Beobachtung hervorwagen. Falls diese Impfung, während Sie das hier lesen, bereits in den Kalender aufgenommen wurde (denn wir sind sicher, dass es irgendwann geschehen wird), sind wir äußerst erfreut darüber.

Meningokokken sind ganz üble Gesellen – egal ob Typ C oder B! Auch uns sind solche Fälle bereits in der Notaufnahme oder Intensivstation begegnet. Zum Glück aber sehr selten.

Meningokokken können nämlich eine Hirnhautentzündung (medizinisch Meningitis genannt) auslösen, die einen schweren Verlauf nehmen und zu lebenslangen Folgeschäden wie Hörverlust, Lähmungen oder Blindheit führen können. Als wäre das nicht ernst genug, besteht zusätzlich die Gefahr einer Ausbreitung der Bakterien über die Blutbahn. Eine solche Überschwemmung des Körpers mit Bakterien nennt man Sepsis. Die Sepsis mit Meningokokken schreitet besonders schnell und gnadenlos voran, sodass die helfenden Maßnahmen meist nur noch hinterherrennen. Oft ist der Verlauf durch ein mögliches Organversagen tödlich und die überlebenden Kinder zahlen, aufgrund begleitender schwerer Durchblutungsstörungen, mit dem Verlust einer oder mehrerer Gliedmaßen häufig einen hohen Preis. Darum ist die Impfung gegen Meningokokken sehr wichtig, denn schwere bis tödliche Verläufe der Infektion können vermieden werden.

Im Jahr 1999 führte Großbritannien als erstes Land eine flächendeckende Impfung gegen Meningokokken vom Typ C ein. Es war der erste Typ, gegen den erfolgreich ein wirksamer Impfstoff entwickelt werden konnte. Die STIKO folgte diesem Schritt mit einer Empfehlung im Jahr 2006. Leider sind Meningokokken vom Typ C in Deutschland aber nicht die häufigste Form und nur an jedem fünften Krankheitsfall schuld. Es waren vielmehr Infektionen mit dem Typ B, der hierzulande dominiert, die uns in den letzten Jahren in der Klinik immer wieder begegneten. Die Entwicklung des Impfstoffes gegen diese Form war langwieriger, aber er ist bereits seit 2013 in Europa zugelassen.

Sie fragen sich, warum es die Impfung aber bislang nicht in den STIKO-Impfkalender geschafft hat? Die STIKO führt die Entscheidung auf eine bisher unzureichende Datenlage zurück. Dabei gibt es mittlerweile zahlreiche Daten zu Sicherheit und Wirksamkeit des Impfstoffes, insbesondere aus Großbritannien. Mittlerweile empfehlen in Deutschland deswegen über 90 Prozent der Kinderärz*tinnen die Impfung gegen Meningokokken-B und führen sie auch durch. Im Januar 2019 schlossen sich die drei großen deutschen kindermedizinischen Fachgesellschaften zusammen und sprachen sich für die Impfung aus. Das können wir nur mit Nachdruck unterstützen, denn mit jedem Jahr, das ohne offizielle Empfehlung der STIKO vergeht, bleiben Kinder gegen diese vermeidbare Erkrankung ungeschützt.

Besonders ärgerlich ist, dass einige Krankenkassen die Kosten der Impfung ohne STIKO-Empfehlung nicht übernehmen. Das hat unweigerlich zur Folge, dass einige Kinder aus finanziellen Gründen ungeschützt bleiben. Geld sollte hier keine Rolle spielen! Man munkelt zwar, dass die allermeisten Krankenkassen die Kosten mit etwas Nachhelfen übernehmen, das ist aber natürlich keine Lösung.

Unser eindeutiger Appell: Schützen Sie Ihr Kind auch vor Meningokokken vom Typ B!

Mythbusters: vom »unreifen« Immunsystem bis zu Impfschäden

Mythen und Verschwörungstheorien rund ums Impfen sind so alt wie Impfungen selbst. Raten Sie mal, was der erste Mythos war, der in Bayern kurz nach Einführung der Pockenimpfpflicht am 26. August 1807 die Runde machte? Ein Tipp: Mu(h)tmaßen Sie nicht zu lange! Weil das Vakzin – wie Sie schon gelernt haben – aus harmlosen Kuhpockenviren hergestellt wurde, machte sich schnell die Sorge breit, die geimpfte Person könne sich daraufhin selbst in eine Kuh verwandeln! Was sich wie die Fortsetzung von Kafkas *Die Verwandlung* anhört, war tatsächlich eine weitverbreitete Erzählung, und zwar europaweit. Über 200 Jahre und einige Epidemien und Pandemien später haben sich zwar die Motive gewandelt, die Mythen sind aber weiterhin präsent.

IMPFMYTHOS #1

»Ich habe gehört, dass das Immunsystem bei Babys im 1. Lebensjahr noch nicht ausreichend entwickelt ist. Es ist bestimmt gefährlich, so früh zu impfen!«

Diese Sorge ist weitverbreitet und begegnet uns oft im klinischen

Alltag, gehört aber noch zu den harmloseren Mythen. Zunächst einmal steckt darin eine wahre Aussage: Das Immunsystem von Säuglingen ist tatsächlich noch nicht vollständig entwickelt. Aber nur, weil das Immunsystem noch unreif ist, bedeutete das nicht, dass man es vor Impfungen bewahren muss! Genau umgekehrt: Ein unreifes Immunsystem dürstet förmlich nach Erfahrungen und Ausbildung, um einen ausreichend starken Schutzschild für das Kind bilden zu können. Vergleicht man das Immunsystem zweier Kinder an ihrem ersten Geburtstag – eines nach STIKO-Empfehlung geimpft, das andere nicht –, dann hat das geimpfte Immunsystem die Nase um Längen vorne. In seinem Blut tummeln sich bereits Antikörper gegen gefährliche Krankheiten wie Diphtherie, Tetanus, Polio, Hepatitis B oder Meningitis. Das ungeimpfte Kind hat hoffentlich keinen einzigen dieser Antikörper. Warum hoffentlich? Es müsste diese schrecklichen Krankheiten bereits durchgemacht (und überlebt) haben, um beim Antikörpervergleich mithalten zu können. Impft man ein Kind im 1. Lebensjahr nicht, unterstützt man damit die Unreife und Anfälligkeit des Immunsystems also umso mehr.

IMPFMYTHOS #2

»Impfungen sollen Autismus und andere Langzeitschäden verursachen. Das ist durch Studien belegt worden!«

Bei diesem Mythos öffnet sich ein dunkles Kapitel der medizinischen Wissenschaft. Im Jahr 1998 veröffentliche die prestigeträchtige medizinische Zeitschrift *The Lancet* eine Studie des mittlerweile unter Berufsverbot stehenden britischen Arztes und Chirurgen Andrew Wakefield. In dieser Publikation stellten Wakefield und weitere Autor*innen die Behauptung auf, dass die Masern-Mumps-Röteln-Impfung im direkten Zusammenhang mit chronischen Darmentzündungen und dem Auftreten von Autismus stehe. Die Studie erregte großes

Aufsehen und führte in Großbritannien und anderen Ländern zu einem deutlichen Abfall der Impfquoten. In mehreren groß angelegten Überprüfungsstudien konnten die Ergebnisse von Wakefield in der Folge jedoch nicht reproduziert und somit eindeutig widerlegt werden.

Im Nachhinein wurde durch Nachforschungen des investigativen Journalisten Brian Deer bekannt, dass Wakefield bereits zwei Jahre vor Veröffentlichung seiner kontroversen Studie insgesamt etwa 500 000 Pfund als private Zahlung von einer Anwaltskanzlei erhalten hatte. Die Kanzlei vertrat Eltern autistischer Kinder und versuchte, eine Verbindung zwischen Impfungen und Autismus herzustellen, um die Hersteller des Impfstoffes auf hohe Schadenssummen verklagen zu können. Wakefield sollte die wissenschaftliche Grundlage liefern, damit die Klage Erfolg hat. Diese Gelder und Zusammenhänge legte er den Co-Autor*innen seiner Studie und der medizinischen Zeitschrift aber nicht offen, und zehn der 13 Autor*innen distanzierten sich nachträglich von dem Artikel, *The Lancet* zog die Studie vollständig zurück. Gegen Wakefield wurde wegen unethischer Praktiken ein lebenslanges Berufsverbot ausgesprochen. Er lebt mittlerweile in den USA und wurde zuletzt mit Ex-Präsident Donald Trump in Verbindung gebracht, der sich in seinem Wahlkampf Wakefields Narrative bediente.

Es besteht also keinerlei Zusammenhang zwischen Autismus und Impfungen.

IMPFMYTHOS #3

»mRNA-Impfstoffe verändern die Gene!«

Hierbei handelt es sich um den jüngsten Mythos im Bunde, der insbesondere seit der Coronavirus-Pandemie und der Einführung von mRNA-basierten Impfstoffen zu hören ist.

Wie bereits zuvor erklärt, ist mRNA eine abgelesene Kopie der DNA, die bei der Herstellung von Eiweißen als Bauplan dient. Angenommen, die menschliche Zelle wäre eine Fabrik, in der Proteine produziert werden: Der äußerst wichtige und wertvolle Originalbauplan (die DNA) wird in diesem Szenario in einem Tresor (dem Zellkern) aufbewahrt und darf nicht herausgenommen werden. Es wäre fatal, wenn er verloren ginge oder verschmutzt würde. Wird eine Bauanleitung benötigt, geht jemand in den Tresor und macht vorsichtig eine Kopie des Bauplans (die mRNA), die er dann in die Fabrikhalle (außerhalb des Zellkerns) zur weiteren Produktion mitnimmt. Es wäre unsinnig, die Kopie nach getaner Arbeit wieder zurück in den Tresor zu bringen und zu dem Original zu heften. Stattdessen wird sie nach dem Gebrauch einfach weggeworfen (die mRNA wird abgebaut).

Genauso läuft es auch in der Realität ab. Eine mRNA wird nicht zurück in den Zellkern gebracht und in das Erbgut eingebaut. Dieser Mechanismus existiert in der Natur zwar und wird von einigen heimtückischen Viren wie HIV zur Reproduktion genutzt. Dafür bringen diese Viren aber spezielle Enzyme mit, die sie für das Knacken des Tresors brauchen. Bei einer mRNA-Impfung ist das nicht möglich, weil solche Enzyme im Impfstoff nicht enthalten sind.

Impfungen sind also ein sehr sicheres Instrument, das man jedem gesunden Kind zumuten kann und auch sollte, um es von sehr unangenehmen Kinderkrankheiten verschont zu wissen. Es ist aber ganz natürlich, dass wir beim Thema Impfungen ins Grübeln kommen, und sehr wichtig, den Prozess genau zu verstehen. Im Zweifel sind Kinderärzt*innen nicht böse, wenn Sie bei Unsicherheiten nachfragen, das gehört zu unserem Beruf. Lassen Sie sich alles in Ruhe erklären. Wenn Sie zusätzlich recherchieren möchten, tun Sie das mithilfe von Quellen, die anhand wissenschaftlicher Studien nüchtern die aktuelle Datenlage wiedergeben. Wir können Ihnen hierfür ganz besonders die

Internetpräsenzen des Robert-Koch-Instituts (www.rki.de) und des Paul-Ehrlich-Instituts (www.pei.de) ans Herz legen. Am Ende wollen wir alle – auch die Impfskeptiker*innen – für unsere Kinder nur das Beste. Das Wichtigste ist, und da wiederholen wir uns gerne: Stellen Sie Ihre Fragen an erster Stelle in Ihrer Kinderarztpraxis.

Fragen Sie vor einer Impfung auch immer, mit welchen Reaktionen zu rechnen ist. Jede Impfung kann allerdings anders verlaufen. Wurde die erste ohne Probleme weggesteckt, kann auf die nächste trotzdem mit Fieber und Krankheitsgefühl reagiert werden – und das ist okay so! Wie schon beschrieben, tut sich etwas im Immunsystem, und das ist absolut gewünscht. Man kann sogar so weit gehen zu sagen, dass ein gewisses Krankheitsgefühl und ein Temperaturanstieg gute Indikatoren dafür sind, dass die Impfung ihren Sinn und Zweck erfüllt. Das Ausbleiben von Symptomen heißt aber andererseits auch nicht, dass keine Wirkung eintritt! Steigt das Fieber über 39 Grad an, fallen an der Haut Ausschläge wie die zuvor erwähnten Impfmasern auf oder wirkt die Einstichstelle entzündet, sollten Sie das aber stets noch einmal anschauen lassen. Auch die Gabe eines fiebersenkenden Medikaments ist nach ärztlicher Rücksprache zu befürworten.

Das Immunsystem stärken

Nibras erinnert sich gut an eine verzweifelte Mutter, die er während einer Wintersaison immer und immer wieder in der Notfallambulanz antraf. »Herr Doktor, mein Kind ist langsam zu einer Schnecke mutiert! Seit Wochen kriecht es von Infekt zu Infekt und zieht ununterbrochen eine dicke Schleimspur hinter sich her! Hört das denn nie auf? Kann man nicht etwas dagegen tun?« Ein Blick in verschiedene Suchmaschinen zeigt, dass sich viele Eltern das Gleiche fragen. Gibt man den Suchbegriff »Immunsystem« ein, sind die ersten beiden Suchvorschläge »Immunsystem stärken« und »Immunsystem stärken Kinder«. Der Algorithmus weiß also schon längst Bescheid, was Eltern umtreibt. Eine besonders heiße Phase, in der Eltern diese Frage stellen, ist das Kleinkindalter – wenn das Kind schon zum x-ten Mal eine Rotznase aus der Kita mit nach Hause gebracht hat und dann auch noch großzügig unter den Geschwistern verteilt. Die Frage nach der Stärkung des Immunsystems bezieht sich aus Elternsicht vor al-

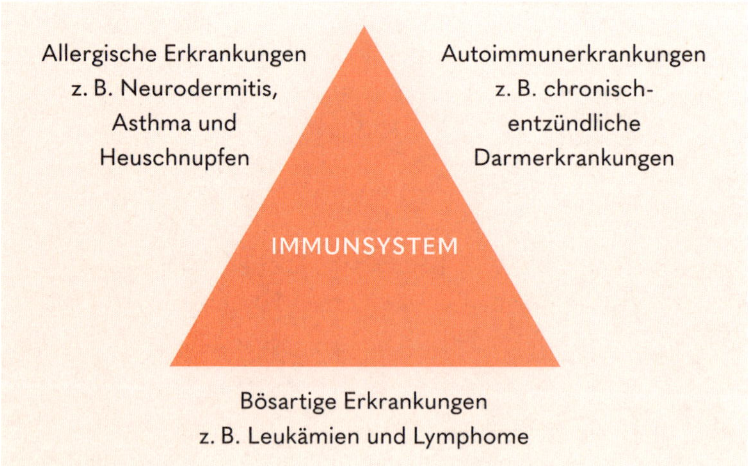

lem auf das Ziel, die Infektfrequenz zu reduzieren oder die Infektdauer zu verkürzen.

Auch uns Mediziner*innen beschäftigt diese Frage sehr, aber in einem noch viel größeren Rahmen. Denn Training und Förderung des Immunsystems wirken sich nicht nur darauf aus, wie oft oder lange ein Kind krank ist. Das Immunsystem steht als Schlüsselelement im Zentrum einer Reihe verschiedener Krankheitsgruppen. Dazu zählen vor allem allergische Erkrankungen wie Asthma und Neurodermitis, Autoimmunerkrankungen und Krebserkrankungen des Abwehrsystems wie Leukämien und Lymphome. Für all diese Krankheiten wurden Zusammenhänge mit dem Immunsystem nachgewiesen, ohne dass bis heute das dazugehörige *bigger picture* vollständig geknackt wurde. Umso wichtiger ist es, über die bekannten Fakten Bescheid zu wissen und diese Erfahrungen für eine gesunde Kindheit in den Alltag einfließen zu lassen.

Ansteckungsgefahr erwünscht – über Hygienehypothese und Bauernhofeffekt

Eine Frage zum Einstieg: Was glauben Sie: Welche Rolle spielte Hygiene in der Medizin des 19. Jahrhunderts? Die Antwort: über weite Strecken leider gar keine! Zwar wurden Bakterien und Parasiten bereits 1676 vom niederländischen Naturforscher Antonie van Leeuwenhoek unter einem sehr einfachen Mikroskop entdeckt. Es dauerte aber weitere 200 Jahre, bis Robert Koch 1876 publik machte, dass Mikroorganismen die Ursache von Krankheiten sein können. Die Bedeutung von Hygiene und Desinfektion wurde aber schon 30 Jahre früher, nämlich 1846, vom Wiener Chirurgen und Geburtshelfer Ignaz Semmelweis entdeckt. Bis dahin waren Kliniken aus heutiger Sicht ein hygienischer Horror! Operationsbestecke wurden nach Eingriffen nicht gereinigt, Chirurgen trugen keine Handschuhe und die Wunden verschiedener Patient*innen wurden mit demselben Schwamm gereinigt (sorry für das Kopfkino). Semmelweis bemerkte, dass Mütter nach einer Entbindung unter ärztlicher Betreuung deutlich häufiger am gefährlichen Kindbettfieber erkrankten und starben, als wenn Hebammen die Versorgung übernahmen. Das führte er darauf zurück, dass Ärzte kurz vor der Visite noch die Leichen von Verstorbenen sezierten. Er wusste zwar noch nichts von Bakterien, dachte aber, dass mangels Hygiene ein Leichengift auf die Mütter übertragen wurde. In einer Studie konnte er dann aber zeigen, dass die Sterblichkeit der jungen Mütter durch die Desinfektion von Händen und Instrumenten mit einer Chlorlösung in kurzer Zeit von 12,3 Prozent auf 1,3 Prozent reduziert werden konnte. Ein medizinischer Durchbruch!

Lange galt seitdem: Je weniger Kontakt zu Erregern, desto besser. Natürlich ist diese Regel bis heute bei ärztlichen Untersuchungen und ganz besonders bei operativen Eingriffen absolut richtig. Sie hat schon vielen Menschen das Leben gerettet.

Wir beobachten allerdings, dass diese Angst vor Keimen und Bakterien immer wieder von besorgten Eltern auf ihre Kinder übertragen wird. Kaum hat das Händchen den Boden berührt, muss es desinfiziert werden. Ein heruntergefallener Schnuller wird gleich aus dem Verkehr gezogen und muss sterilisiert werden. Ein Besuch von Spielkamerad*innen, die womöglich eine laufende Nase haben könnten? Um Gottes Willen, nein! Gäbe es für Kinder einen unsichtbaren Schutzschild gegen Erreger und Schmutz, viele würden ihn installieren. Die 2020 ausgebrochene Coronavirus-Pandemie tat ihr Übriges, um diesen negativen Trend zu befeuern. Wird aber aus vernünftiger Basishygiene eine irrationale Überhygiene, führt das erwiesenermaßen zu gesundheitlichen Nachteilen für das Kind.

ALLERGIEN UND ALLERGISCHE ERKRANKUNGEN

Am stärksten gestiegen sind Hygienestandards in den industrialisierten europäischen beziehungsweise in den sogenannten westlichen Nationen, was natürlich einen erfreulichen Rückgang von Infektionskrankheiten bei Kindern zur Folge hatte. Das ist eine großartige Errungenschaft und trägt maßgeblich zur sehr geringen Kindersterblichkeit in diesen Ländern bei. Konträr zu der Abnahme der Infektionen konnte aber auch eine extreme Zunahme von allergischen Erkrankungen wie Heuschnupfen, Asthma und Neurodermitis beobachtet werden.

1989 hat der Brite David P. Strachan mit der sogenannten Hygienehypothese einen Erklärungsversuch geliefert. Dieser beruht auf der Beobachtung, dass in großen Familien mit mehreren Kindern Heuschnupfen weniger verbreitet ist. Der intensivere Austausch von Erregern unter Geschwistern führt durch das bessere Training des Immunsystems zu einem besseren Schutz vor allergischen Erkrankungen. Genauso zeigen Studien, dass der frühe Besuch einer Krabbelgruppe oder Kindertagesstätte mit einem niedrigeren Risiko für allergische Erkrankungen einhergeht. Die Krabbelgruppe ist also mit der facettenreichen Keim-Flora einer Großfamilie zu vergleichen.

Besonders gut ist der protektive Effekt des Kontaktes zu Erregern bei Menschen nachgewiesen, die in engem Kontakt mit der Natur und Tieren leben – z. B. auf dem Land. Ein Phänomen, das auch Bauernhofeffekt genannt wird. Kinder, die auf einem Bauernhof aufwachsen, leiden deutlich seltener an Allergien oder anderen allergischen Erkrankungen wie Asthma. Ursache hierfür ist der vermehrte Kontakt zu Bakterien von Nutztieren. Die positive Prägung beginnt bereits vor der Geburt: Im Blut von Bäuerinnen konnten während der Schwangerschaft bereits mehr Botenstoffe, die das kindliche Immunsystem positiv stimulieren, gefunden werden als bei Frauen aus der Stadt.

Der Kontakt zu Mikroben und das Durchmachen von Infektionen

sind offensichtlich wichtig für die Feinjustierung der Immunantwort. Wenn das Immunsystem, in der kritischen Lernphase während des gesamten Säuglings- und Kleinkindalters, nicht richtig beansprucht wird, lernt es nicht, welches Maß an Immunantwort angemessen ist. Trifft es dann auf ein Allergen, reagiert es ein bisschen so wie die Cola, in die man ein Pfefferminzbonbon wirft – viel zu heftig und überschießend! *Voilà: die allergische Reaktion.*

AUTOIMMUNERKRANKUNGEN

Auch für die komplexe und noch nicht vollständig erforschte Entstehung von Autoimmunerkrankungen spielen das Training des Immunsystems in der frühen Kindheit sowie der Hygienestandard eine zentrale Rolle. So nehmen parallel zum Anstieg der allergischen Krankheiten in den industrialisierten Nationen auch die Fallzahlen von Autoimmunerkrankungen wie Typ-1-Diabetes (T1D) oder Multipler Sklerose (MS) zu. Auch hier spielen gestiegene Hygienestandards (als ein Einflussfaktor) eine Rolle. Beim Diabetes lässt sich ebenso wie bei den Allergien ein schützender Effekt beobachten, wenn Kinder mit mehr Geschwistern aufwachsen.

Fehlen dem Immunsystem also zur richtigen Zeit die wichtigen Trainingseinheiten, in denen es übt, den Feind zu erkennen, hat es später Probleme, Körpereigenes und -fremdes auseinanderzuhalten. Es feuert dann mitunter unkoordiniert gegen die eigene Mannschaft – ein Phänomen, das man Autoimmunität nennt.

BÖSARTIGE ERKRANKUNGEN DES IMMUNSYSTEMS

Zu den bösartigen Erkrankungen des Immunsystems zählen z. B. Leukämien. Das sind Krebserkrankungen der Leukozyten, die im Knochenmark entstehen. Das Knochenmark ist die effektivste Abwehrfabrik unseres Körpers und produziert jeden Tag Milliarden von Leukozyten. Wie in jeder Fabrik kommt dabei auch manchmal ein fehlerhaftes Produkt heraus, das erkannt und aussortiert wird. In seltenen Fällen funktioniert diese Qualitätskontrolle aber bei Kindern nicht, sodass fehlerhafte Leukozyten sich rasant vermehren und den ganzen Körper befallen. Die Leukämiezellen sind wie tollwütige Tiere, die wahllos umherirren und Unheil anrichten. Innerhalb des eigentlich zum Schutz des Kindes gedachten Immunsystems entsteht plötzlich paradoxerweise eine der gefährlichsten Erkrankungen, die den Menschen in jungen Jahren ereilen kann. Forscher*innen fragen sich seit Jahrzehnten, welche Ursachen zu so einer Katastrophe führen können. Nach heutigem Stand spielt die Hygienehypothese auch hier eine sehr große Rolle.

Viele Menschen tragen eine genetische Variante in ihrem Erbgut, die zwar die Grundlage einer Leukämie sein kann, erkranken dadurch aber meist trotzdem nicht. Damit die Krankheit ausbricht, braucht es noch einen zweiten Schlag auf das fehlerhafte Erbgut. Mangelnder Kontakt zu Infektionserregern, vor allem im 1. Lebensjahr, könnte der Trigger sein, der diesen zweiten Schlag ermöglicht. Auf Basis eines unzureichenden Immuntrainings kann eine banale Infektion die bösartige Dominokette einer Leukämie in Gang setzen. Passend zu dieser Erklärung konnte gezeigt werden, dass Leukämien seltener bei Kindern auftreten, die früh eine Tagespflege mit anderen Kindern besucht hatten.

Eine Unterforderung des Immunsystems im 1. Lebensjahr scheint also auch die schwerwiegenden Steine bösartiger Erkrankungen ins Rollen bringen zu können. Aus Beschützer*innen werden auf einmal Feind*innen. Leider hören wir in unseren Erstgesprächen mit Eltern, deren Kind gerade frisch an einer Leukämie erkrankt ist, oft Sätze wie: Ich verstehe das nicht! Mein Kind ist doch so gut wie nie krank! Auch das ist Ausdruck der geschilderten Immunabläufe.

Aber die große Frage ist, wieso das Immunsystem in einer immer hygienischeren Welt verrücktspielt. Um das zu verstehen, ist es wichtig, sich daran zu erinnern, dass unser Immunsystem noch auf dem Stand unserer prähistorischen Verwandten aus der Steinzeit ist – etwa so wie ein altes Handy, das man schon seit Ewigkeiten nicht mehr geupdatet hat. Die Evolution, die für solche Updates zuständig ist, ist im Vergleich zur rasanten Entwicklung der Menschheit die langsamste unter den Schnecken. So hinkt das Immunsystem evolutionär hinterher und ist noch immer darauf programmiert, mit den Widrigkeiten des Lebens in einer Höhle fernab von Hygienemaßnahmen zurechtzukommen. Ehrlich gesagt, man braucht auch gar nicht bis zu den Höhlenmenschen zurückzudenken. Noch vor wenigen hundert Jahren war Hygiene irrelevant und fast niemandem zugänglich. Trifft dieses Oldschool-Immunsystem auf unsere modernen Gesellschaften mit bestimmten hygienischen Lebensgewohnheiten, scheint es verwirrt zu sein und kommt aus dem Tritt. Das regulatorische Entwicklungsprogramm kann nicht fehlerfrei ablaufen, sodass die Inzidenz der hier thematisierten Krankheiten weltweit ansteigt.

Welche Schlüsse können Sie nun daraus für Ihre eigenen Kinder ziehen? Zunächst wollen wir der Hygiene natürlich nicht die Lorbeeren absprechen, die sie sich mehr als verdient hat! Aber es ist aus unserer Sicht sehr wichtig, die hier besprochenen Risiken einer übermäßigen Hygiene zu kennen und ihnen, wo es möglich ist, entgegenzuwirken.

Zunächst ist es zwar nicht ratsam, mehr Kinder zu bekommen, als man vorhatte, nur um Allergien zu vermeiden, oder sein junges Kind absichtlich irgendwelchen Infektionskrankheiten auszusetzen. Sie müssen jetzt auch nicht auf einen Bauernhof ziehen, nur um das Risiko für Allergien zu verringern. Doch Sie können auf Basis dieser Kenntnisse vernünftige protektive Entscheidungen für ihr Kind treffen. Hier ein paar Beispiele, die sich problemlos im Alltag anwenden lassen:

- Sie haben bisher versucht, Geschwisterkinder voneinander zu trennen, wenn eines krank ist? Lassen Sie sie ruhig weiter miteinander spielen.
- Sie hatten Angst, Ihren einjährigen Sohn zur Tagesmutter zu geben, weil dort die Rotznase herumgereicht wird? Sehen Sie es als die erste immunologische Fortbildung, die ihr Kind besucht.
- Ihre Tochter gräbt mal wieder den Sandkasten auf dem Spielplatz mit den bloßen Händen um? Sparen Sie sich das Reinigen der Händchen alle zehn Minuten, einmal beim Nachhausekommen reicht völlig aus.
- Ihr Kind möchte gerne den Nachbarshund streicheln? Nur zu, auch ein positiver Effekt einer Nähe zu Tieren konnte in Studien gezeigt werden.
- Im Kindergarten geht wieder mal die Bindehautentzündung oder eine andere ansteckende, aber harmlose Erkrankung um? Behalten Sie ihr Kind nicht deswegen zu Hause, sondern lassen Sie es ruhig hingehen.
- Sie planen den nächsten Familienurlaub, wissen aber noch nicht, wohin? Wie wäre es mit einem Bauernhofbesuch?

Manchmal, wenn wir Kinder beschützen wollen, tun wir bezogen auf das Immunsystem das Gegenteil. Wir hoffen, dass dieser Abschnitt des Buches Ihnen künftig im Umgang mit Hygiene weiterhilft.

Allergene frühzeitig einführen

Wir haben nun gesehen, dass das Immunsystem und seine Regulation in den ersten Lebensjahren eine zentrale Schlüsselrolle bei der Vermeidung oder auch Begünstigung von Erkrankungen und Allergien einnimmt. Insbesondere mit den Allergien sind wir aber inhaltlich noch nicht fertig! Hier gibt es, neben der Exposition gegenüber Alltagsschmutz und Infektionen, einen weiteren besonderen Hebel, den Sie als Eltern betätigen können, damit Ihr Kind gesund groß wird: Das Einführen von neuen Nahrungsmitteln mit Beginn der Beikostzeit kann erwiesenermaßen Einfluss auf die Entstehung von Allergien haben.

Zunächst müssen wir aber noch einen Mythos aus dem Weg räumen:

Mythos: »Die Nahrungsmittel, gegen die besonders viele Menschen allergisch sind, vor allem Erdnüsse, Gluten oder Fisch, sollten erst spät in die Beikost eingeführt werden. Am besten erst nach dem 1. Geburtstag!«

In unseren ernährungsmedizinischen Fortbildungen, die wir regelmäßig für Eltern veranstalten, gehört die Frage nach dem geeigneten Zeitpunkt für die Einführung von Allergenen zu den allerhäufigsten. Bis dahin sind viele Eltern nicht auf dem aktuellen Stand und stützen sich auf veraltete Informationen, die leider besonders online noch weit verbreitet sind. Oft werden diese Nahrungsmittel strikt aus der Beikost gestrichen, vor allem wenn die Eltern selbst darauf reagieren. Grundsätzlich muss erst einmal klargestellt werden, dass es für die allermeisten dieser Nahrungsmittel (bis auf wenige Ausnahmen) genau andersherum sein sollte.

DIE GEFÜRCHTETE ERDNUSS

In den USA, Großbritannien und Australien wurden in den 1990er-Jahren offizielle Guidelines eingeführt, nach denen Eltern Erdnüsse nicht zu früh in die Beikost integrieren sollten. Außerdem wurde empfohlen, dass auch die Mütter bereits während Schwangerschaft und Stillzeit auf Erdnüsse verzichten. Man erhoffte sich einen Rückgang der Inzidenzen von Erdnussallergien, der allerdings ausblieb.

Die Zahlen stiegen stattdessen sogar weiter an! In Israel hingegen, wo Erdnüsse in viel größeren Mengen konsumiert werden und bei Säuglingen traditionell bereits früh (natürlich nicht am Stück) in die Beikost kommen, war das Risiko einer Erdnussallergie bei Kindern 90 Prozent niedriger als in Großbritannien. Daraus ergab sich schnell die Einsicht, dass der frühzeitige Kontakt doch zu bevorzugen ist. Mittlerweile wurden die meisten Guidelines erneuert. Diese Empfehlungen gelten im Übrigen auch für Kinder, deren Eltern bereits hochallergisch gegen Erdnüsse sind. Besonders bei diesen Hochrisikokindern konnte gezeigt werden, dass das Risiko, selbst eine Allergie auszubilden, von 13,7 Prozent auf beeindruckende 1,9 Prozent gesenkt werden konnte.

Um Missverständnisse zu vermeiden: Geben Sie Säuglingen und Kleinkindern bis zum Kindergartenalter bitte keine ganzen Nüsse. Erdnüsse lassen sich aber wunderbar fein gemahlen oder als Erdnussmus bzw. -butter in die Beikost integrieren. Fangen Sie stets mit kleinen Mengen an und steigern Sie langsam, aber regelmäßig. Haben Sie selbst eine schwere Erdnussallergie, sprechen Sie das Thema vor der ersten Gabe in der Kinderarztpraxis an.

TO FISH OR NOT TO FISH?

Traditionell wird auch das frühzeitige Einführen von Fisch in die Beikost empfohlen. Neben der damit beabsichtigen Versorgung mit Omega-3-Fettsäuren (dazu später mehr) ist auch der anti-allergische Effekt gewünscht. Studien haben gezeigt, dass durch das Anbieten von Fisch vor dem 9. Lebensmonat das Risiko für allergische Ekzeme bis hin zur Neurodermitis gesenkt werden kann. Welche Bestandteile von Fisch sind es, die einen so positiven Effekt auf das Immunsystem haben? In weiteren Untersuchungen zeigte sich, dass es nicht die Proteine im Fischfleisch sind, sondern die im Fett enthaltenen Omega-

3-Fettsäuren, die vor Allergien und sogar Asthma schützen können. Man kann diesen positiven Effekt auch schon vor der Beikost nutzen, indem die Mütter während Schwangerschaft und Stillzeit Omega-3-Fettsäuren substituieren. Diese Erkenntnis hilft, einen wichtigen Zwiespalt zu lösen: Viele Menschen würden gerne auf den Fischkonsum verzichten, da die gesundheitlichen Auswirkungen der zunehmenden Belastung von Fisch mit Schwermetallen und Mikroplastik noch nicht gut untersucht sind. Darüber hinaus steht der kommerzielle Fang von Seefischen als Mitverursacher vieler ökologischer Krisen in der Kritik. Aus Liebe zum Kind greifen viele zähneknirschend trotzdem zu Fisch. Die gute Nachricht: Sie brauchen ihn gar nicht, um Omega-3-Fettsäuren zu erhalten! Fische sind nämlich selbst nur Zwischenstation von Omega-3 in der Nahrungskette. Die eigentlichen Produzenten dieser wertvollen Fettsäuren sind Algen, die von den Fischen gefressen werden. Wir können also den Fisch überspringen und uns unmittelbar Omega-3-Fettsäuren aus Mikroalgenöl zunutze machen. Eine sehr elegante Lösung des Problems. Mehr dazu in unserer dritten Säule, in der wir eine gesunde Ernährung für Kinder behandeln werden.

GLUTEN – AUF DIE MENGE KOMMT ES AN

Okay – wir geben es zu! Die Idee, dass Allergene verspätet eingeführt werden sollten, war nicht gänzlich falsch. Bei Gluten, dem weitverbreiteten Klebereiweiß vieler Getreidesorten, ist das alles etwas komplizierter. Die genetische Grundlage für eine Glutenunverträglichkeit, medizinisch Zöliakie genannt, tragen zahlreiche Menschen in sich, auch viele, die niemals Probleme mit Gluten haben werden. Wie man Gluten in die Beikost einführt, spielt vermutlich eine Rolle dabei, ob das Immunsystem getriggert wird, eine Allergie auszubilden. Allerdings streiten sich Wissenschaftler*innen seit Jahren über das

Wann, Wie und Wieviel – und sind darüber leider noch zu keiner klaren Empfehlung gekommen.

Entgegen den vorherigen Beispielen zeigen einige Studien, dass eine zu frühe Gabe von Gluten das Risiko für eine Zöliakie nicht senken kann. Konfrontiert man das Baby erst später mit Gluten, scheint das aber wiederum auch nicht schützend zu wirken. Aktuell geht man davon aus, das Gluten eine Ausnahme darstellt und das Timing für die Einführung nicht ausschlaggebend ist. Vielmehr spielt die Menge eine Rolle: Wird Kindern ohne schrittweise Dosissteigerung sofort eine große Menge Gluten gegeben, steigt das Risiko für die Zöliakie. Die Deutsche Gesellschaft für Kinder- und Jugendmedizin empfiehlt daher, mit kleinen Mengen Gluten zu beginnen und in Wochenschritten langsam zu steigern.

Damit das Ganze nicht zu kompliziert wird: Führen Sie glutenhaltige Lebensmittel entsprechend den aktuellen Beikostempfehlungen ab dem 6. Lebensmonat ein. Achten Sie dabei auf einen langsamen Einstieg mit schrittweiser Steigerung.

Ernährungsbooster für die Immunabwehr

»Ich mach dir eine heiße Zitrone! Für das Vitamin C!« Wer hat diesen Satz nicht schon von Mutter, Vater, Großeltern oder anderen fürsorglichen Verwandten gehört, wenn er oder sie mit einer Erkältung flachlag? Kann man wirklich durch bestimmte Nahrungsmittel das Immunsystem pushen, damit es einen Infekt besser abwehrt und man schneller gesund wird?

Die Antwort wird Sie vielleicht überraschen – es ist etwas dran an dieser Geschichte! In Studien ließ sich nachweisen, dass die Dauer einer Erkältung durch die Einnahme von Vitamin C verkürzt werden kann. Bevor Sie jetzt aber auf jemanden zeigen und rufen: »Hah!

Siehst du, ich hatte recht!«: Um einen Vorteil statistisch messen zu können, waren Mengen von mindestens sechs Gramm am Tag notwendig. Wie viel das in Zitronen ist? Bei einem durchschnittlichen Gehalt von 25 Milligramm Vitamin C pro 50 Milliliter würde man den Saft von »lediglich« etwa 200 bis 240 Zitronen oder zehn bis zwölf Liter puren Zitronensaft zu sich nehmen müssen. Selbst hochdosierte Tabletten enthalten in der Regel nicht mehr als ein Gramm Vitamin C pro Stück. Wirklich realistisch ist das also nicht. Höchstwahrscheinlich ist der Placeboeffekt, der durch den Glauben an die heiße Zitrone entsteht und die Zuwendung, da sich jemand kümmert, wirksamer als das Vitamin C selbst.

Vielleicht rührt der gute Ruf von Vitamin C bei Infektionen aber einfach daher, dass jemand irgendwann einmal um einen Buchstaben im Alphabet verrutscht ist? Denn erstaunlicherweise wird in den letzten Jahren immer öfter die wichtige Rolle von Vitamin D für das Immunsystem diskutiert. Besonders bekannt wurde das Thema während der Coronavirus-Pandemie, als festgestellt wurde, dass Menschen mit schlechten Vitamin-D-Spiegeln einen schwereren Covid-19-Verlauf erlitten. Und bei Menschen mit Asthma scheint ein guter Vitamin-D-Spiegel die Lungenfunktion positiv zu beeinflussen. Auch hier sind sich Wissenschaftler*innen noch über die genauen Zusammenhänge uneinig und verweisen auf die Notwendigkeit weiterer Studien. Aus unserer Sicht reicht das aber schon aus, um noch mehr Wert auf ausreichende Vitamin-D-Spiegel bei Kindern zu legen. Auch zu Vitamin D erfahren Sie später mehr im Kapitel über Kinderernährung.

Über diese beiden Vitamine hinaus gibt es zahlreiche weitere Beispiele bestimmter Nährstoffe wie Selen und Zink oder ganzer Gruppen wie Antioxidantien, die Vorteile für das Immunsystem haben sollen.

Springen wir aber weiter von Nährstoff zu Nährstoff, könnten Sie bald meinen, Sie müssten Ihre Küche in ein Chemielabor umwandeln. In Sorge um die beste Mahlzeit für das Immunsystem sieht man schnell den Wald vor lauter Bäumen nicht mehr.

Wichtiger als der Fokus auf einzelne Nährstoffe ist aus unserer Sicht aber ohnehin der Blick auf das *große Ganze*. Eine einseitige und nährstoffarme Ernährung reich an gesättigten tierischen Fettsäuren ist mit einer schlechteren Funktion des Immunsystems assoziiert. Diese Beziehung ist aber nicht eindimensional. Die meisten Kinder, die sich gesund ernähren, haben auch auf anderen Ebenen ihres Lebens einen gesundheitszuträglicheren Lifestyle, von dem das Immunsystem profitiert. Eine dieser Ebenen ist zum Beispiel die Bewegung. Auch hier gibt es Studien, vor allem bei Kindern mit schweren Krankheiten wie Krebs, die Verbesserungen der Immunfunktion durch Bewegung beweisen. Die Untersuchung des Effekts bei gesunden Kindern ist noch ein sehr junges Forschungsgebiet und die Decke an tragfähigen Studien dünn. Wir gehen aber stark davon aus, dass bald große Studien die Vorteile von Sport und Bewegung für das Immunsystem eindeutig belegen werden.

So! Das große Immunsystem-Kapitel neigt sich dem Ende zu. Bei diesem wilden Ritt durch die kindliche Immunologie haben wir uns angeschaut, wie das Immunsystem aufgebaut ist, warum Impfungen auf das Siegertreppchen der tollsten medizinischen Errungenschaften gehören, wieso das Durchmachen von Infekten so wichtig für eine gesunde Kindheit ist und wie das Immunsystem durch andere äußere Faktoren beeinflusst werden kann. Wir hoffen, Ihre Wissensfestplatte ordentlich aufgefüllt zu haben, damit Sie in der nächsten Debatte zum Immunsystem als Expertin oder Experte glänzen können.

Säule 3

AUSGEWOGENE ERNÄHRUNG – ESSENZIELL FÜR EINE GESUNDE ENTWICKLUNG

Warum ist die richtige Ernährung so wichtig für Kinder?

Verglichen mit anderen Forschungsgebieten sind Ernährungswissenschaften und -medizin noch sehr junge Disziplinen. Noch zu Beginn des letzten Jahrhunderts wusste man eigentlich nur, dass Nahrungsmittel die drei Energielieferanten Fett, Kohlenhydrat und Protein beinhalten. Je mehr Energie ein Nahrungsmittel lieferte, als desto hochwertiger wurde es eingestuft. Ein Zusammenhang zwischen dem, was man isst, und der Entstehung von Krankheiten war nicht bekannt. Im Jahr 1910 wurden dann das erste Vitamin, Thiamin (Vitamin B1), sowie seine heilende Wirkung bei der Mangelkrankheit Beriberi entdeckt. Trotz der bahnbrechenden Erkenntnis, dass es Krankheiten gibt, die durch Ernährung geheilt werden können, dauerte es noch weitere 46 Jahre, bis 1956 das erste Institut für *Menschliche Ernährungslehre* in Gießen gegründet wurde. Das zeigt, wie sehr dieses Forschungsgebiet noch in den Kinderschuhen steckt. Glücklicherweise können wir heute aber trotzdem bereits auf etliche Erkenntnisse der Ernährungsmedizin zurückblicken. Insbesondere bei Kindern wird immer deutlicher, dass die Ernährung vor allem in den ersten Lebensjahren Einfluss auf die gesundheitliche Entwicklung hat.

Mit dem Ziel vor Augen, Kindern ein möglichst gesundes Aufwachsen zu ermöglichen, wollen wir uns in diesem Kapitel in erster Linie den Aspekten widmen, die Sie als Eltern in der Hand haben. Zum Start des Kapitels richten wir unser Augenmerk auf die Ernährung vor und während der Schwangerschaft. Denn hier wird das Fundament für eine gesunde Entwicklung gelegt. Vieles lässt sich auch auf die folgenden Phasen, insbesondere die Stillzeit, übertragen.

Grundsteine legen – vor und während der Schwangerschaft

Es ist offensichtlich, dass ein Baby während der Schwangerschaft zu 100 Prozent abhängig von den Nährstoffen ist, die seine Mutter zu sich nimmt. Fehlt ihr etwas, fehlt es automatisch auch dem Kind. Deswegen zahlt es sich aus, genügend Vorräte parat zu haben, und zum Glück funktioniert der menschliche Nährstoffhaushalt wie eine Vorratskammer. Überschüssige Nährstoffe können gespeichert und für anspruchsvollere Zeiten aufbewahrt werden.

Beispiel Eisen: Was gerade nicht gebraucht wird, z. B. für den Aufbau roter Blutkörperchen, verwandelt der Körper in die Speicherform Ferritin. Darum dauert es in einer Mangelsituation mehrere Monate, bis die Eisenspeicher sich leeren und eine Blutarmut (Anämie) entsteht. Andersherum sind danach einige Monate der gesteigerten Aufnahme nötig, um die Speicher wieder aufzufüllen. Aus evolutionärer Sicht gab es für unsere Vorfahren zwei besonders anspruchsvolle Phasen, in denen diese Reserven überlebenswichtig waren: Hungerzeiten und die Schwangerschaft. Der tägliche Zugang zu ausreichend Nährstoffen war alles andere als selbstverständlich, und je besser die Reserven einer Mutter bereits vor der Empfängnis gefüllt waren, desto höher lag die Wahrscheinlichkeit, die Schwangerschaft zu überstehen und das Kind gesund zur Welt zu bringen.

Aber nicht nur für die Schwangerschaft selbst ist die vorherige Ernährung wichtig. Schon die Fruchtbarkeit wird dadurch beeinflusst. Die unzureichende Aufnahme von Folsäure, pflanzlichen Proteinen oder ungesättigten Omega-3-Fettsäuren führt oftmals zu einer Verminderung der Fruchtbarkeit. Besonders eindeutig ist der Zusammenhang beim Eisenmangel, der häufig bei Abklärung eines unerfüllten Kinderwunsches entdeckt wird. Normalisiert sich der Eisenhaushalt durch Ernährungsoptimierung und die Einnahme von Nahrungsergänzungsmitteln, steigen die Erfolgschancen wieder. Wenn man darüber nachdenkt, sind auch diese Zusammenhänge evolutionär natürlich sinnvoll: In Zeiten schlechterer Versorgung war eine Schwangerschaft auch stets ein Risiko für die Mutter. Der erhöhte Bedarf an Energie und Nährstoffen kann die Schwangere auszehren, wenn kein Ausgleich geschaffen wird. Das Leben sowohl der Mutter als auch des Kindes sind in so einem Fall gefährdet. Die Abnahme der Fertilität in Zeiten eines schlechten Ernährungsstatus ist somit kein Symptom, sondern ein Schutzmechanismus.

Neben der quantitativen Einnahme wichtiger Nährstoffe spielt auch die qualitative Auswahl für die Fruchtbarkeit eine Rolle. Der Konsum von z.B. trans-Fettsäuren und gesättigten Fettsäuren, die besonders in stark verarbeiteten Lebensmitteln und gehärteten sowie tierischen Fetten vorkommen, führt zur Abnahme der Fruchtbarkeit. Gleiches konnte in einer beeindruckenden Studie aus den USA für raffinierten Zucker gezeigt werden: Je mehr gezuckerte Softdrinks ein Mensch zu sich nimmt, desto stärker leidet darunter dessen Fruchtbarkeit.

Übrigens – Männer, aufgepasst! Uns ist äußerst wichtig zu betonen, dass diese Effekte nicht nur Frauen betreffen. Zunehmend beschäftigt sich die Wissenschaft auch mit dem Einfluss von Ernährung auf die männliche Fruchtbarkeit und zeigt immer häufiger, dass die hier genannten Zusammenhänge auch genauso für die Herren der Schöpfung gelten. Trotz großer Fortschritte in letzter Zeit wird die Ursache eines nicht erfüllten Kinderwunsches immer noch viel zu oft bei der Frau gesucht. Erkenntnisse der Ernährungsmedizin müssen künftig mehr berücksichtigt werden, um diese Stigmatisierung zu beenden. Hier gibt es noch viel Luft nach oben!

Nicht immer natürlich sind Schwangerschaften geplant, sodass man die Ernährung präventiv optimieren kann. Und manchmal macht man sich das erste Mal Gedanken über den Zusammenhang, wenn es schon so weit ist. Aber spätestens wenn sie den positiven Schwangerschaftstest in der Hand halten, sollten sich Eltern grundlegend mit einer gesunden Ernährung beschäftigen, die für Mutter und Kind alle essenziellen Nährstoffe bereitstellt. Und auch um eine zusätzliche Supplementation, also die Einnahme von Nahrungsergänzungsmitteln, wird die Mutter nicht herumkommen.

Bevor wir in einzelne Nährstoffe eintauchen, möchten wir ein paar Grundsätze erklären. In der Schwangerschaft ist der Bedarf an den meisten Makro- und Mikronährstoffen – logischerweise – höher als sonst. Es gibt zwar Ausnahmen, z. B. Magnesium, bei denen sich der Bedarf gar nicht verändert, aber die Zufuhr der meisten anderen muss mal mehr, mal weniger gesteigert werden. Aber nur weil ein zweiter Mensch mit an Bord ist und ernährt werden möchte, braucht man nicht direkt doppelt so viel von allem. Darüber hinaus stehen in jeder Phase der Schwangerschaft andere Nährstoffe im Fokus. So ist zum Beispiel Folsäure vor allem im ersten Trimester von großer Bedeutung, wohingegen eine gesteigerte Energiezufuhr im dritten Trimester wichtig ist.

Im nächsten Abschnitt beleuchten wir die wichtigsten Aspekte, die es zu beachten gilt. Für einige Nährstoffe ist der sicherste und unkomplizierteste Weg die Substitution. Supplemente haben den großen Vorteil, dass sie jeden Tag zielsicher den notwendigen Bedarf decken können. In der richtigen Menge können sie eine gesunde Ernährung so abrunden und optimieren. In einer ohnehin sehr turbulenten Zeit muss man sich auf diese Weise nicht täglich den Kopf zerbrechen, wie man über mehrere Mahlzeiten verteilt genug von einem Nährstoff aufnimmt. In anderen Fällen, z. B. bei Eisen, wird empfohlen, primär auf die Lebensmittel zu achten, statt Supplemente zu nehmen.

AUF EINEN BLICK

Nährstoffe und Energiezufuhr während der Schwangerschaft

Nahrungsenergie und Nährstoffe/Tag	Nicht schwanger	Schwangerschaft, 1. Trimester	Schwangerschaft, 2. Trimester	Schwangerschaft, 3. Trimester
Nahrungsenergie (kcal)	1900	+ 0	+ 250	+ 500
Protein (g/kg Körpergewicht)	0,8	0,8	0,9	1,0
DHA/EPA (mg)	250	250	250	250
Vitamin A (mg)	0,8	0,8	1,1	0,8
Folsäure (µg)	300	550	550	550
Vitamin B2 (mg)	1,1	1,3	1,3	1,4
Vitamin B6 (mg)	1,2	1,5	1,8	1,8
Vitamin B12 (µg)	4,0	4,5	4,5	4,5
Vitamin C (mg)	95	95	105	105
Magnesium (mg)	300	300	300	300
Eisen (mg)	15	30	30	30
Jod (µg)	200	230	230	230

FOLAT/FOLSÄURE

First things first, deswegen beginnen wir mit der genauen Begriffsklärung: Folat bezeichnet das natürliche Vitamin, das man aus Lebensmitteln beziehen kann, Folsäure hingegen ist die synthetische Form des Vitamins, die industriell hergestellt wird und als Supplement eingenommen werden kann. Der Bedarf an Folat steigt direkt zu Beginn einer Schwangerschaft rapide von 300 Mikrogramm pro Tag auf 550 Mikrogramm pro Tag an. Denn gleich in den ersten Wochen wird Folat dringend für die gesunde Entwicklung des zentralen Nervensystems des Embryos benötigt. In dieser Zeit formt sich entlang des Rückens das sogenannte Neuralrohr, die Grundlage aller Nervenzellen. An dessen oberem Ende entsteht das Gehirn, am unteren Ende das Rückenmark. Im Verlauf der Entwicklung muss es an beiden Enden verschlossen werden, damit das zentrale Nervensystem in einem sicheren Raum geschützt ist. Das Verschließen geschieht bereits während der 4. Schwangerschaftswoche, genauer gesagt zwischen dem 22. und 28. Tag! Ein Zeitpunkt also, zu dem manche Frauen noch gar nicht wissen, dass sie schwanger sind bzw. der erste Termin bei der gynäkologischen Praxis noch nicht vereinbart werden konnte.

Nimmt die Mutter zu wenig Folat zu sich, funktioniert der Schluss des Neuralrohrs nicht richtig und es können gefährliche Öffnungen zum Rückenmark oder Gehirn verbleiben. Am häufigsten sind diese Defekte am unteren Neuralrohrende, also im Bereich des unteren Rückens. Bei der Geburt kann hier, ähnlich wie bei einem Leistenbruch, eine weiche Beule zum Vorschein kommen. In dieser Meningocele genannten Beule können Rückenmarksnerven eingeklemmt und geschädigt werden. Im schlimmsten Fall ist die Beule sogar offen und das Rückenmark liegt frei, sodass es gegen Bakterien, die bei der Geburt übertragen werden können, nicht geschützt ist. Ein Kaiserschnitt sowie eine Operation des Kindes, häufig direkt nach der Geburt, sind dann unumgänglich.

Das Risiko eines solchen Schreckensszenarios kann durch die Kombination aus folatreicher Kost mit einer täglichen Supplementierung von Folsäure reduziert werden. Nahrungsmittel mit viel Folat sind z. B. Vollkorngetreide (bis zu 600 Mikrogramm pro 100 Gramm), Linsen (200 Mikrogramm pro 100 Gramm) oder grünes Gemüse wie

Grünkohl, Rosenkohl, Erbsen und Salate (Feldsalat: 150 Mikrogramm pro 100 Gramm). Insbesondere die grünen Gemüse sollten auch zu 50 Prozent roh verzehrt werden, da Folat hitzeempfindlich ist und das Kochen nicht überlebt.

Immer (!) sollte zusätzlich und so früh wie möglich Folsäure supplementiert werden. Weil Entwicklung und Verschluss des Neuralrohrs bereits in den allerersten Tagen und Wochen erfolgen, zum Teil noch bevor man die Schwangerschaft überhaupt bemerkt hat, sollte mit der Supplementation mindestens 4 Wochen vor der Empfängnis begonnen worden sein. Bei späterem Beginn muss die Dosis erhöht werden. Hier eine Übersicht, wann welche Dosis die richtige ist:

- Bei konkretem Kinderwunsch mindestens 4 Wochen vor Empfängnis mit 400 Mikrogramm Folsäure pro Tag starten.
- Beginnt die Substitution weniger als 4 Wochen vor Empfängnis oder sogar erst nach Empfängnis, sollten 800 Mikrogramm Folsäure pro Tag genommen werden.
- Ist ein Neuralrohrdefekt bereits bei einer früheren Schwangerschaft aufgetreten, sollten präventiv 4000 Mikrogramm Folsäure pro Tag eingenommen werden. (Quelle: DGE)

Unabhängig von der Dosis sollte die Supplementierung immer mindestens bis zum Abschluss des ersten Trimesters erfolgen. Danach kann der Bedarf über folatreiche Kost ausreichend gedeckt werden. Bei Abneigung gegenüber folathaltigen Lebensmitteln sollte Folsäure aber mindestens bis in die Stillzeit hinein weiter genommen werden.

EISEN

Während einer Schwangerschaft wird sehr viel Eisen benötigt. Das Blutvolumen der Mutter nimmt bis zur Geburt um 40 bis 50 Prozent zu, und auch das Kind muss seine Eisenspeicher ausreichend füllen, um in der Stillzeit mit der eher eisenarmen Muttermilch über die Runden zu kommen. Mit 30 Milligramm pro Tag ist der Eisenbedarf einer Schwangeren damit doppelt so hoch wie sonst, und es ist gar nicht so leicht, die Aufnahme rein durch die Ernährung so weit hochzuschrauben! Darum sind Eisenmangel und die Eisenmangelanämie das häufigste Ernährungsproblem bei Schwangeren. Ein Eisenmangel in der Schwangerschaft kann das Gedeihen des Kindes beeinträchtigen und das Risiko für Frühgeburten steigern. Dennoch wird, im Gegensatz zu Folat, zu keiner generellen Substitution von Eisen in der Schwangerschaft geraten. Studien haben gezeigt, dass bei normalen Hämoglobinwerten der Mutter keine gesundheitlichen Vorteile durch eine Eisensupplementation entstehen.

Wie kommt frau dann am besten an ihr Eisen? Häufig wird das Thema sehr vereinfacht: Traditionell wird im wohlstandsschwangeren Mitteleuropa als beste Quelle Fleisch empfohlen. Daran ist erst einmal wenig auszusetzen, denn rotes Fleisch enthält gut bioverfügbares Eisen. Die Menge wird aber viel zu sehr überschätzt: Rindfleisch z. B. enthält 2,5 bis 3 Milligramm Eisen pro 100 Gramm. Eine Schwangere müsste täglich 1,0 bis 1,2 Kilogramm Rindfleisch verzehren, um den Tagesbedarf zu decken. Wenn Sie das schon als viel empfinden, denken Sie einmal darüber nach, wie viel Geflügel (circa ein Drittel so viel Eisen wie Rindfleisch) Sie essen müssten. Ein solcher Konsum wäre weder gesund für Sie noch für den Planeten! Es wird schnell klar: Das kann nicht alles sein. Die viel größere Rolle spielen pflanzliche Eisenquellen. Seit bekannt ist, dass Eisen aus gewissen Pflanzen besonders gut aufgenommen werden kann (dazu mehr im Kapitel über die Beikost), rücken Linsen, Hülsenfrüchte, Sojabohnen, Haferflocken und Pseudogetreide immer mehr in den Fokus. So enthalten zum Beispiel 100 Gramm getrocknete rote Linsen mit 7 bis 8 Gramm Eisen fast die dreifache Menge von Rindfleisch! Wer wenig bis gar kein Fleisch essen möchte, muss natürlich ganz besonders auf einen ausreichenden Ausgleich achten. Mit bewährten Klassikern wie Linseneintopf oder Erbsensuppe oder modernen Leckerbissen wie Sojabolognese oder Quinoasalat kann der Tagesplan abwechslungsreich gestaltet werden. Oder gleich mit einer leckeren Eisenbombe in den Tag starten, die direkt mehr als 40 Prozent des Tagesbedarfs einer Schwangeren deckt? Nibras, der selbst auf Fleisch verzichtet, verrät, wie er sich gerne sein Porridge bzw. Müsli gestaltet. Guten Hunger!

REZEPT: EISEN-POWER-PORRIDGE

	Eisengehalt
▸ 80 g Haferflocken	4,8 mg
▸ 30 g getrocknete Aprikosen	1,3 mg
▸ 20 g Haselnüsse	0,9 mg
▸ 1 EL Kürbiskerne	1,8 mg
▸ 1 EL Sesam (ca. 10 g)	1,0 mg
▸ 1 EL Chiasamen (ca. 10 g)	0,8 mg
▸ ½ TL Zimt (ca. 2,5 g)	1,0 mg
▸ 1 EL Zuckerrübensirup (ca. 10 g)	1,3 mg
	= 12,9 mg pro Portion (= 43 % des Tagesbedarfs einer schwangeren bzw. 86 % des Tagesbedarfs einer nicht schwangeren Frau)

JOD

Jod gehört zu den Spurenelementen und wird vor allem für die Produktion von Schilddrüsenhormonen benötigt, die für verschiedene Stoffwechsel- und Entwicklungsprozesse unerlässlich sind. Besonders für die gesunde Entwicklung des Gehirns braucht es ausreichend Schilddrüsenhormone. In Deutschland sind die Böden relativ jodarm, sodass in den hiesigen Agrarerzeugnissen und Gewässern nur wenig davon enthalten ist. Offiziell wird Deutschland daher auch von der WHO als Jodmangelgebiet eingestuft. Deswegen ist unsere wichtigste Quelle das jodierte Speisesalz. Natürliche Quellen in Lebensmitteln sind selten und beschränken sich vor allem auf Meeresfisch und -früchte, die aber bei den meisten nicht zur vollständigen Versorgung ausreichen. Trotz möglicher Supplementation durch Speisesalz nehmen in Deutschland mehr als 30 Prozent der Erwachsenen nicht ausreichend Jod zu sich. Gerade für Schwangere und deren Kinder kann das zum Problem werden. Die Schilddrüse des Kindes nimmt mit Beginn des zweiten Schwangerschaftsdrittels seine Funktion auf und ist auf Jod angewiesen.

Grundsätzlich sollte daher jeder, aber besonders Schwangere, ausschließlich oder zumindest überwiegend jodiertes Speisesalz verwenden. Gerade populäre Alternativen wie Himalaya-Salz enthalten in aller Regel kein zusätzliches Jod und können bei regelmäßigem Einsatz einen Jodmangel begünstigen. Schwangere sollten zusätzlich zum jodierten Speisesalz während der gesamten Schwangerschaft 100 bis 150 Mikrogramm Jod pro Tag substituieren. Leidet die werdende Mutter an einer Schilddrüsenfunktionsstörung mit Über- oder Unterfunktion, sollte immer unbedingt auch der Rat von Spezialist*innen auf dem Gebiet der Schilddrüsenerkrankungen eingeholt werden. Besonders am Anfang ist eine gute Einstellung der Schilddrüsenhormone zum Erhalt der Schwangerschaft sehr wichtig.

DHA

Erinnern Sie sich noch an die Zeit, als etliche Illustrierte mit der nächsten wundersamen Low-Fat-Diät auf der Titelseite warben? Fett galt als ungesund und die Quelle allen Übels – zumindest ernährungstechnisch. Diese Aussage ist aus heutiger Sicht natürlich in ihrer Pauschalität falsch und darf vor allem nicht auf die Schwangerschaft übertragen werden! Mittlerweile weiß man, dass Omega-3-Fettsäuren gesundheitszuträglich und für die Entwicklung des Babys wichtig sind.

Eine dieser guten Fettsäuren ist DHA, eine Abkürzung für Docosahexaensäure. DHA spielt eine tragende Rolle bei der Entwicklung des komplexen zentralen Nervensystems von Kindern. Als Fettsäure ist DHA ein Baustein der sogenannten Myelinscheiden, einer Art Isolierschicht jeder einzelnen Nervenzelle, die essenziell für eine gesunde Übertragung von Reizen entlang der Nerven ist. Die ausreichende Versorgung des Kindes mit DHA während der Schwangerschaft beeinflusst somit langfristig seine kognitive Entwicklung. Eine Studie aus Spanien konnte zeigen, dass 4 bis 7 Jahre alte Kinder umso besser bei neurokognitiven Tests zur Intelligenz und Sprachentwicklung abschnitten, je vollständiger der DHA-Bedarf der Mutter in der Schwangerschaft gedeckt war. Die Ergebnisse sind beeindruckend und zeigen, welche Tragweite die Ernährung bereits in der Schwangerschaft hat.

Grundsätzlich kann DHA vom Körper selbstständig aus Alpha-Linolensäure (ALA) aus z. B. Leinsamen oder Rapsöl hergestellt werden. Allerdings kann dieser Umbau negativ durch Omega-6-Fettsäuren etwa aus Sonnenblumenöl beeinträchtigt werden. Ohnehin werden nur 0,5 Prozent der Ausgangsmenge ALA später zu DHA. Um die wichtigen Auswirkungen einer ausreichenden DHA-Versorgung nicht von diesem störanfälligen Umbauprozess abhängig zu machen, wird empfohlen, DHA in der Schwangerschaft direkt zu sich zu nehmen. Das geht durch den Konsum von fettigem Seefisch, der reich an DHA ist. Fischkonsum steht aber sowohl aufgrund der zunehmenden Belastung mit Schwermetallen und Dioxin als auch aufgrund der negativen Auswirkungen auf die Umwelt in der Kritik. Eine elegantere Lösung ist es, Mikroalgen als reichhaltige Quelle für DHA zu nutzen. Es sind nämlich – wie bereits erwähnt – gar nicht die Fische selbst, die DHA produzieren. Auch sie nehmen DHA nur durch das Fressen der Algen zu sich. Wir können also den Fisch als Zwischenstation in der Nahrungskette mit all seinen Belastungen ganz einfach überspringen und direkt zu den Algen greifen! Praktisch, oder?

Bei Kinderwunsch, spätestens aber mit Beginn der Schwangerschaft sollte eine tägliche Zufuhr von 200 Mikrogram DHA sichergestellt werden. Eine offizielle Empfehlung der DGE, diese Zufuhr mittels Substitution zu erreichen, gibt es aktuell (noch) nicht. In Anbetracht des zu Recht in der Kritik stehenden Fischfangs und der nachweislichen Belastung von Fisch mit gesundheitsschädlichen Substanzen raten wir aber zur Substitution. Alternativ kann der Bedarf auch durch den Verzehr von Algen direkt gedeckt werden, das erfordert aber gute Kenntnisse, da der Jodgehalt verschiedener Algensorten sehr unterschiedlich ist.

Wir fassen einmal zusammen! Wenn Sie möchten, dass Ihr ungeborenes Kind alle Nährstoffe bekommt, die es braucht, empfehlen wir wärmstens diese Substitutionen:

- Folsäure 400(–800) µg/Tag (mind. bis Start des zweiten Trimesters)
- Jod 100–150 µg/Tag (ganze Schwangerschaft)
- DHA 200 µg/Tag (ganze Schwangerschaft)
- Eisen nach Bedarf (nur bei Eisenmangel)

QUALITÄT VOR QUANTITÄT?

Wie sieht es eigentlich mit den ganzen anderen Nährstoffen aus? Natürlich sind die, die wir hier gerade vertieft haben, nicht die einzigen, an denen der Bedarf in der Schwangerschaft steigt. Für Proteine, Kohlenhydrate und Vitamine wie B2, B6 oder B12 gilt das ebenso. Die Gewährleistung dieser Zufuhrsteigerung ist aber nicht so kritisch wie bei den vorangegangenen. Dabei kommt es eher auf die Qualität der gewählten Lebensmittel als auf deren Quantität an. Sie sollten primär zu Produkten mit hochwertigen Nährstoffkonstellationen wie grünem Blatt- und Kohlgemüse (Grünkohl, Brokkoli), Linsen und Hülsenfrüchten, Vollkornprodukten, Nüssen (besonders gut sind Wal- und Paranüsse), Saaten und Omega-3-reichen Ölen (Lein- oder Rapsöl) greifen. Wenn Sie den überwiegenden Teil der Ernährung mit solchen Lebensmitteln gestalten, müssen Sie sich in aller Regel um die weiteren Mikro- und Makronährstoffe keine Sorgen mehr machen. Dann darf es zwischendurch selbstverständlich auch mal etwas sein, was das Herz begehrt und was nicht unbedingt die Bezeichnung *Superfood* verdient.

Gestaltet man eine abwechslungsreiche und vollwertige Ernährung rund um diese vorteilhaften Lebensmittel, lässt sich auch die Gefahr eines relevanten Schwangerschaftsdiabetes reduzieren.

EINZELNE SUPPLEMENTE VS. MULTINÄHRSTOFFPRÄPARATE

Kurz möchten wir an dieser Stelle auch auf Multinährstoffpräparate eingehen, denn immer wieder wird uns die Frage gestellt, welche Form der Supplementation vorzuziehen ist. Vorab: Es gibt nicht DEN richtigen Weg! Ob man gezielt verschiedene Supplemente kombinieren oder doch lieber ein einzelnes Präparat einnehmen sollte, das alles abdeckt, hängt vollkommen von den eigenen Bedürfnissen ab.

SCHWANGERSCHAFTSDIABETES ERKLÄRT!

Besonders im 2. und 3. Trimester kann es hormonell bedingt zu einer Resistenz gegen das Hormon Insulin kommen. Dadurch steigt der Blutzuckerspiegel bei Schwangeren deutlich an und ein Schwangerschaftsdiabetes (Gestationsdiabetes = GDM) kann entstehen. Das Risiko steigt mit Alter, Gewicht und Zufuhr einfacher Kohlenhydrate bzw. Zucker. Auch wenn ein Familienmitglied ersten Grades an einem Diabetes leidet, ist das Risiko erhöht. Leider deutet sich der GDM nicht mit Symptomen an, sodass er unbemerkt bleiben kann. Deswegen ist es ein obligatorischer Teil der Vorsorge, dass der Blutzucker bei allen Schwangeren kontrolliert wird.

Bleibt der GDM unentdeckt oder unbehandelt, kann er nämlich Schäden beim Kind verursachen. Folgen können eine Herzschwäche, ein Herzfehler oder eine Makrosomie (Gewicht über der 95. Perzentile), die bereits im Mutterleib auftreten, und damit verbundene Geburtsrisiken sein. Nach der Geburt besteht das Risiko für ein gefährliches Atemnotsyndrom oder eine Unterzuckerung.

Die wichtigste Therapie eines GDM ist eine gesunde, vollwertige Ernährung mit Hauptaugenmerk auf Gemüse, Obst, Nüssen, Saaten und Proteinquellen. Natürlich ist es weiterhin wichtig, Kohlenhydrate zuzuführen, denn auch die werden von Mutter und Kind benötigt! Sie sollten aber primär aus Vollkornquellen stammen, die einen niedrigeren glykämischen Index (GI) haben. Der GI ist ein Maß dafür, wie stark ein kohlenhydrathaltiges Lebensmittel den Blutzucker ansteigen lässt. Online, in Büchern oder im Rahmen einer Ernährungsberatung können Sie herausfinden, welchen GI verschiedene Lebensmittel haben. Andere kohlenhydratreiche Beilagen wie Brot oder Nudeln lassen sich gut durch Hülsenfrüchte wie Linsen ersetzen. Nur wenn diese Ernährungsoptimierung nicht ausreichend hilft, muss eine Insulintherapie eingeleitet werden.

Die eine Person kommt sehr gut damit zurecht, die oben genannten Empfehlungen einzuhalten und den restlichen Bedarf über eine ausgewogene Ernährung abzudecken. Eine andere Person ist vielleicht von den verschiedenen einzelnen Präparaten überfordert und hat ständig Angst, etwas falsch zu machen. Hier können Multinährstoffpräparate hilfreich dabei sein, Sorgen und Druck zu minimieren und ein gutes Gefühl zu vermitteln. Es macht auch in aller Regel nichts, wenn man für eine begrenzte Zeit durch den Multinährstoff Vitamine aufnimmt, die man bereits durch eine gute Ernährung abgedeckt hat. Bei wichtigen Vitaminen für das Kind denken wir, dass etwas zu viel besser als zu wenig ist. Am Ende sind zwei Aspekte entscheidend: einerseits, dass Kinder im Mutterleib alle Nährstoffe erhalten, die sie brauchen, und andererseits, dass Mütter vermeidbaren Stress minimieren und ihre Schwangerschaft genießen. Der Weg, der diese beiden Aspekte gewährleistet, ist der richtige – egal, was andere sagen.

LABORWERTKONTROLLEN WÄHREND DER SCHWANGERSCHAFT?

Trotz der hier dargestellten essenziellen Zusammenhänge zwischen Nährstoffversorgung und Gesundheit von Mutter und Kind ist es immer noch nicht Standard, den Ernährungsstatus der Schwangeren im Blut zu prüfen. Tatsächlich deckt die gesetzliche Krankenversicherung als einzige Regelleistung nur die Blutuntersuchung des Hämoglobinwertes zur Erkennung einer Anämie ab. Konkret bedeutet das: Man wartet also lieber das Problem ab, anstatt es frühzeitiger durch die Messung des Eisenstoffwechsels zu erkennen. Andere wichtige Nährstoffe kommen gar nicht zur Sprache. In unseren ernährungsmedizinischen Seminaren berichten uns besorgte Mütter immer wieder davon, dass ihr Wunsch nach einer Kontrolle des Ernährungsstatus im Blut während ihrer Schwangerschaften abgewiesen wurde – sogar wenn sie die Kosten selbst übernehmen wollten. Wir fragen uns (und entschuldigen Sie den Ton): Was soll dieser Nonsens?

Beim Auto würde niemand freiwillig auf seine Tankanzeige verzichten und sich einfach darauf verlassen auszurechnen, wie viel Liter man aufgefüllt und wie viele Kilometer man zurückgelegt hat. Beim Tauchen würde niemand ohne Messgeräte ins Wasser springen und einfach schätzen, wie viel Sauerstoff wohl noch im Tank übrig ist. Wieso verlässt man sich dann beim ungeborenen Kind nahezu blind darauf, dass im Tank schon alles drin sein wird, was es braucht? Bitte nicht falsch verstehen: Es geht nicht darum, Mütter zu kontrollieren oder ihnen zu unterstellen, dass sie etwas falsch machen. Es gibt Beispiele, die demonstrieren, wie auch bei bester Ernährung etwas schiefgehen kann.

Solche Beispiele sind natürlich selten. Aber bei deutschlandweit circa 800 000 Geburten pro Jahr (Stand 2021) lässt sich leicht erahnen, dass insgesamt eine relevante Fallzahl solcher Mängel unentdeckt bleibt. Dabei könnten die meisten dieser Fälle durch ein Laborscreening des mütterlichen Ernährungsstatus leicht und kostengünstig erkannt sowie mögliche Schäden für Kinder abgewendet werden.

Wir empfehlen daher allen Schwangeren, egal welche Ernährungsform sie verfolgen, eine Blutuntersuchung zu Beginn der Schwangerschaft, um Mängel frühzeitig zu erkennen und auszugleichen. Diese Untersuchung sollte zumindest Blutbild, Eisenstatus (Ferritin), Vitamin-B12-Status (Holo-Transcobalamin), Vitamin-D-Status (25-OH-Vitamin-D) und Schilddrüsenwerte enthalten.

INSIDERWISSEN

Nibras ist einmal ein eindrücklicher Fall eines überraschenden Nährstoffmangels in der Klinik begegnet. Eine Mutter stellte ihr 6 Monate altes Baby vor, das nicht mehr gut getrunken hat, schlapp und sehr blass war. Im Blutbild fanden wir eine sehr schwere Anämie, die das Kind extrem geschwächt hat. Weitere Tests zeigten, dass ein Mangel an Vitamin B12 vorlag. Wenn dieses Vitamin fehlt, können rote Blutkörperchen nicht richtig gebildet werden, was eine schwere Anämie zur Folge hat. Zusätzlich dazu war auch das Gehirn des Kindes deutlich unterentwickelt und geschädigt. Die Mutter stillte das Kind seit Geburt voll und ernährte sich selbst *omnivor*, das heißt mit reichlich tierischen Produkten, die von Natur aus viel Vitamin B12 enthalten. Bei ihr selbst stellten wir trotzdem ebenfalls einen sehr schweren B12-Mangel fest. Woher hatte sie diesen, obwohl sie genug B12 über ihre Ernährung aufnahm? Die Lösung des Rätsels: Die Mutter hatte eine bis dahin unerkannte schwere autoimmune Magenschleimhautentzündung. Wegen dieser Entzündung wurde im Magen zu wenig Intrinsic Factor gebildet, ein Stoff, ohne den Vitamin B12 nicht aufgenommen werden kann. Vermutlich bestand das Problem auch bereits in der Schwangerschaft. So lag bei ihr ein unentdeckter schwerer Nährstoffmangel vor. Er hätte frühzeitiger ausgemacht werden können, wenn Routinekontrollen bei Schwangeren oder stillenden Müttern vorgesehen wären. Die Schäden, die beim Kind entstanden sind, hätten wahrscheinlich verhindert werden können. Nun benötigt das Kind aufwendige Entwicklungsförderung. Ob es sich wieder vollständig davon erholen kann, bleibt abzuwarten.

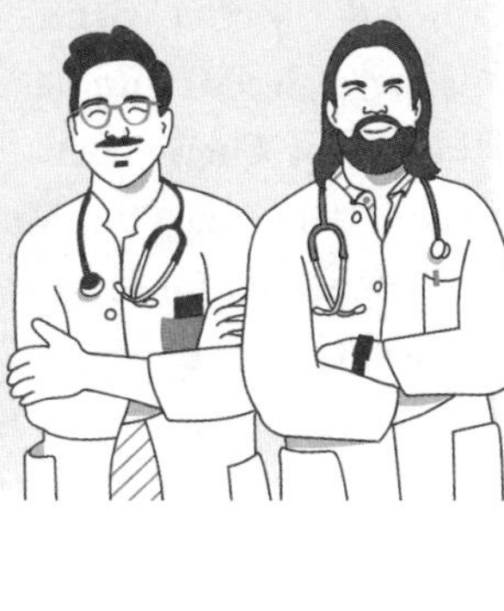

Stillzeit – Mama gut, alles gut!

Von der Geburt an bis zum Start der Beikost befinden sich Säuglinge in der Stillzeit. Dieser Lebensabschnitt wird traditionell so genannt, obwohl natürlich heutzutage nicht alle Kinder während dieser Zeit gestillt werden. Man könnte vielleicht besser von einer *Milchzeit* sprechen, um auch Kinder, die Formulanahrung erhalten, einzuschließen. Während dieser Zeit sind die jungen Kinder auf Milchnahrung angewiesen, weil sie die neuromotorische Reife für das Zuführen, Kauen und Schlucken fester Nahrung noch nicht erreicht haben.

Beim Stillen sind wir Homo sapiens in kunterbunter Gesellschaft im Tierreich. Ob Wale, Faultiere, Eichhörnchen, Tiger oder Menschen – alle Säugetiere produzieren in ihren Milchdrüsen eine flüssige Nahrung für den Nachwuchs. Das Stillen ist ein Erfolgskonzept der Evolution, das wahrscheinlich bereits über 200 Millionen Jahre alt und somit eine der ältesten Ernährungsformen dieser Welt ist.

Zuvor haben wir erklärt, dass die Mutter in der Schwangerschaft Nährstoffe zusammenstellt und über die Plazenta an ihr Kind weitergibt. In der Milchzeit bleibt das Prinzip bestehen, nur der Weg ist ein anderer, denn das Kind erhält die Nährstoffe statt aus der Nabelschnur über die Brust. Auch nach der Geburt bleibt also die Ernährung der Mutter wichtig für eine gute Versorgung des Babys. Darum lassen sich die Grundlagen, die wir für die Schwangerschaft ausführlich besprochen haben, eins zu eins auf die Stillzeit übertragen. Nur wenn der Bedarf der Mutter ausreichend gedeckt ist, ist die Muttermilch wiederum bedarfsdeckend fürs Kind. Ernährt sich die Mutter einseitig oder unausgewogen, hat das Auswirkungen auf die Zusammensetzung der Milch. Besonders in sozial schwachen Regionen der Welt ist das auch heute noch ein großes Problem.

Besonders faszinierend an der Milchzeit ist, dass wir Menschen uns trotz des gleichen Still-Prinzips von anderen Säugetieren in einem Punkt sehr unterscheiden: In schlechten Zeiten, in denen das Stillen nicht klappt, sind wir nicht wie andere Säugetiere dem Untergang geweiht – wir haben immer wieder aufs Neue einen Plan B entwickelt! Die erste Überlebensstrategie, die Menschen angewendet haben, lässt sich bis in das antike Ägypten zurückverfolgen. Dort etablierte sich das Prinzip der Versorgung von Kindern durch sogenannte Ammen. Als Amme bezeichnete man eine Frau, deren Beruf es war, ein fremdes Kind mit eigener Muttermilch zu versorgen, wenn dies der leiblichen Mutter nicht möglich war. Allerdings waren Ammen ein Luxus und nur den wohlhabenden und adeligen Ägyptern vorbehalten. Die günstigere und kuriosere Variante war das sogenannte *Mensch-Tier-Stillen*: Dabei übernahmen Tiere die Ammenrolle, häufig sogar, indem die Kinder direkt an die Zitzen und Euter angelegt wurden. Dafür wurden Kühe, Schafe, Ziegen und sogar Hunde eingesetzt (Achtung, bizarres Kopfkino). Diese Methode kam jahrhundertelang bei Waisenkindern oder in Krisenzeiten zum Einsatz. Ein prominentes Beispiel für das Mensch-Tier-Stillen ist die Geschichte der Zwillinge Romulus und Remus, die der berühmten Sage nach von einer Wölfin gesäugt worden sind, bevor sie 753 v. Chr. die Stadt Rom gründeten. Nicht wundersam genug? Hier noch ein Schmankerl für Sie: Den Austausch von Milch zwischen Menschen und Tieren gab es sogar lange Zeit andersherum, Babytiere wie Hundewelpen oder Ferkel wurden hierbei an die Brust einer Frau angelegt. Ja, sie haben richtig gehört! Was aus heutiger Sicht grotesk klingt, war nichts anderes als die Oldschool-Version einer Milchpumpe. Das war lange Zeit eine gängige Strategie, die aus gesundheitlichen Gründen angewendet wurde, etwa bei Milchstau oder um den Milchfluss durch vermehrte Stimulation zu verbessern.

Im Laufe des 20. Jahrhunderts wurden diese kreativen Still-Alternativen durch die Entwicklung von Milchersatznahrung weitestgehend abgelöst. Die erste Fertignahrung für Säuglinge wurde 1865 vom deutschen Chemiker Justus von Liebig entwickelt und zuerst in flüssiger Form als Suppe für Kinder, später als Kindermehl genanntes Pulver verkauft. 1868 sprang ein gewisser Schweizer Apothekengehilfe namens Henri Nestlé (ja, genau der!) auf den Zug auf und verfeinerte Liebigs Rezeptur unter dem Namen Nestle's Kindermehl. Im Verlauf der weiteren Jahrzehnte wurden Milchersatznahrungen immer weiterentwickelt und verbessert. Der Entwicklung sei Dank müssen Kinder nicht mehr von Tieren gestillt werden. Heutzutage stellen Milchersatznahrungen eine vollwertige Alternative zur Muttermilch dar und ermöglichen ein gesundes Großwerden von Kindern.

Im nächsten Schritt möchten wir die Unterschiede zwischen Muttermilch und Milchersatznahrung und die damit verbundenen Vor- und Nachteile für Kinder und Mütter bzw. Eltern darstellen.

MERKE!
Nur wenn der Nährstoffbedarf der Mutter gedeckt ist, ist die Muttermilch bedarfsdeckend für das Kind!

MUTTERMILCH

Muttermilch ist medizinisch gesehen die beste Nahrung für Babys – das steht außer Frage. Alle Fachgesellschaften, bis hin zur Weltgesundheitsorganisation *(WHO)*, sind sich an diesem Punkt einig. Die WHO empfiehlt das Stillen sogar bis zum zweiten Geburtstag. Aber was hat die gute alte Muttermilch, was die mit modernster, fortschrittlichster Technik hergestellte Formulanahrung nicht hat? Was beschert ihr immer noch den ersten Platz unter den Säuglingsnahrungen?

Zunächst einmal ist Muttermilch sehr praktisch. Sie ist während der Stillzeit immer verfügbar, muss nicht besonders gelagert werden, kostet kein Geld und ist sauber. Insbesondere die letzten beiden Faktoren spielen global betrachtet eine sehr große Rolle. In strukturschwächeren Regionen haben viele Menschen allein finanziell keine Alternative zum Stillen. Und selbst wenn sie Formulanahrung zur Verfügung hätten, haben laut Unicef immer noch rund 2,2 Milliarden Menschen keinen Zugang zu sauberem Trinkwasser, das essenziell zur Herstellung der Säuglingsnahrung ist. Infektionen wie Cholera, ausgelöst durch kontaminiertes Wasser, gehören weltweit zu den häufigsten Todesursachen von Kindern. Neben den praktischen Vorteilen gibt es aber auch zahlreiche gut belegte gesundheitliche Pluspunkte für das Stillen, sowohl für Mütter als auch für Kinder.

Fangen wir beim Kind an, denn hier gibt es viele gute Nachrichten: Muttermilch ist eine wahre »Goodie-Bag« für das kindliche Immunsystem. Die in der Milch enthaltenen Antikörper und sogenannte Humane Milch-Oligosaccharide (dazu gleich mehr) entfalten direkt vor Ort im Darm eine schützende Wirkung. Besonders in den ersten Wochen und Monaten helfen sie dabei, gefährliche Darmkeime wie die Rotaviren besser abzuwehren. Solche Magen-Darm-Infekte gehören für Babys nämlich zu den größten Gefahren. Spannenderweise sinkt bei gestillten Babys aber auch das Risiko für Darm-ferne Infektionen wie Mittelohrentzündungen, also auch an Orten, wo die Muttermilch (normalerweise) nicht direkt hingelangt. Die aufgenommenen Antikörper wirken also nicht nur direkt im Darm, sondern werden nach Aufnahme ins Blut auch im gesamten Körper des Kindes verteilt. Sie sind ein natürlicher Booster für den Nestschutz und verstärken bzw. verlängern die von der Mutter vor der Geburt geschenkte Abwehr. Muttermilch ist aber nicht nur gutes Futter für das Immunsystem, sondern scheint auch unseren grauen Zellen zu munden. In Studien konnte mittels Ultraschall gemessen werden, dass wichtige

Gehirnstrukturen bei voll gestillten Kindern besser wachsen. Das schlägt sich auch später im Leben noch in besseren Intelligenztestergebnissen nieder, wie mehrere Untersuchungen einvernehmlich bestätigten. Damit nicht genug: Auch bei den Grundeinstellungen unseres Stoffwechsels wirkt sich Muttermilch sehr günstig aus, denn Kinder, die gestillt wurden, entwickeln später seltener Übergewicht und Diabetes. Und zu guter Letzt noch etwas sehr Wichtiges: Auch der schreckliche Plötzliche Säuglingstod, den wir im ersten Kapitel besprochen haben, tritt seltener auf, wenn Kinder gestillt werden.

Ein weiterer Pluspunkt fürs Kind klingt erst einmal wie ein Widerspruch: Muttermilch ist zwar sauber, aber nicht steril! Über die Milch selbst, aber auch über den direkten Hautkontakt zur Mutter gelangen nämlich Bakterien wie Lactobacillus bifidus in die Milch. Bevor Sie jetzt einen Schreck bekommen, dass Sie Ihr Kind mit Bakterien kontaminieren, sei direkt gesagt: Diese Mikroorganismen kommen in Frieden! Sie sind gutartig, lösen keine Infektionen aus und sind von großer Bedeutung für die Entwicklung einer gesunden Magen-Darm-Flora, auch Mikrobiom genannt. Das Mikrobiom ist ein komplexes Geflecht aus verschiedenen Mikroorganismen, die unseren Körper besiedeln und eine Symbiose mit uns eingehen, die für beide Parteien nützlich ist. In der Medizin ist das Mikrobiom eines der Top-Forschungsthemen, das aktuell weltweit etliche Wissenschaftler*innen beschäftigt. Auch wenn die Zusammenhänge nicht vollständig erklärbar sind, ist bereits klar, dass unser Mikrobiom einen besonderen Einfluss auf das Immunsystem und den Stoffwechsel hat. Wie wir uns ernähren, entscheidet, ob sich das Mikrobiom im Gleichgewicht befindet oder aus den Fugen gerät. Das Stillen ist der erste Schritt zur Etablierung eines ausgewogenen Mikrobioms.

EXKURS

HUMANE MILCH-OLIGOSACCHARIDE (HMO)

Ein sehr interessanter Bestandteil der Muttermilch sind die Humanen Milch-Oligosaccharide. Dabei handelt es sich um mehr als einhundert unterschiedliche Mehrfachzuckerketten, die für das Kind zum größten Teil unverdaulich sind. Diese Tatsache stellte Wissenschaftler vor ein Rätsel: Wieso enthält Muttermilch energiereiche Kohlenhydratketten, von denen das Kind gar keinen Gebrauch machen kann? Ein kleiner Fehler in der Matrix der Natur? Mit der Zeit stellte sich dann aber heraus, dass die Natur es (natürlich!) besser weiß und sich sehr wohl etwas bei den HMO gedacht hat. Sie sollen nämlich explizit nicht vom Kind verdaut werden, um unversehrt im Darm anzukommen und den zuvor erwähnten Mikroorganismen als Nahrung zu dienen. Muttermilch enthält somit nicht nur natürliche Probiotika, sondern auch *Präbiotika*! Für jedes dieser guten Bakterien, das mit der Muttermilch mitreist, wird gleich ein kleines Lunchpaket mitgeliefert. Was zunächst wie ein Fehler wirkte, ist also ein ausgeklügelter Mechanismus, der die gesunde Entwicklung des Mikrobioms des Kindes fördert. HMO sind aber nicht nur Futter für Bakterien. Sie schützen das Kind auch unmittelbar vor Infektionen. Sie können sich an die Oberfläche von unfreundlichen und unwillkommenen Erregern heften und diese vom Eindringen in die Darmschleimhaut abhalten. Als wären sie ordentlich eingeseift worden, finden die krank machenden Keime keinen Halt und rutschen von ihrem Ziel ab. Das erklärt auch, warum gestillte Kinder seltener an einer Magen-Darm-Infektion erkranken.

Mittlerweile versuchen Hersteller von industriellen Anfangs- und Folgemilchnahrungen, ihren Produkten präbiotische, den HMO ähnliche Stoffe zuzusetzen. Dabei handelt es sich vor allem um sogenannte Galakto-Oligosaccharide (GOS), die aus Kuhmilch, genauer aus Laktose, hergestellt werden. Ob und wie gut sie HMO ersetzen können, ist noch Gegenstand der Forschung. Bis sich die Wissenschaft in diesem Punkt einig ist, spricht aus unserer Sicht aber nichts dagegen, bei einer Ernährung mit Formulanahrung auf GOS-angereicherte Produkte zu setzen.

INSIDERWISSEN

Die Muttermilch

Wussten Sie, dass man Muttermilch, so wie Sie es sicherlich von Blut kennen, spenden kann? In sogenannten *Frauenmilchbänken* werden Milchspenden gesammelt, die dann vor allem Frühchen, die auf Intensivstationen behandelt werden, zugutekommen. Vom Prinzip her ist eine Frauenmilchspenderin also eine Amme 2.0 der modernen Gegenwart. Aber warum das Ganze, wenn es doch Formulanahrung gibt? Studien haben gezeigt, dass Frauenmilch für Frühgeborene, die sehr vulnerabel sind, besonders wichtig ist. Erhalten sie Frauenmilch statt Kuhmilch-basierter Formulanahrung, sinkt das Risiko für schwere Infektionen und Schädigungen des empfindlichen Darms deutlich. Mehr zu diesem spannenden Thema, insbesondere wie Sie Muttermilch spenden können, erfahren Sie online, z. B. auf www.frauenmilchbank.de.

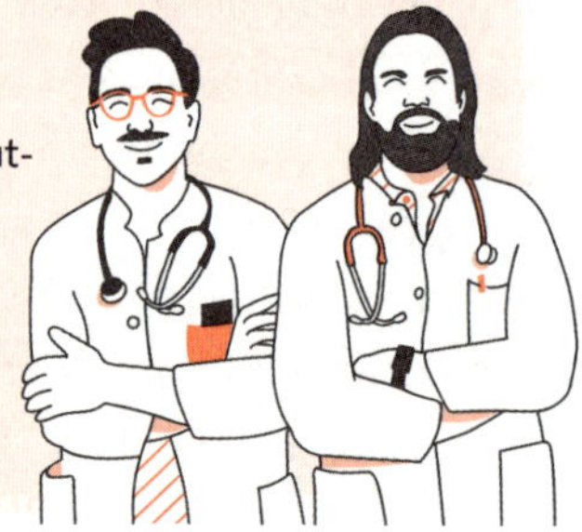

Jetzt die Mütter: Auch für sie springen einige Vorteile durch das Stillen heraus. Besonders erfreulich ist, dass Frauen, die in ihrem Leben einmal gestillt haben, seltener bösartige Erkrankungen wie Brustkrebs oder Eierstockkrebs erleiden. Wie beim Kind führt das Stillen außerdem auch bei der Mutter zu einem ausgeglicheneren Stoffwechsel und reduziert das Risiko für schweres Übergewicht, Bluthochdruck und Typ-II-Diabetes. Last but not least kann Stillen auch gut für die Seele sein, indem es das Risiko für postpartale Depressionen reduziert. Es wird weiter fleißig zu diesem Thema geforscht, sodass zukünftig wahrscheinlich sogar noch weitere positive Aspekte des Stillens belegt werden können.

FORMULANAHRUNG

Die Auswahl kann überwältigend sein. In Drogerie- und Supermärkten türmt sich das Angebot an sogenannten Formulanahrungen, also industriell hergestellten Milchersatznahrungen. Angebot und Nachfrage sind sehr groß, denn nicht immer können Kinder Muttermilch erhalten, wofür es viele verschiedene, manchmal nicht beeinflussbare Gründe gibt. Das ist aber kein Anlass zur Sorge! Dank stetiger Weiterentwicklung stellen Formulanahrungen in der Basisversorgung mit Mikro- und Makronährstoffen eine gute und sichere Alternative zur Muttermilch dar.

Woraus eine solche Formulanahrung zu bestehen hat, wird in der EU streng reguliert. Werden die Voraussetzungen nicht eingehalten, gelangt das Produkt gar nicht erst auf den Markt. Sie können sich also beim Kauf einer Formula aus einer seriösen Quelle sicher sein, dass diese Regularien erfüllt worden sind. Haben Sie jedoch Zweifel an der Quelle, sollten Sie aufpassen. Insbesondere auf fernen Auslandsreisen sollte daran gedacht werden. Womöglich finden Sie am fremden Ort keine verlässliche Formulanahrung vor, sodass Sie stets ausreichende Mengen mitbringen sollten.

Ganz entschieden raten wir an dieser Stelle von der alleinigen Gabe von Tiermilch wie Kuh- oder Ziegenmilch anstelle von Formulanahrung ab! Die Muttermilch einer anderen Spezies ist kein adäquater Ersatz für ein Menschenkind. Die ernährungsphysiologischen Bedürfnisse eines Kalbs oder eines kleinen Zickleins sind ganz anders als die eines menschlichen Babys, sodass die Zusammensetzung der Milch auch sehr unterschiedlich ist. So hat Kuhmilch z. B. dreimal so viel Eiweiße und Mineralien wie menschliche Muttermilch. Der Überschuss dieser Nährstoffe kann Organe, vor allem die Nieren, belasten und gleichzeitig die Aufnahme anderer Vitamine und Mineralien stören. Auf diese Weise sind Nährstoffmängel vorprogrammiert und können bis hin zur schweren Anämie und neurologischen Entwicklungsstörung mit nachhaltigen Hirnschädigungen führen. Solche Fälle von rein mit Tiermilch gefütterten und dadurch erkrankten Kindern sind uns schon häufig in der Klinik begegnet. Unbedingt sein lassen! Ebenso gefährlich ist die Ernährung des Kindes mit einer pflanzlichen Milchalternative wie Hafer-, Mandel- oder Sojamilch aus dem Supermarkt. Besonders bizarr: Im Internet kursieren sogar Rezepte für die Herstellung eigener Milchersatznahrungen auf Tier- oder Pflanzenmilchbasis. Bitte lassen Sie die Finger von solchen gefährlichen Alternativen!

Bisher sind wir auf die gesundheitlichen Vorteile für Kinder, die gestillt werden, eingegangen. Uns ist es hier aber sehr wichtig zu betonen, dass daraus umgekehrt nicht zu schließen ist, dass Kinder, die Formulanahrung erhalten, stark benachteiligt sind. Viele der beschriebenen Vorteile der Muttermilch kommen in Studien auch erst zum Vorschein, wenn man große Gruppen miteinander vergleicht. Was im weiteren Rahmen natürlich von medizinischem Interesse ist, spielt beim Blick auf ein einzelnes Kind meistens keine riesige Rolle. Etliche Eltern setzen sich auf Basis von Studienergebnissen zu sehr unter Druck und machen sich viel zu große Vorwürfe, wenn es mit dem Stillen nicht klappt. Lassen Sie das, es macht keinen Sinn! Sie machen überhaupt nichts falsch, wenn Ihr Kind Formulanahrung erhält, und wir kennen natürlich etliche Kinder, die völlig problemlos und gut damit groß geworden sind. Es gibt sogar Vorteile auf Seiten der Formulanahrung, die wir nicht unerwähnt lassen wollen: Wenn die Mutter einen Nährstoffmangel hat, spielt das für ein mit Formulanahrung ernährtes Kind keine Rolle. Das ist besonders in armen Regionen, wo Unterernährung flächendeckend verbreitet ist, ein erheblicher Vorteil. In so einer Situation kann die Formulanahrung der Muttermilch überlegen sein. Bei der sich weiter öffnenden Schere zwischen Arm und Reich ist zu befürchten, dass dieser Aspekt leider auch bei uns zunehmend an Relevanz gewinnen wird. Aber auch unabhängig vom Wohlstand gibt es überall Menschen, die sich schlecht ernähren. Alle vorab genannten Vorteile der Muttermilch sind zweitrangig, wenn im Einzelfall die Grundversorgung mit Nährstoffen nicht gewährleistet werden kann. Ein weiterer, rein praktischer Vorteil liegt in der flexibleren Versorgung des Kindes. Das Füttern kann bei einer Formulanahrung auch vom Partner oder anderen Personen übernommen werden. So kann unter Umständen ein Elternteil entlastet werden.

Als Nächstes müssen wir uns mit der Machete durch den Dschungel aus verschiedensten Milchersatznahrungen schlagen, denn viele Eltern sind von der Auswahl überfordert. In unseren Ernährungsseminaren werden wir oft gefragt: Was bedeutet Anfangs- und Folgenahrung? Was sind die Unterschiede zwischen Pre, 1er, 2er, HA und hydrolisierter Formulanahrung? Welche Variante ist nun die richtige für mein Kind?

Als Anfangsnahrung definiert man alle Milchnahrungen (inkl. Muttermilch), die für die alleinige Ernährung des Kindes unmittelbar ab Geburt geeignet sind. Davon abzugrenzen sind Folgenahrungen, die frühestens ab Start der Beikost ergänzend gegeben werden können. Grundsätzlich gilt aber, dass Anfangsnahrungen während der gesamten Stillzeit verwendet werden können. Ein zwingender Umstieg auf eine Folgenahrung, wie es besonders die Werbung der

Hersteller suggeriert, ist nicht zwingend notwendig. Dazu aber gleich mehr!

Die Pre-Milch bzw. Pre-Nahrung ist die am weitesten verbreitete Anfangsnahrung und am nächsten an der Muttermilch dran. Ebenfalls von Anfang an kann aber auch die 1er-Nahrung verwendet werden. Pre und 1er unterscheiden sich nur geringfügig bei der Zusammensetzung der Kohlenhydrate: Pre enthält – wie Muttermilch – einzig Laktose als verdauliches Kohlenhydrat, wohingegen 1er auch weitere Kohlenhydrate wie Stärke oder Maltodextrin enthalten kann. Das macht die 1er-Milch etwas sämiger und sättigender für das Kind. Aus ernährungsmedizinischer Sicht sind diese zusätzlichen Kohlenhydrate für das Kind zwar nicht notwendig, können sich aber durchaus als praktisch erweisen, wenn Kinder bei zunehmendem Appetit sehr häufige Milchmahlzeiten einfordern. Umgekehrt kann die 1er-Nahrung für noch sehr junge Säuglinge etwas zu sättigend sein. Hier muss ausprobiert werden! Ansonsten gibt es keine relevanten Unterschiede zwischen diesen Anfangsnahrungen.

Folgenahrungen sollen, wie der Name sagt, auf die Anfangsnahrung folgen. Wir finden diese Definition und Nomenklatur aber ungünstig, weil sie den Eindruck vermittelt, dass ein Wechsel ab einem gewissen Zeitpunkt unbedingt notwendig sei. Wie schon zuvor erwähnt, ist es aber umgekehrt völlig in Ordnung, für die gesamte Stillzeit Anfangsnahrungen zu verwenden. Darum folgt bei vielen auch zu Recht auf die Pre-, wenn überhaupt, die 1er-Nahrung. Dennoch kann ab der Beikost auf eine 2er- und ab dem 10. Lebensmonat auf eine 3er-Nahrung umgestiegen werden. Die 2er unterscheidet sich von den Anfangsnahrungen durch einen höheren Gehalt an Mineralstoffen, vor allem Eisen, das in der zweiten Hälfte des 1. Lebensjahres vermehrt benötigt wird. Der (fragliche) Nutzen von 3er-Nahrung ist schlicht der höhere Gehalt an Energie. Wir sehen den Einsatz solcher Folgenahrungen kritisch: Natürlich kann es individuell mal sinnvoll sein, einem Kind, das einen Eisenmangel hat, ergänzend eine eisenreiche Folgemilch anzubieten. Auch ein Kind, das aus medizinischen Gründen einen erschwerten Beikoststart hatte, kann vom höheren Energiegehalt profitieren. Aber grundsätzlich sollte der gestiegene Bedarf an Nährstoffen und Energie an erster Stelle durch die Beikost gedeckt werden und nicht über zusätzlich angereicherte Milch. Unter Umständen kann das Übermaß an Energie und Sättigung durch Folgenahrungen auch die Akzeptanz der Beikost negativ beeinflussen. Daher sollte die Anwendung dieser Folgenahrungen gut durchdacht und im Zweifel immer bei einem Besuch in der Kinderarztpraxis besprochen werden.

HA-Nahrung steht für hypoallergene Nahrung. Sie ist eine Sonderform der Anfangsnahrung, bei der die enthaltenen Proteine zuvor in kleinere Einzelteile zerlegt (hydrolysiert) werden. Sie wird für Kinder empfohlen, die nicht oder nur zum Teil gestillt werden und deren Eltern oder Geschwister unter relevanten Allergien leiden. Die Studienlage dazu, wie hilfreich solche HA-Nahrungen sind, ist widersprüchlich. Die Nahrungen, die in wegweisenden Studien untersucht wurden, sind teils gar nicht mehr auf dem deutschen Markt erhältlich. Andere große Studien weisen methodische Schwächen auf und können nicht für eine eindeutige Empfehlung herangezogen werden. Aus unserer Sicht sollte bei nicht gestillten Kindern mit familiärer Belastung durch Allergien trotz unklarer Studienlage gemäß der aktuellen Empfehlung zu einer HA-Nahrung gegriffen werden. Im schlimmsten Fall wird es wenig bringen, aber auch keinen Nachteil fürs Kind verursachen.

Es seien nur kurz auch die sehr speziellen HA-Nahrungen erwähnt, bei denen die Proteine so stark aufgespalten werden, dass nur noch ihre kleinsten Bausteine, die Aminosäuren, übrig bleiben. Sie werden maßgeblich bei Kindern mit Verdacht auf eine Kuhmilchproteinallergie eingesetzt. Durch die extreme Aufspaltung der Kuh-Eiweiße kann die allergische Reaktion eingedämmt werden. Aber nicht nur die Herstellung ist speziell: Auch Geschmack und Geruch können sehr gewöhnungsbedürftig sein, sodass betroffene Kinder durchaus etwas Zeit brauchen, um sich an die strenge Note zu gewöhnen.

Nahrungsergänzungen während der Stillzeit

Nach all den Lobeshymnen auf die Muttermilch müssen wir an dieser Stelle festhalten, dass sie leider nicht ganz perfekt ist. Denn trotz der fast wundersam komplexen Zusammensetzung ist nicht alles darin enthalten, was Säuglinge für ein gesundes 1. Lebensjahr brauchen. Hier hat die Wissenschaft drei Schwachstellen aufgedeckt, die wir optimieren können.

VITAMIN K

An erster Stelle steht das Vitamin K. Muttermilch ist sehr arm an diesem fettlöslichen Vitamin, das manchmal auch Phyllochinon genannt wird. Es spielt eine essenzielle Rolle bei der Gerinnung, dem lebenswichtigen Prozess, der eine Blutung zum Stillstand bringt. Vitamin K wird benötigt, um in der Leber sogenannte Gerinnungsfaktoren zu bilden, ohne die ein deutlich erhöhtes Risiko für gefährliche Blutungen besteht. Vor der Einführung der Vitamin-K-Prophylaxe für Babys kam es in einem von 300 Fällen nach der Geburt zu relevanten, teilweise lebensbedrohlichen Blutungen. Vor allem im Gehirn war diese Komplikation gefürchtet und ein häufiger Grund für geistige Behinderungen bis hin zum Versterben der Kinder. Nachdem dieses Defizit erkannt und die Prophylaxe eingeführt wurde, konnte die Wahrscheinlichkeit einer durch Vitamin-K-Mangel verursachten Blutung auf einen Fall bei 300 000 Kindern gesenkt werden. Daher sollen alle

Kinder bei den Vorsorgen U1 (direkt nach Geburt), U2 und U3 jeweils 2 Milligramm Vitamin K erhalten. Gerade diese ersten U-Untersuchungen sollten Sie deshalb auch nicht zu lange hinauszögern.

VITAMIN D

Als Nächstes müssen wir über Vitamin D sprechen, das in seiner aktiven D3-Form auch unter dem Namen Cholecalciferol bekannt ist. Dieses ebenfalls fettlösliche Vitamin reguliert im Darm die Aufnahme von Kalzium und Phosphat, den wichtigsten Mineralstoffen im menschlichen Körper. Ganz besonders im Bereich der Knochen und Zähne werden Kalzium und Phosphat für die Mineralisation und den Aufbau von fester Substanz reichlich benötigt. Ein Mangel kann zu einem beeinträchtigten Wachstum und im schlimmsten Fall zu einer Erkrankung namens Rachitis führen: Dabei sind die Knochen so schlecht mineralisiert, dass ihnen die Festigkeit fehlt, um in die Länge zu wachsen. Stattdessen verbiegen sie sich unter dem wachsenden Gewicht des Kindes, insbesondere in den Armen und Beinen. Die Kinder bleiben beim Wachstum zurück und fallen mit O-Beinen auf. Gleichzeitig kommt es im Bereich der Muskeln zu einer Kraftminderung und Übererregbarkeit, die mit schmerzhaften Krämpfen einhergeht. Muttermilch ist mit lediglich 0,073 Mikrogramm pro 100 Milliliter leider keine gute Quelle für Vitamin D. Zum Vergleich: Der Bedarf eines Kindes im 1. Lebensjahr beträgt 10 Mikrogramm pro Tag, was umgerechnet etwa 13 ½ Litern Muttermilch entspräche. Auch die in gängigen Formulanahrungen enthaltenen Mengen sind unzureichend. Der menschliche Körper ist zwar mittels der UV-Strahlung des Sonnenlichts in der Lage, selbstständig Vitamin D aus Cholesterin herzustellen. Eine dafür täglich mindestens notwendige 15-minütige Exposition gegenüber praller Mittagssonne ohne UV-Schutz ist jedoch für Säuglinge gefährlich und ungeeignet. Daher ist die Substitution von Vitamin D für eine gesunde Kindheit unumgänglich. Empfohlen werden 400 bis 500 Internationale Einheiten (I. E.) am Tag ab der zweiten Lebenswoche, und das mindestens so lange, bis der zweite erlebte Winter überstanden ist. Frühgeborene sollen mit 800 bis 1000 I.E. am Tag sogar die doppelte Menge nehmen. Ob darüber hinaus noch Vitamin D genommen werden sollte, ist eine individuelle Frage und wird kontrovers diskutiert. Wir gehen später noch einmal darauf ein.

FLUORID

Die Nummer drei auf der Liste der notwendigen Ergänzungen ist das Fluorid. Hier besteht tatsächlich erst seit Kurzem Einigkeit darüber, dass es allen Kindern empfohlen werden sollte. Aber schauen wir uns erst einmal an, wofür es gut ist. Achtung – jetzt wird es kurz etwas chemisch: Unsere Zähne sind aus Mineralien aufgebaut, genauer gesagt aus einer Struktur, die Hydroxylapatit heißt. Diese Substanz ist zwar stabil, aber nicht unverwüstlich, und kann sich, wenn der Säuregehalt im Mund steigt, auflösen. Aber wie kommt es zu mehr Säure im Mund? Auf unseren Zähnen tobt eine natürliche Bakterienparty, die man Biofilm oder Plaque nennt. Dieser Verbund aus Mikroorganismen hat eine besonders große Vorliebe für Zucker, insbesondere einfache Zucker wie die Laktose aus Mutter- beziehungsweise Kuhmilch oder die Saccharose, auch bekannt als Haushaltszucker. Immer wenn diese einfachen Kohlenhydrate von der Plaque gefuttert werden, entstehen als Abbauprodukt organische Säuren. Der Säuregehalt steigt, der pH-Wert sinkt, Hydroxylapatit löst sich auf, und voilà – wir haben Karies! Führt man den Zähnen allerdings Fluorid zu, wird an der Oberfläche Hydroxylapatit durch Fluorapatit ersetzt. Fluorapatit ist deutlich beständiger und unempfindlicher gegenüber Säuren und bildet so einen Schutzschild gegenüber Karies. Seit der Entdeckung dieses Zusammenhangs hat sich Fluorid als mit Abstand beste Kariesprophylaxe weltweit bewährt und durchgesetzt.

Aber warum wird die Gabe von Fluorid an Kinder dann kritisch diskutiert? Das liegt daran, dass es Studien gibt, die einen Zusammenhang zwischen vermehrter Fluoridaufnahme und einer Verminderung der Intelligenz hergestellt haben. So zeigte beispielsweise eine mexikanische Studie, dass Kinder bei Testungen der kognitiven Leistung schlechter abschnitten, je mehr Fluorid eine Mutter in der Schwangerschaft zu sich nahm. Eine große chinesische Metaanalyse, also eine übergreifende Zusammenfassung verschiedener kleinerer Studien, wies diesen Effekt ebenfalls nach. Bevor Sie aber nun in große Sorge verfallen: Die Studien weisen deutliche methodische Schwächen auf und der nachgewiesene Effekt ist gering. Vor allem lassen sich die Ergebnisse aber nicht eins zu eins auf die Kariesprophylaxe nach aktueller Empfehlung in Deutschland übertragen. Der springende Punkt ist der Fluoridgehalt im Trinkwasser und ob Säuglinge relevante Trinkwassermengen, z. B. zur Herstellung einer Flaschennahrung, erhalten oder nicht.

Zunächst ist es wichtig zu betonen, dass in den Ländern, aus denen diese Studien stammen, ein sehr hoher Gehalt an Fluorid bereits im Trinkwasser vorhanden ist. Zum Teil aus Kontamination, zum Teil aber auch aufgrund bewusster Anreicherung des Wassers mit Fluorid zur flächendeckenden Kariesprophylaxe der Bevölkerung. In Deutschland wird Trinkwasser aber überhaupt nicht mit Fluorid angereichert und der natürliche Gehalt ist deutlich niedriger. Da es aber dennoch regionale Unterschiede des natürlichen Fluoridgehalts im Wasser gibt, sollte man hierauf einen Blick haben, vor allem, wenn Kinder eine Säuglingsmilchnahrung erhalten, die mit Wasser angerührt wird. Gemäß der aktuellen Handlungsempfehlung zur Kariesprävention sollen Kinder, die ausschließlich oder überwiegend Formulanahrung erhalten, keine Fluoridprophylaxe erhalten, wenn der

Fluoridgehalt des verwendeten Wassers bei 0,3 Milligramm pro Liter oder mehr liegt. Dieser Wert lässt sich in aller Regel leicht über die Website des lokalen Trinkwasserversorgers herausfinden und liegt in den allermeisten Regionen in Deutschland darunter. Vereinzelt gibt es aber Regionen, in denen geologisch bedingt der Grenzwert deutlich überschritten wird. Dieses Wasser wäre natürlich kein Gift für Kinder, aber auf die Prophylaxe kann dann verzichtet werden. Auch beim Mineral- bzw. Tafelwasser sollte ein Blick auf die Inhalte geworfen werden. Wird solches Wasser für Säuglingsnahrung verwendet, sollte stets der Hinweis »Geeignet für die Zubereitung von Säuglingsnahrung« auf der Flasche stehen. Das bedeutet, dass der Fluoridgehalt dieses Wassers bei maximal 0,7 Milligramm pro Liter liegt. Wie beim Leitungswasser gilt auch hier die Empfehlung: Bei über 0,3 Milligramm pro Liter ist kein zusätzliches Fluorid notwendig. Damit es jetzt nicht zu unübersichtlich wird, hier noch einmal zusammengefasst:

AUF EINEN BLICK

Fluoridgehalt und -bedarf

	Fluoridgehalt (egal ob Leitungs- oder Tafelwasser)	Geeignet für Säuglingsnahrung?	Zusätzliche Fluoridprophylaxe?
1	bis 0,3 mg/Liter	geeignet	ja
2	0,3 bis 0,7 mg/Liter	geeignet	nein
3	über 0,7 mg/Liter	nicht geeignet (lieber Option 1 oder 2)	nein

Immer dann, wenn Kinder ausschließlich oder überwiegend gestillt werden oder Säuglingsnahrung mit Wasser mit einem Fluoridgehalt von 0,3 Milligramm pro Liter oder weniger hergestellt wird, ist eine Fluoridprophylaxe gemäß den Empfehlungen von 2021 unbedenklich und sollte dringend zum Schutz vor Karies durchgeführt werden. Bis zum ersten Zahn ist es leicht: Es reicht die Gabe von 0,25 Milligramm Fluorid pro Tag in Form einer Tablette, die in Wasser aufgelöst wird. Am besten kombiniert man die Fluorid- und Vitamin-D-Gabe mittels eines Kombi-Präparats.

Ab dem ersten Zahn kann dann schon fleißig geputzt und das Fluorid direkt auf den Zahn aufgetragen werden. Da Kinder in dem Alter Zahnpasta nur schlecht aus- und relevante Mengen herunterschlucken, sollten Sie jedoch darauf achten – wir haben es im Teil 1 der ersten Säule bereits erwähnt –, nur eine etwa reiskorngroße Menge Zahnpasta zu verwenden. So erhalten die Kinder nicht zu viel Fluorid. Nehmen Sie sich ruhig ein paar Reiskörner mit ins Bad und vergleichen Sie die Größe. Es braucht manchmal etwas Fingerspitzengefühl, um diese kleine Menge aus der Tube zu kitzeln. Außerdem ist es dann wichtig, auf ein Vitamin-D-Präparat ohne Fluorid umzusteigen. Klappt das mit dem Putzen noch nicht so gut, besteht aber kein Druck, und man kann bis zum ersten Geburtstag die Tabletten-Prophylaxe fortsetzen und dazu eine fluoridfreie Zahnpasta verwenden.

Während des 2. Lebensjahres sollten keine Fluorid-Tabletten mehr genommen werden, stattdessen ist die Empfehlung, zweimal täglich mit einer reiskorngroßen Menge fluoridhaltiger Zahnpasta zu putzen. Ab dem zweiten Geburtstag wechselt man dann auf eine erbsengroße Zahnpastamenge. Wie viel Fluorid eine Zahnpasta enthält, können Sie an der ebenfalls bereits erwähnten Einheit ppm (parts per million) erkennen. Für alle Phasen sollte eine Zahnpasta mit einem Fluoridgehalt von 1000 ppm verwendet werden. Spezielle Kinderversionen mit 500 ppm oder weniger sind nicht notwendig.

Die Empfehlungen fassen wir einmal in der nächsten Abbildung zusammen:

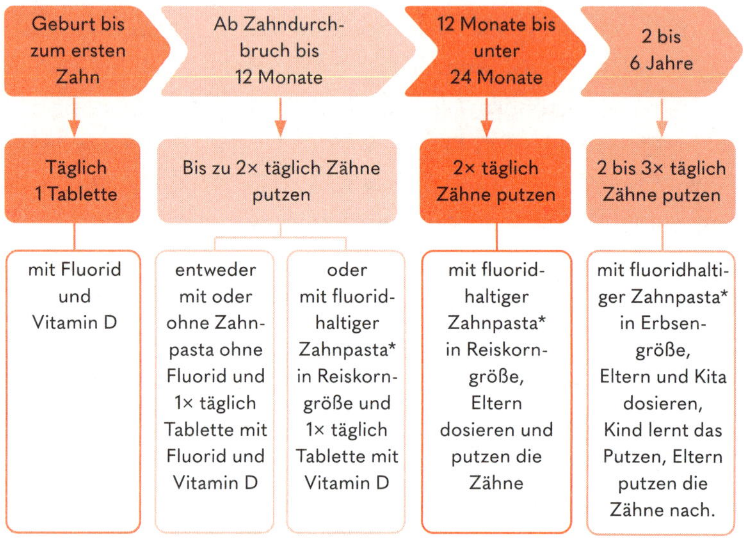

* Fluoridhaltige Zahnpasta mit 1000 ppm Fluorid

Beikost – auf Entdeckungsreise durch die Welt der Lebensmittel

Neben den motorischen und geistigen Quantensprüngen, die Kinder im 1. Lebensjahr machen, nehmen auch Größe und Gewicht rasant zu. Als Faustregel gilt: Mit 5 Monaten wiegen Kinder etwa doppelt, mit 12 Monaten sogar dreimal so viel wie bei der Geburt. Um das eigene Körpervolumen so effektiv multiplizieren zu können, sind Nährstoffe en masse notwendig. Was in den ersten Monaten mit Muttermilch oder zertifizierter Ersatznahrung ausreichend gut gelingt, reicht ab einem gewissen Zeitpunkt aber einfach nicht mehr aus. Warum eigentlich?

Um das zu verstehen, schauen wir uns am besten als Beispiel einen der wichtigsten Nährstoffe des 1. Lebensjahres an: das Eisen! Eisen gehört zu den Mineralstoffen und wird im Körper reichlich zum Aufbau des Hämoglobins gebraucht, also des roten Blutfarbstoffs der roten Blutkörperchen. Vielleicht kennen Sie Hämoglobin abgekürzt als Hb-Wert von Blutbilduntersuchungen. Ohne Hämoglobin geht im Körper rein gar nichts! Es bindet den kostbaren Sauerstoff und transportiert ihn in alle Zellen, die ihn rund um die Uhr für ihren Stoffwechsel brauchen. Spannend ist, dass Kinder im Mutterleib eine andere Sorte Hämoglobin im Blut haben als nach der Geburt. Klingt verwirrend, ist aber ganz logisch: Im Gegensatz zu uns atmen Kinder vor der Geburt nicht und können somit auch keinen Sauerstoff über die Lungen aufnehmen. Sie müssen ihn stattdessen in der Plazenta, wo mütterliches und kindliches Blut Seite an Seite fließen, im wahrsten Sinnen des Wortes den mütterlichen Blutkörperchen stehlen! Das gelingt durch das sogenannte fetale Hämoglobin (HbF), das Sauerstoff besonders stark bindet und wie ein Magnet herüberzieht.

Im Mutterleib ist das HbF überlebenswichtig, doch nach der Geburt, sobald die Atmung beginnt, wird es nicht mehr benötigt. So wird es massenhaft abgebaut und stattdessen bildet sich adultes Hämoglobin. Für diese höchst aufwendige Renovierungsaktion benötigt ein Säugling extrem viel Eisen, und nach guten 5 bis 6 Monaten des Umbaus sind die kindlichen Speicher aufgebraucht. Muttermilch bzw. Formulanahrungen sind zu eisenarm, um die Speicher wieder zu füllen.

Die Energie- und Nährstoffdichte der Milchnahrungen kann den Bedarf des stark expandierenden Körpers also nicht mehr adäquat decken. Das erleben wir auch immer wieder in unserem Arbeitsalltag bei Kindern, die aus verschiedensten Gründen das ganze erste Jahr über ausschließlich oder größtenteils gestillt worden sind. Hier lassen sich häufig abgeknickte Perzentilen und typische Nährstoffmängel nachweisen. Damit es dazu nicht kommt, hat sich die Natur etwas einfallen lassen: Sie gibt dem Kind die notwendigen Werkzeuge mit auf den Weg, auch den Ernährungsplan umzubauen: den Kopf eigenständig halten, die Hand gezielt zum Mund führen, das Durchbrechen der ersten Zähne, das aufmerksame Beobachten anderer essender Menschen – all das sind Entwicklungsschritte, die darauf abzielen, neue Nährstoffquellen zu erkunden und nutzbar zu machen. Man könnte sogar sagen, dass die ganze motorische und geistige Entwicklung der ersten Lebensmonate uns für das Essen von Beikost bereit macht. Die WHO hat drei Voraussetzungen definiert, die ein Kind erfüllen sollte, um mit der Beikost starten zu können:

- Das Kind kann eigenständig den Kopf halten und sicher (mit Unterstützung) in einem Stuhl oder auf einem Schoß sitzen.
- Das Kind kann Augen, Hände und Mund so koordinieren, dass es etwas gezielt zum Mund führen kann.
- Das Kind schiebt feste Nahrung nicht mehr reflexartig mit der Zunge aus dem Mund (Verschwinden des Zungenstreckreflexes).

Nach wie vielen Monaten erreicht ein Säugling diesen Punkt? Natürlich gibt es auch hier individuelle Unterschiede. Die Deutsche Gesellschaft für Kinder- und Jugendmedizin (DGKJ) definiert jedoch einen sehr genauen Zeitrahmen von etwa 2 Monaten: Sie sollten nicht vor Beginn des 5. und spätestens zum Start des 7. Lebensmonats mit der Beikost beginnen. Warum so ein enges Zeitfenster? Erfahrungen und Studien zeigen, dass Kinder vor dem 5. Monat häufig noch nicht die drei genannten Voraussetzungen erfüllen. Andersherum steigt jenseits des 7. Monats das Risiko für einen Nährstoffmangel. Selbstverständlich gibt es Kinder, die – vor allem hintenraus – nicht in diesen Zeitrahmen passen, und das muss auch erst einmal nichts bedeuten. Solche »Spätzünder« wollen meist besonders viel gestillt werden, was für Eltern durchaus belastend sein kann. Solange Ihr Kind die oben genannten Entwicklungsgrundlagen erreicht hat und nur die Beikost nicht zu mögen scheint, besteht aber erst einmal kein Grund zur Sorge. Die allermeisten starten mit etwas Geduld früher oder später trotzdem durch. Werden die motorischen Grundlagen aber nicht erreicht oder will der Beikoststart auch nach etwas Wartezeit immer noch nicht gelingen, sollte ein Besuch in der Kinderarztpraxis erwogen werden.

EXKURS

WÜRGEN

Viele Eltern sind beim Beikoststart sehr besorgt, weil ihr Kind würgt, sobald es die feste Nahrung im Mund zu verarbeiten versucht. Hier besteht in den allermeisten Fällen aber kein Grund zur Sorge! Das Würgen beim Essen ist wie der Satz Stützräder beim Fahrradfahren – beides schützt beim Lernen einer neuen, motorisch anspruchsvollen Fähigkeit vor Gefahren.

Alle Menschen sind mit Schutzreflexen ausgestattet, damit wir uns nicht gefährlich verschlucken. Je sicherer wir werden, desto weiter nach hinten »rutscht« der Würgereflex. Bei älteren Kindern und uns Erwachsenen wird der Reflex erst ausgelöst, wenn sehr weit hinten im Rachen ein Problem entsteht. Bei jungen Säuglingen liegt der Zungenstreckreflex ganz vorne im Mund und schubst – wie ein Torwart – alles Unerwünschte direkt wieder hinaus. Mit zunehmender motorischer Reife bildet sich der Reflex langsam zurück. Erste Begegnungen etwas tiefer im Mund reichen aber schon aus, um ein Würgen auszulösen. Das ist nicht schlimm, gehört zum Lernprozess dazu und bedeutet nicht automatisch, dass das Kind sich verschluckt. Auch wenn es schwerfällt, sollte man hier nicht eingreifen und erst einmal beobachtend zur Seite stehen.

Es ist für das Würgen aber nicht nur entscheidend, wie tief feste Nahrung in den Mund gelangt. Auch die Konsistenz, der Geruch oder der Geschmack können schnell einen Alarm bei den äußerst sensiblen Nerven in der Mundhöhle auslösen, der die Kleinen zum Würgen bringt. Kinder brauchen Zeit und Geduld, um sich an die ganzen neuen Impressionen des Essens zu gewöhnen.

Gehen wir nun etwas genauer auf die wichtigsten Nährstoffe ein, die Sie in der Beikostzeit auf dem Schirm haben sollten, und lassen Sie uns anhand dessen erst einmal den sogenannten klassischen Beikostfahrplan durchgehen:

EISEN

Wie schon eingangs berichtet, ist der große Durst nach Eisen eines etwa halbjährigen Säuglings einer der treibenden Motoren der Beikost. Um zu zeigen, wie enorm der tatsächlich ist, folgt ein eindrücklicher Vergleich: Gemäß der D-A-CH-Referenzwerte benötigt ein 4 bis 12 Monate alter Säugling etwa 8 Milligramm Eisen am Tag, wohingegen ein erwachsener Mensch mit 12 bis 15 Milligramm am Tag nur wenig mehr braucht. Der Bedarf pro Kilogramm Körpergewicht ist beim Säugling also sehr viel höher. Wie schafft man es, das zu decken?

Traditionell wird in Mitteleuropa empfohlen, die Beikost mit einem (zugegeben nicht sehr schmackhaft klingenden) Kartoffel-Gemüse-Fleisch-Brei einzuläuten. Hierbei soll vor allem die Fleischkomponente helfen, den Eisenbedarf zu decken. Grundsätzlich stimmt es ja, dass Fleisch gut bioverfügbares Eisen enthält, das vom Körper entsprechend aufgenommen und weiterverarbeitet werden kann. Eisen ist nämlich nicht gleich Eisen – dazu aber gleich mehr. Die Bundeszentrale für gesundheitliche Aufklärung (BZgA) empfiehlt, den Kartoffel-Gemüse-Fleisch-Brei mit einem Fleischanteil von 30 Gramm anzufertigen, frei wählbar aus Lamm, Rind, Schwein oder Geflügel. Ist das ein guter Ratschlag der BZgA, die immerhin zum Bundesministerium für Gesundheit gehört? Achtung, es folgt Manöverkritik: Leider nein. Der Rezeptvorschlag suggeriert nämlich, dass die Auswahl der Fleischsorte keine Rolle spielt, Hauptsache, es sind 30 Gramm im Brei enthalten. Das ist ein wenig zu kurz gedacht, wenn man sich einmal anschaut, wie viel Eisen in den unterschiedlichen Fleischsorten absolut enthalten ist. Vergleicht man je 100 Gramm verschiedener Fleischsorten, hat Rindfleisch etwa 3,0 Milligramm, Schweinefleisch ca. 1,5 Milligramm und Hühnerfleisch ca. 1,0 Milligramm Eisen aufzuweisen. Das sind sehr relevante Unterschiede von 100 bis 200 Prozent, die bei solchen Rezeptvorschlägen berücksichtigt werden müssten! Hier sollte wenigstens der Hinweis »Achtung, Huhn ist keine gute Eisenquelle!« auftauchen. Uns kommt das »A« für Aufklärung bei diesem Hinweis der BZgA viel zu kurz. Außerdem bleibt bei dem Rezept völlig unerwähnt, dass Fleisch allein ohnehin nicht ausreicht, um den Bedarf an Eisen zu decken. Rechnet man nämlich den Eisengehalt auf die empfohlenen 30 Gramm herunter, so bleiben beim Spitzenreiter Rindfleisch nur noch 0,9 Milligramm Eisen pro Portion übrig. Klar, darin ist gut bioverfügbares Eisen enthalten, aber es bräuchte dennoch zu viele Fleischbrei-Mahlzeiten, um auf den Tagesbedarf zu kommen. Von den anderen Fleischsorten ganz zu schweigen. Welche exzellenten alternativen pflanzlichen Quellen es gibt, verraten wir in Kürze im Kapitel über vegetarische und vegane Kinderernährung.

Dieses Eisen-Beispiel steht sinnbildlich für eine unzureichende Aufklärung rund um das Thema Ernährung. Ohnehin finden wir auch die Struktur und Nomenklatur des traditionellen Beikostfahrplans, wie man ihn in Ratgebern und auf Webseiten findet, mit seinem strengen, linearen Verlauf zu veraltet und rigide. So sollte der Anfangsbrei gar nicht erst Kartoffel-Gemüse-Fleisch-Brei heißen. Lassen Sie uns lieber Kohlenhydrat-Gemüse-Protein-Eisen-Brei sagen. Wieso nicht die Inhalte, um die es geht, direkt transparent benennen und Raum für Flexibilität lassen? Natürlich können auch Nudeln oder Reis anstelle von Kartoffeln als Kohlenhydratquelle genutzt werden. Natürlich sind auch Proteine aus Pflanzen statt aus tierischen Quellen für eine Kinderernährung geeignet. Mit Blick auf andere Länder und Kulturen wissen wir, dass es auch eine kulinarische Welt jenseits des Kartoffel-Gemüse-Fleisch-Breis gibt.

OMEGA-3-FETTSÄUREN

In vorangegangenen Kapiteln haben wir schon gezeigt, wie wichtig Omega-3-Fettsäuren, vor allem die Docosahexaensäure (DHA), für die Gehirnentwicklung und die Allergieprävention sind. Auch in der Beikost sollten sie nicht fehlen, insbesondere weil dann die Entwicklung des zentralen Nervensystems weiter rasant voranschreitet. In dieser Zeit liegt der Tagesbedarf eines Säuglings bei 100 Milligramm DHA pro Tag. Die BZgA empfiehlt, hierfür ein- bis zweimal pro Woche Fleisch im Brei durch Fisch zu ersetzen. Leider fehlt aber auch hier wieder der notwendige Hinweis, dass es bitte eine möglichst fettreiche Fischsorte wie Lachs, Makrele oder Hering sein sollte. Andere Arten wie Kabeljau, Seelachs oder Rotbarsch sind hingegen besonders fettarm und enthalten deutlich weniger wertvolles DHA. Auch hier mal der direkte Vergleich von 30 Gramm auf einen Blick: Der Hering übertrumpft mit 370 Milligramm DHA den Kabeljau mit seinen mickrigen 75 Milligramm um ein Vielfaches. Kabeljau müsste somit mindestens einmal pro Tag in den Brei kommen, wohingegen bei Hering tatsächlich zweimal pro Woche ausreichen würde. Bei so einem wichtigen Nährstoff wie DHA sollten die Empfehlungen schon etwas genauer sein.

Wer auf Fischfleisch verzichten möchte, kann gerne auf Omega-3-Fettsäuren in Form von Öl zurückgreifen, das sich problemlos in die Beikost integrieren lässt. Manche Präparate bestehen aus Fischöl, das selbstverständlich direkt aus Fischen gewonnen wird. Wie schon im Kapitel zur Schwangerschaftsernährung gezeigt, können Sie aber auch den Fisch als Zwischenstation ganz elegant überspringen und ein Öl aus der ursprünglichen Quelle der Omega-3-Fettsäuren, nämlich Algen, wählen.

Neben der bedeutsamen DHA sollte aber auch nicht vergessen werden, dass pflanzliche Omega-3-Fettsäuren in Form von Alpha-Linolensäure (ALA) wertvoll und gesundheitszuträglich sind. Ein Esslöffel in Form von Raps- oder Leinöl sollte in jeden Kohlenhydrat-Gemüse-Protein-Brei wandern.

JOD

Ein aus unserer Sicht noch immer viel zu sehr vernachlässigtes Thema der Kinderernährung, vor allem im 1. Lebensjahr, ist Jod. Jod ist ein wichtiger Baustein der Schilddrüsenhormone, die zahlreiche regulatorische Funktionen im Körper ausführen und essenziell für eine gesunde Entwicklung des Gehirns und der Organe sind. Jodmangel ist weltweit stark verbreitet: Laut eines 2007 erschienenen WHO-Berichts leiden etwa zwei Milliarden Menschen an Jodmangel. Auch in westlichen Ländern gibt es flächendeckend Probleme. Zwar sind die Folgen nicht so schwerwiegend wie in strukturschwächeren Regionen. Aber bereits milde Mängel über längere Zeit, wie sie in Europa häufig vorkommen, können zur Beeinträchtigung der Intelligenz und schlechteren Schulleistungen in der späteren Kindheit führen. Wissenschaftler*innen befürchten, dass in Europa die Gehirnentwicklung von bis zu 50 Prozent aller Neugeborenen wegen Jodmangels beeinträchtigt ist. Das sind erschreckende Zahlen, die notwendige Reaktionen darauf vermissen lassen. Im April 2018 schlossen sich Expert*innen europaweit zusammen und wandten sich mit der *Krakauer Erklärung* zu Jod an die politischen Entscheidungsträger*innen.

Natürliche Jodquellen sind rar und nicht ohne Grund wird in vielen nicht maritimen Ländern wie Deutschland, Österreich oder der Schweiz das Speisesalz mit Jod angereichert. Kinder sollen vor dem 1. Geburtstag aber fast gar kein Salz (dazu später genauere Infos) erhalten, sodass diese Quelle für die Beikost ungeeignet ist. Typischerweise kommt Jod ansonsten in Fisch vor. Ungünstigerweise sind aber jodreiche Fischsorten wie Kabeljau (47 Mikrogramm / 30 Gramm) arm an wertvollen Omega-3-Fettsäuren. Umgekehrt ist fettreicher Fisch wie Lachs vergleichsweise jodarm (nur ca. 10 Mikrogramm / 30 Gramm). Zwei Fliegen mit einer Klappe kann man so nicht schlagen. Alternativ könnten Sie abermals zu Algen als reichhaltiger Jodquelle greifen. Hier gibt es aber, wie gesagt, sehr viele verschiedene Sorten, teilweise mit extrem hohen Jodmengen, die man nur mit Bedacht anwenden sollte, um keine schädliche Überdosierung zu verursachen. Man muss sich wirklich gut mit den verschiedenen Sorten auseinandersetzen. Algen sind zudem noch nicht in jedem Supermarkt vorrätig.

Um das Ganze zu vereinfachen und eine regelmäßige und zuverlässige Jodquelle für Kinder im 1. Lebensjahr zu schaffen, empfehlen wir, mit dem Start der Beikost Jod zu supplementieren. Der Tagesbedarf von 80 Mikrogramm für Kinder im Alter von 4 bis 12 Monaten lässt sich zum Beispiel in Tropfenform einfach mit der Vitamin-D-Gabe oder mit der Beikost kombinieren. So kann die Jodversorgung unkompliziert und zuverlässig bis zur Einführung von jodiertem Salz sichergestellt werden.

Die nächsten Stopps auf dem Beikostfahrplan

Etwa einen Monat nach Einführung der Beikost (bei manchen schneller, bei anderen langsamer) sollten Kinder eine mittägliche Milchmahlzeit vollständig durch einen Gemüse-Kohlenhydrat-Protein-Eisen-Brei ersetzt haben. Im nächsten Schritt versuchen Sie, auch am Abend eine zweite Milchmahlzeit durch Beikost zu ersetzen.

Normalerweise folgt an dieser Stelle eine neue Breivariation in Form eines Milch-Getreide-Obst-Breis, auch Abendbrei genannt. Mit dem Getreide, zum Beispiel in Form von Haferflocken, wird eine weitere wertvolle Eisenquelle eingeführt, die Milch wiederum liefert Kalzium und Proteine. Achtung aber bei der Verwendung von Kuhmilch: Typische Rezepte (auch bei der BZgA) schlagen 200 Milliliter H- oder Vollmilch vor. Es gibt aber Hinweise darauf, dass die damit verabreichte Proteinmenge zu groß ist. Zunehmend zeichnet sich in wissenschaftlichen Arbeiten ab, dass Kinder in westlichen Ländern durch Milchprodukte und Fleisch eine insgesamt zu hohe Proteinzufuhr erfahren. Zu viel Eiweiß aus tierischen Quellen wie Kuhmilch steht mit einem deutlich erhöhten Risiko für spätere Fettleibigkeit in

Zusammenhang. Mit den vorgeschlagenen 200 Millilitern Vollmilch nimmt ein Säugling bereits mit der Milchkomponente seines Abendbreis gut 70 Prozent des Tagesproteinbedarfs von 11 Gramm zu sich. Zusammen mit den 20 Gramm Getreide der gleichen Mahlzeit liegt man schon bei ca. 85 Prozent des Tagesbedarfs. Hinzu kommen weitere Proteine aus dem Mittagsbrei und den ganzen weiteren Milchmahlzeiten. Das ist aus unserer Sicht zu viel! Außerdem verschlechtert das viele Kalzium der Kuhmilch die Aufnahme des Eisens aus den Haferflocken. Wir empfehlen daher, für den Abendbrei stattdessen 200 Milliliter Pre-Nahrung (ca. 1,5 Gramm Eiweiß/100 Milliliter) oder nur 100 Milliliter Kuhmilch gestreckt mit 100 Millilitern Wasser zu verwenden. Auch eine pflanzliche Milchalternative kann gewählt werden. Weiterer Kritikpunkt: Viele Rezepte schlagen für die Obstkomponente das Hinzufügen von Fruchtsäften vor. Bitte verzichten Sie aber auf hochkonzentrierte, zuckerhaltige Säfte und wählen Sie stattdessen ein Püree einer Obstsorte mit moderatem Zuckergehalt. Gute Beispiele hierfür sind Äpfel, Birnen, Pflaumen, Pfirsiche, Aprikosen oder Kiwis. Wenn Sie beispielsweise ein zuckerreiches Obst wie Banane wählen möchten, verringern Sie die Menge zum Ausgleich etwas.

Last but not least folgt nach der gelungenen Einführung des Milch-Getreide-Obst-Breis mit etwa 7 bis 9 Monaten eine milchfreie Variante, die einen stärkeren Fokus auf die Obstkomponente legt. Dieser Getreide-Obst-Brei soll primär am Nachmittag eine dritte Milchmahlzeit ersetzen. Statt den zuvor empfohlenen 20 Gramm Obst sollen nun etwa 100 Gramm in den Brei wandern. Seien Sie nun ruhig etwas mutiger: Ihr Kind wird sich mit Sicherheit darüber freuen, wenn Sie zwei bis drei Obstsorten kombinieren. Darüber hinaus eignet sich dieser Brei auch dazu, etwas festere Konsistenzen anzubieten. Gerne kann das Obst nur zerdrückt oder gerieben statt püriert werden. Bitte beachten Sie bei der Wahl der Obstzutaten, dass zu viel Banane jedoch zu festem Stuhl oder auch Verstopfungen führen kann (bzw. diese verstärken kann). Auch beim Getreide können Sie Ihrer Kreativität freien Lauf lassen und zum Beispiel Alternativen wie Couscous anbieten. So lernt Ihr Kind neue Texturen kennen und macht sich für die später folgende, festere Kost bereit. In dieser Variation ist es außerdem aus den bereits genannten Gründen sinnvoll und empfehlenswert, die Milch wegzulassen. Zum Ausgleich können Sie gerne etwas Fett hinzufügen, dazu eignen sich Omega-3-reiche Öle wie Raps- und Leinöl oder auch Avocados.

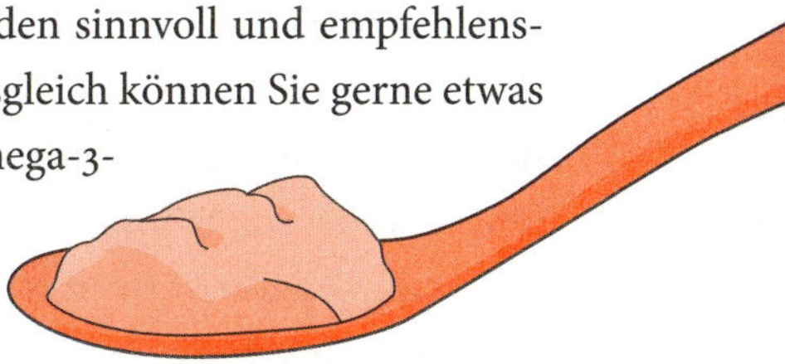

EXKURS

INDUSTRIELL HERGESTELLTE BEIKOST

Häufig werden wir gefragt, ob es in Ordnung ist, seinem Kind fertige Beikost in Form von Gläschen oder anderen Zubereitungen zu geben. Eine pauschale Antwort darauf ist natürlich nicht möglich, da jede gekaufte Nahrung unterschiedlich ist. Generell kann man aber zwei Punkte mit Sicherheit sagen: Zum einen ist es natürlich am gesündesten, wenn Sie die Nahrung mit guten (am besten bio-zertifizierten) Zutaten frisch kochen und auf die Inhaltsstoffe achten. Zum anderen kann ein Kauf von Fertignahrung nur vernünftig und sicher erfolgen, wenn Sie sich mit den Inhalten auskennen und vor dem Kauf stets die Zutaten und Nährwerte inspizieren. Aber Achtung: Wer sich mit dem Thema näher befasst, bleibt oft schockiert zurück. Wussten Sie zum Beispiel, dass nach aktuell gültiger Verordnung bis zu 30 Prozent der Energie in industrieller Babykost aus zugesetztem Zucker kommen darf, obwohl die WHO und Experten eine Obergrenze von 5 bis maximal 10 Prozent empfehlen? So sind viele Gläschen wahre Zuckerbomben und überschreiten den höchstens empfohlenen Anteil um ein Vielfaches! Schmeckt natürlich super und führt dazu, dass Kinder nur noch mit dieser Sorte Brei und sicher nicht mehr mit Ihrer selbst gekochten, zuckerärmeren Variante zufrieden sind. Außerdem ist kritisch zu beäugen, welches Mindestalter auf dem Produkt angegeben ist, ab dem der Brei angeblich geeignet sei. So werden beispielsweise Getreide-Obst-Brei-Produkte, die arm an Eisen sind und erst später eingeführt werden sollten, als geeignet für den Beikoststart beworben. Das widerspricht gängigen Empfehlungen und ist nicht im Sinne der Verbraucherfreundlichkeit.

Zusammengefasst raten wir Ihnen dazu, Ihre eigene Beikost herzustellen. So wissen Sie, was drin ist, tun Ihrem Kind etwas Gutes und sparen wahrscheinlich auch noch Geld. Natürlich ist es nicht verwerflich, für Notfälle oder spontane Ausflüge eine vorher sorgfältig ausgewählte und altersgerechte Fertignahrung einzusetzen. Aber leider kann man Etiketten und Herstellern industrieller Nahrung nicht blind vertrauen.

Baby-Led-Weaning – eine gute Alternative zur B(r)eikost?

Vielleicht haben Sie beim Lesen bis zu diesem Punkt gedacht: *Brei hin, Brei her! Wann geht es denn mal endlich um Baby-Led-Weaning?* Uns war es aber wichtig, zunächst die Grundlagen der klassischen Beikost und der Nährstoffe zu klären, bevor wir uns dem Baby-Led-Weaning (BLW) widmen.

BLW ist eine Form der Beikost, bei der dem Kind statt der zuvor besprochenen Breimahlzeiten eher einzelne, wenig verarbeitete feste Nahrungsmittel in Form von Fingerfood angeboten werden.

Der Fokus liegt auf der Autonomie des Kindes, das selbst entscheiden kann, wann, was und wie viel es essen möchte. Am besten isst es gemeinsam mit dem Rest der Familie und kann sich Verhaltensweisen abschauen und erlenen. Das aktive Greifen, Zum-Mund-Führen und orale Erkunden der Lebensmittel soll Motorik und Sensorik fördern, das gemeinsame Essen im Kreis der Familie stärkt die sozialen und kommunikativen Fähigkeiten. Besonders am Anfang geht es auch gar nicht um eine vollständige Sättigung durch das Fingerfood. Beim BLW soll das Sattwerden anfangs stattdessen primär durch die Milchmahlzeiten erreicht werden, sodass kein Druck beim Kennenlernen der festen Speisen besteht. Mit der Zeit und zunehmender Menge soll das Kind dann selbst vorgeben, wie viel Milch noch notwendig ist.

Grundlage für BLW sind natürlich die schon zuvor genannten neuromotorischen Voraussetzungen. Außerdem müssen Nahrungsmittel so gewählt und aufbereitet werden, dass sie sich für BLW eignen. Sie sollten handlich geschnitten sein, damit Kinder sie gut greifen und zum Mund führen können. Am besten aber nicht mundgerecht schneiden, weil die Stücke gerade anfangs zwar in die Hand genommen werden können, aber in der geschlossenen Faust verschwinden. Hilfreicher sind Sticks, bei denen aus der Faust noch ein Teil zum Knabbern herausragt. Die Lebensmittel sollten auch weich genug sein, damit sie mit den Händen oder mit dem Zahnfleisch (auch ohne Zähne) portioniert und zerdrückt werden können. Hierzu bietet es sich an, Obst- und Gemüsestücke vorher schonend zu garen, zum Beispiel zu dünsten. Wichtig ist auch, dass das Kind niemals zurückgelehnt oder in Rückenlage isst, weil dadurch das Risiko steigt, sich zu verschlucken. Zusätzlich kann und darf beim BLW auch Wasser angeboten werden, am besten in Form eines Trinklernbechers, den das Kind ebenso wie die Nahrung erkunden kann.

Aber was ist nun besser – BLW oder klassische Breikost? Nun ja – wie so oft kann man das nicht pauschal beantworten, denn jedes Kind ist anders. Manche nehmen die Breikost wunderbar an, haben Freude am Essen und gedeihen sehr gut. Andere wiederum lassen den Brei stets links liegen und wollen sich lieber etwas vom Teller eines Erwachsenen oder Geschwisterkindes greifen. Wieder andere sollen auf Wunsch der Eltern am besten nach BLW ernährt werden, kommen aber auch nach längerer Zeit damit nicht zurecht. Es gibt aus unserer Sicht kein Richtig oder Falsch und in jedem Fall finden wir es nicht zielführend, wenn man die Beikostvertreter dogmatisch in Lager oder Strömungen aufzuteilen versuchen. So funktioniert vernünftige Ernährung nicht! Wenn jemand versucht, Ihnen weiszumachen, dass es nur diesen, den einen goldenen Weg gibt, sind Sie einfach schlecht beraten. Die Entscheidung für oder gegen Brei oder BLW ist ja auch nicht in Stein gemeißelt. So kann es durchaus für einen 5 bis 6 Monate alten Säugling notwendig sein, überwiegend Breikost zu essen, um die leergelaufenen Eisenspeicher erst einmal wieder etwas aufzufüllen. Nicht jedes Kind schafft es in diesem Alter, mit Fingerfood plus Muttermilch den Bedarf an Eisen zu decken. Etwa später aber,

INSIDERWISSEN

Wenn uns Kinder im ärztlichen Alltag begegnet sind, die in der Beikostzeit einen Nährstoffmangel entwickelt haben, schien zuvor häufig eine Ernährungsmethode trotz vieler Probleme durchgeboxt worden zu sein. Da gibt es Beispiele von beiden Seiten: Kinder, die sich partout an keinem Brei erfreut und nur schleppend wenige Löffel runterbekommen haben. Hier hätte vielleicht der Versuch des Umstiegs auf BLW helfen können. Andersherum kennen wir Fälle, bei denen die Kinder unter BLW über längere Zeit nur wenig zu sich genommen und im Verlauf einen ausgeprägten Eisenmangel entwickelt haben. Aus tiefster Überzeugung kam das Anbieten von Brei aber nicht infrage. Bei einem Fall hatte sogar eine Freundin einer Mutter die Breikost, die das Kind bereits gut gegessen hatte, wieder ausgeredet, weil BLW aus ihrer Sicht das einzig Wahre war. Das Kind hatte danach monatelang Schwierigkeiten, sich daran zu gewöhnen, nahm nicht mehr gut zu und wuchs verlangsamt.

Wir haben daraus gelernt, dass jedes Kind andere Bedürfnisse und Vorlieben hat. Es ist unsinnig, einen Weg stur weiterzumarschieren, wenn er nicht funktioniert. Umgekehrt ist es doch schön, dass wir mit dem klassischen Brei oder der modernen BLW-Methode gleich zwei Möglichkeiten haben, die Beikost zu gestalten. Wir persönlich denken, dass die Zukunft der Beikost aus einer Mischung der besten Attribute beider Wege bestehen wird. Probieren Sie es aus!

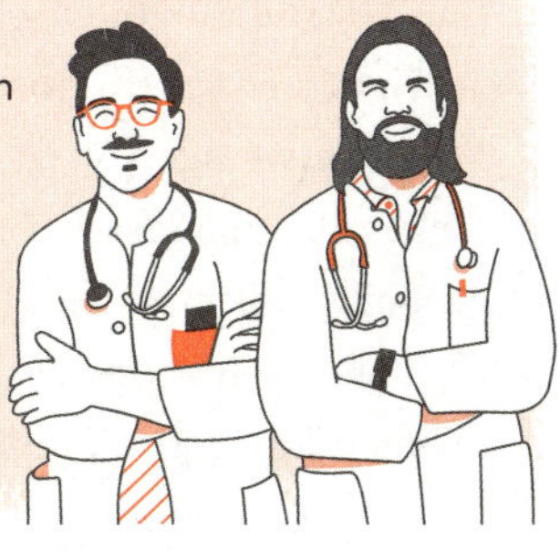

wenn das Kind mit am Tisch sitzt und schon fleißig beginnt, die Brokkoliröschen vom Teller der Eltern zu mopsen, ist BLW vielleicht sehr passend.

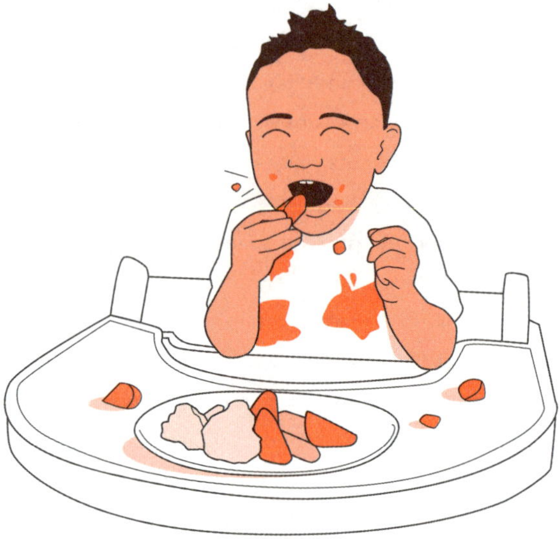

Wissenschaftlich lässt es sich nicht sicher klären, ob es Vor- oder Nachteile von BLW gegenüber Breikost gibt oder umgekehrt, da es insgesamt noch zu wenige Arbeiten zu dem Thema gibt. Es deutet aber einiges darauf hin, dass ernährungsmedizinische Kenntnisse auf Seiten der Eltern notwendig sind, um eine ausreichende Versorgung mit Mikronährstoffen sicherzustellen. Eine Studie aus 2016 zeigte an einer kleinen Kohorte von 51 Babys, dass diese über die BLW-Methode weniger Eisen, Zink und Vitamin B12 zu sich nahmen als die Kinder, die klassischen Brei erhielten. Ergänzend wurde in einer größer angelegten Untersuchung, der *BLISS*-Studie, geprüft, ob zusätzliche professionelle Unterstützung eine BLW-Ernährung sicherer machen kann. Die Familien, die eine BLW-Methode befolgten, erhielten eine zusätzliche Stillberatung, Fortbildungen zu BLW mit Hinweisen auf mögliche Mängel, konkrete Rezeptvorschläge und sogar mit Eisen angereicherte Haferflocken. Unter diesen Umständen waren keine signifikanten Unterschiede mehr zur klassischen Breikost feststellbar. Es liegt in der Natur der Methode, dass BLWernährte Kinder nachweislich experimentierfreudiger sind und seltener Abneigungen gegen spezifische Lebensmittel aufweisen. Außerdem lassen sich bei ihnen laut einer Elternbefragung aus Italien raschere motorische Entwicklungsschritte beobachten. Insbesondere der letzte Punkt bedarf aber noch weiterer, unabhängigerer Untersuchungen.

Insgesamt zeigt die bisher noch dünne Studienlage, dass BLW eine adäquate Versorgung mit Nährstoffen sicherstellen kann. Außerdem scheint die Grundidee aufzugehen, sie zeigt sich in einer nachweislich vielfältigeren Geschmackswahrnehmung und rascheren kognitiven Entwicklung. Voraussetzung dafür ist aber, dass sich interessierte Eltern mit dem Thema neutral und besonnen auseinandersetzen, um vor dem Start mögliche Stolpersteine (zum Beispiel den Eisenmangel) zu erkennen und darauf vorbeugend zu reagieren (zum Beispiel durch vermehrtes Anbieten eisenreicher BLW-Kost). Passiert das nicht, können Nährstoffmängel auftreten. Bei Problemen sollten Sie also stets den Rat von Kinderärzt*innen und Ernährungsberater*innen einholen.

Klein- und Schulkindzeit

Mit fortschreitender Kleinkindzeit geht die Ernährung immer mehr in die reguläre Familienkost über. Statt einzelne Nährstoffmengen zu zählen und Supplemente zu geben, geht es immer mehr um das »bigger picture« der Ernährung. Hiermit ist ein ganzheitliches Ernährungsschema gemeint, das aus überwiegend gesundheitszuträglicher Kost inklusive einiger kleiner erlaubter Ausnahmen besteht. Spätestens zu diesem Zeitpunkt sollten Erziehende jetzt auch einmal einen Blick auf die eigenen Ernährungsgepflogenheiten werfen. Es wird nämlich immer schwieriger (und ehrlich gesagt sinnloser), seinem Kind eine gesunde Ernährung aufzutragen, die man aber selbst gar nicht vorleben kann. Eltern sind am Anfang die größten Vorbilder ihrer Kinder, auch bei der Ernährung, und so schauen sich die Kleinen ganz viel bei den Großen ab. Sie sollten nicht unterschätzen, wie stark Kinder sowohl in ihren Essgewohnheiten als auch in der dadurch beeinflussten Gesundheit von den Eltern geprägt werden. So steigt z. B. das Risiko eines Kindes, ein kritisches Übergewicht zu entwickeln, mit dem Body-Mass-Index (BMI) seiner Eltern an. Je mehr Zucker die Eltern konsumieren, desto mehr nehmen auch ihre Kinder zu sich. Seien es einzelne ungesunde Nahrungsmittel oder das gesamte Ernährungsschema: Die Liste an Studien, die eindeutig zeigen, dass das Vorbild der Eltern einer der wichtigsten Einflussfaktoren ist, wird täglich länger und länger. Je früher Sie diesen Zusammenhang erkennen und zu berücksichtigen versuchen, desto höher ist die Chance, dass Ihr Kind sich ein vorteilhaftes Ernährungsmuster abschaut und aneignet. Später wird es immer schwieriger.

Sehen Sie es aber positiv: Auch Sie haben an diesem Punkt die Chance, mit Ihren Kindern gemeinsam auf den Zug der gesünderen Ernährung aufzuspringen, wenn Sie das nicht schon getan haben.

Deswegen wollen wir uns im Folgenden einen kurzen Überblick über die wichtigsten Eckpunkte eines gesunden Ernährungsmusters verschaffen. Dabei fokussieren wir Zucker, Salz und Kalzium.

ZUCKER

Zucker ist sehr verlockend – und das war auch sehr lange gut so! Unseren Vorfahren diente der süße Geschmack beim Sammeln von Früchten als Indikator, dass diese reif und somit gut bekömmlich waren. Davon profitierte sowohl die Pflanze, deren Samen weitergetragen wurden, als auch der Mensch, der eine energiespendende Mahlzeit gefunden hatte. Außerdem war die schmackhafte Süße ein guter Motivator, um immer wieder zum Fundort des Leckerbissens zurückzukehren. Das Aktivieren der Belohnungssysteme war somit evolutionär sehr wichtig.

Heute ist Zucker aber in unseren Breitengraden günstig und alles andere als eine Rarität. Unser Belohnungssystem wird heute industriell genutzt, um uns an gewisse Produkte zu binden, die wir dann zukünftig immer wieder konsumieren sollen. Es herrscht ein regelrechter Kampf um die Vorherrschaft über unsere süßen Geschmacksknospen, und das Wettrennen beginnt bereits in der Kindheit. Je eher Kinder sich an Süßes gewöhnen, desto tiefer wird das Bedürfnis danach verankert und prägt unseren Geschmack. Das bezieht sich nicht nur auf Offensichtliches wie Schokolade oder Kekse. Auch in etlichen herzhaften, auf den erst Blick nicht süß schmeckenden Lebensmitteln ist reichlich Zucker versteckt. Besonders problematisch sind hier industrielle Convenience-Produkte wie Fertigsaucen oder Tiefkühlgerichte, in denen sich unbemerkt große Zuckermengen verbergen können. Auch angeblich Gesundes wie Frühstückscerealien oder Brotaufstriche sind häufig richtige Zuckerbomben. Gerade Fruchtsäfte werden allzu oft verharmlost und per se als gesund angesehen.

Ein besonders negatives Kapitel haben aber künstlich gesüßte Getränke aufgeschlagen: Mit ihnen ist es der Industrie gelungen, Zucker in einen Bereich unserer Ernährung zu schmuggeln, in dem er am wenigsten notwendig ist.

Natürlich geht es nicht ohne und ein striktes Verbot von Zucker ist nicht sinnvoll, wer nascht nicht am liebsten von der verbotenen Frucht? Aber wie viel ist in Ordnung? Die WHO und die Deutsche Gesellschaft für Ernährung empfehlen, maximal 10 Prozent der Gesamtenergie am Tag in Form von Zucker zu sich zu nehmen. Der Berufsverband der Kinder- und Jugendärzte (BVKJ) wählt eine anschaulichere Empfehlung von maximal sechs Teelöffeln bzw. 25 Gramm Zucker am Tag. Die Europäische Gesellschaft für Gastroenterologie und Ernährungsmedizin geht sogar noch weiter und empfiehlt maximal 5 Prozent Zuckeranteil an der gesamten Tagesenergie.

Zwar ist der Zuckerkonsum unter Kindern in Deutschland seit 2005 insgesamt wieder gesunken, dennoch sieht die Realität immer noch nicht gut aus: Betrachtet man verschiedene Kinderkohorten zwischen 3 und 18 Jahren, liegt der Anteil von Zucker an der Gesamtenergie konstant zwischen 15 und 18 Prozent und somit deutlich oberhalb der Empfehlungen. Daran sind in erster Linie die gezuckerten Erfrischungsgetränke schuld: Laut den Agrarstatistiken des Bundesinstituts für Ernährung und Landwirtschaft wurden in den letzten 20 Jahren (1995–2016) pro Kopf deutlich mehr Erfrischungsgetränke als Gemüse verbraucht. Im Jahr 2016 waren es beispielsweise 116 Liter bzw. Kilogramm Softdrinks gegenüber nur 97 Kilogramm Gemüse. Dahinter verstecken sich aber nicht nur Cola und Co.! Tückisch sind die zahlreichen als Kindergetränk beworbenen Trinkpäckchen, Pausendrinks oder Kakaogetränke, die häufig mit bereits nur einer Portion die empfohlene Menge von 25 Gramm Zucker am Tag überschreiten. Hier ist eine Trendwende dringend notwendig, sowohl bei den als Vorbild dienenden Erwachsenen als auch bei Kindern. In

Mexiko, wo es durch die Verbreitung von Softdrinks zu einem extremen Anstieg der Diabetesfälle kam, müssen solche Getränke mittlerweile mit eindeutigen Warnhinweisen auf übermäßigen Zucker- und Energiegehalt versehen werden. Leider sind solche Labels in Deutschland und Europa noch Mangelware.

Exzessiver Zuckerkonsum hat Folgen, manche davon sind bekannt, andere weniger: Natürlich wissen Sie, dass zu viel Zucker zu Fettleibigkeit und Übergewicht führt, da der Energieüberschuss in Fettreserven umgewandelt wird (dazu gleich mehr). Und spätestens seit dem Kapitel über Fluorid wissen Sie auch, dass Zucker die Säurebildung auf der Zahnoberfläche ankurbelt und damit der Hauptrisikofaktor für Karies ist. Aber war Ihnen bewusst, das mit steigendem Zuckerkonsum bereits im Kindesalter der Blutdruck und damit der Verschleiß der noch jungen Blutgefäße steigt? Und nicht nur im Einzelnen macht Zucker Probleme: Er hat auch einen negativen Einfluss auf unser gesamtes Ernährungsmuster, denn bei den allermeisten Menschen sinken der Verbrauch von Obst und Gemüse sowie die Aufnahme von Vitaminen mit steigendem Zuckerkonsum.

Unsere Tipps: Bitte gewöhnen Sie sich beim Kauf von Lebensmitteln den Blick auf die Nährstofftabellen an. Hersteller sind verpflichtet, den Zuckeranteil klar zu deklarieren. So können Sie versteckte Zuckerfallen schnell entlarven, etwa bei angeblich gesunden Frühstücksflocken oder reichhaltigen Brotaufstrichen. Fragen Sie sich am besten: Wie schnell werden durch dieses Produkt die empfohlenen Tagesmengen erreicht? Solche Produkte müssen etwas Besonderes bleiben und können, wenn gewünscht, kontrolliert dosiert konsumiert werden. Auf keinen Fall sollten sie aber zum Alltag gehören! Lassen Sie ganz besonders die Finger von Softdrinks und als Kindergetränk getarnten Zuckerbomben. Diese Produkte zielen explizit darauf ab, Ihr Kind an den süßen Geschmack zu gewöhnen und von klein auf als Kunden zu binden. Greifen Sie aber stattdessen auch nicht zu hochkonzentrierten Fruchtsäften, deren Zuckergehalt dem von Softdrinks ebenbürtig ist. Selbst Schorlen können immer noch viel zu viel Zucker enthalten und Kindern das normale, langweilige Wasser madig machen. Primäres Getränk zu Hause und außerhalb sollte von Anfang an Wasser sein – auch wenn das langweilig klingt. Kinder nehmen Wasser sehr gut an, verschmähen es aber schnell, wenn sie einmal auf den Zuckergeschmack gekommen sind. Versuchen Sie auch, so oft wie möglich frisch zu kochen und auf Fertigprodukte zu verzichten, weil Sie dadurch einen viel besseren Überblick über den enthaltenen Zucker behalten. Setzen Sie zum Süßen eher natürliche Quellen wie Obst statt raffinierten Zucker ein. Und nicht vergessen: Auch die Großeltern mit ins Boot holen! Gerade bei Oma und Opa werden häufig Gelüste entdeckt und geweckt, die Sie dann ausbaden müssen. Hinter Schloss und Riegel mit ihnen – also nicht die Großeltern, sondern deren Süßigkeitenbunker!

Machen Sie sich aber bitte auch nicht verrückt. Zucker gehört zum Leben und zum Genuss dazu. Früher oder später wird sich Ihr Kind natürlich auch selbst auf Geburtstagen, am Kiosk oder bei Mitschüler*innen mit der süßen Versuchung eindecken. Das ist okay! Wir empfehlen, im Durchschnitt die vom Berufsverband der Kinder- und Jugendärzte realistische Höchstmenge von maximal 25 Gramm am Tag (Ausreißer mit eingerechnet) einzuhalten. Bei einem frühzeitig achtsamen Umgang mit dem Thema wird ihr Kind wahrscheinlich mit weniger zufrieden sein als die Altersgenossen, bei denen es möglicherweise keine Regeln gab. Das Glas Saft beim Sonntagsfrühstück oder der Schokoriegel nach dem Fußballtraining – das ist völlig okay. So lernt Ihr Kind ein vernünftiges und gesundes Maß ohne Verbote.

SALZ

Genauso wie zu süß kann auch zu salzig ein Problem sein. Salz bzw. Natriumchlorid ist nämlich ein weiterer Risikofaktor für die Entwicklung eines Bluthochdrucks – ein Zusammenhang, den Sie am ehesten von älteren Menschen schon einmal gehört haben. Studien haben allerdings gezeigt, dass eine relevante Interaktion bereits im Kindesalter besteht. Natürlich wirkt sich das bei den meisten nicht symptomatisch aus und bleibt dadurch unentdeckt. Durch den stetig überdurchschnittlichen Blutdruck beginnt aber bereits frühzeitig der Verschleiß des Gefäßapparats, der ohnehin noch einiges an Belastung vor sich hat. Eine so frühe Überbeanspruchung kann bereits im jungen Erwachsenenalter zu einem behandlungsbedürftigen Bluthochdruck führen. Ebenfalls problematisch ist, dass – ähnlich wie bei Zucker – die frühe Gewöhnung an zu viel Salz den Geschmack nachhaltig negativ prägt. Es entwickelt sich ein besonderes Bedürfnis nach ungesunden, stark gesalzenen Speisen wie Fast Food, Knabbereien oder industriellen Fertiggerichten. Eine frühe geschmackliche Prägung hat einen stetig zu hohen Salzkonsum im Erwachsenenalter zur Folge, wodurch wiederum ein hoher Blutdruck begünstigt wird.

Wie viel Salz ist im Kindesalter erlaubt? Hierzu finden sich je nach Quelle leicht verschiedene Angaben. Der Konsens liegt weitestgehend aber bei folgenden Werten:

< 1 Jahr	max. 1 g Salz/Tag
1–5 Jahre	max. 2 g Salz/Tag
5–9 Jahre	max. 4 g Salz/Tag
Ab 10 Jahren	max. 6 g Salz/Tag

Studien zeigen, dass es mit diesen Empfehlungen meistens nicht hinhaut: In Industrienationen wird in allen Altersstufen flächendeckend oft das Doppelte der empfohlenen Menge Salz verzehrt. Wie beim Zucker ist es also wichtig, dass Sie bei industriell hergestellten Lebensmitteln einen Blick auf die Nährwerttabellen werfen, wo der Salzgehalt mittlerweile in aller Regel klar angegeben wird. Aber Vorsicht: Manchmal wird statt Salz in der Tabelle Natrium angegeben, was nur ein Bestandteil von Salz (= Natriumchlorid) ist. Dann müssen Sie den Wert (in Gramm) mit 2,5 multiplizieren, um gerundet auf den Salzgehalt zu kommen. Hat ein Produkt also beispielsweise 0,4 Gramm Natrium pro Portion, sind das umgerechnet bereits 1,0 Gramm Salz. Gerade besonders salzreiche Produkte, wie zum Beispiel Salami, bedienen sich dieses Tricks, um den Wert etwas harmloser aussehen zu lassen.

Auch hier gilt es, cool zu bleiben! Ihr Kind wird keinen chronischen Bluthochdruck bekommen, weil es im Kino einen Eimer salziges Popcorn isst oder sich auf dem Kindergeburtstag den Bauch mit Salzstangen vollschlägt. Das Tabuisieren solcher Lebensmittel kann nicht selten einen umgekehrten, unerwünschten Effekt haben. Aber wie bei Zucker sollten Kinder erst spät mit solchen Lebensmitteln Bekanntschaft machen und deren Konsum sollte immer etwas Besonderes bleiben und nicht alltäglich werden. Indem Sie Fertigprodukte reduzieren und regelhaft die Familienkost frisch zubereiten, bestimmen Sie selbst, wie viel Salz im Essen landet.

KALZIUM

Als dritten und letzten wichtigen Eckpfeiler der Kinderernährung möchten wir an dieser Stelle noch Kalzium beleuchten. Im Gegensatz zu Salz und Zucker wird Kalzium allerdings von vielen Kindern zu wenig aufgenommen. Die in Deutschland erhobene VeChi-Youth-Studie konnte zeigen, dass nur 46 bis 67 Prozent der Kinder zwischen 6 und 18 Jahren überhaupt ihren Tagesbedarf an Kalzium erreichen.

Kalzium ist der mengenmäßig wichtigste Mineralstoff des menschlichen Körpers und wird bei Kindern vor allem zum Aufbau von Knochen und Zähnen gebraucht. Der Bedarf an Kalzium steigt mit dem Größerwerden deutlich an. Ein Mangel kann langfristig das Wachstum beeinträchtigen. Folgende Empfehlungen für eine gesunde Kalziumzufuhr spricht die DGE für Klein- und Schulkinder aus:

1–3 Jahre	600 mg Kalzium/Tag
4–6 Jahre	750 mg Kalzium/Tag
7–9 Jahre	900 mg Kalzium/Tag
10–12 Jahre	1100 mg Kalzium/Tag
Ab 13 Jahren	1200 mg Kalzium/Tag

Bei der Frage nach guten Kalziumquellen wissen die meisten Menschen (darunter auch viele Kinderärzt*innen) eigentlich nur eine Antwort: Trink Milch, damit du groß und stark wirst! Leider hört man diese antiquierte Denkweise heutzutage immer noch viel zu oft. Natürlich stimmt es, dass Milch eine gute Quelle für Kalzium ist. In 100 Millilitern Kuhmilch sind etwa 120 Milligramm Kalzium enthalten. Als einzige Quelle ist Milch aber ungeeignet. Würde man versuchen, den gesamten Kalziumbedarf mit Milch zu decken, hätte man deutlich zu viel Zucker, gesättigte Fettsäuren und Proteine aufgenommen. Welche Alternativen gibt es? Eine völlig unterschätzte Quelle für Kalzium ist Mineralwasser. Je nach Sorte können hier bis zu 600 Milligramm Kalzium pro Liter enthalten sein. Es ist deutlich realistischer und gesünder, täglich einen Liter Mineralwasser zu trinken als einen Liter Milch. So kann allein durch das Wasser ein großer Teil des Tagesmindestmenge aufgenommen werden. Es lohnt sich also, einmal einen Bummel durch den Getränkemarkt Ihres Vertrauens zu machen und eine kalziumreiche Wassersorte als Ihre neue Standardmarke auszuwählen.

Darüber hinaus ist Kalzium auch in vielen Lebensmitteln enthalten. Soja und Tofu sind beispielsweise eine sehr gute Kalziumquelle mit 200 bis 300 Milligramm pro 100 Gramm. Grüne Gemüsesorten wie Grünkohl, Rucola oder Brokkoli sind bei vielen Kindern zugegebenermaßen nicht unbedingt beliebt, enthalten aber gut bioverfügbares Kalzium und sollten zumindest ausprobiert werden. Ebenfalls sehr kalziumreich sind Sesam und seine intensivierte Variante in Form von Tahini (500 Milligramm pro 100 Gramm).

Nachdem wir über Zucker, Salz und Kalzium gesprochen haben, könnten wir natürlich noch viele andere Punkte ausführen (und wahrscheinlich ganze Bücher damit füllen). Alltagstauglich ist das ab einem gewissen Punkt aber nicht mehr. Unter Einhaltung der hier besprochenen Grundpfeiler einer gesunden Kinderernährung in Kombination mit einer Prise gesundem Menschenverstand sind Sie auf dem besten Wege, Ihrem Kind ein gesundes Großwerden zu ermöglichen. Aufgrund der großen Relevanz müssen wir aber noch kurz auf das Thema Überernährung eingehen.

Überernährung – die Grundlage für ein krankes Leben

Hätten unsere Vorfahren schon To-do-Listen gehabt, hätte darauf immer ganz oben »Richtig viel essen« gefolgt von »Fettpolster aufbauen« gestanden. Nur so war ein Überleben eiskalter Winter und trockener Dürreperioden möglich. Und noch immer sind Milliarden von Menschen in ärmeren Regionen auf diese Fähigkeit angewiesen. Während Unterernährung weltweit bei Kindern weiterhin zu den häufigsten Todesursachen gehört, haben sich in den Industrienationen durch den wachsenden Wohlstand die Evolution und die gelebte Realität voneinander entkoppelt. Was früher (und für viele auch heute noch) ein überlebenswichtiger Skill unseres Körpers war, ist heute leider eine unliebsame Eigenschaft geworden. In der Welt des Überflusses, in der wir mit dem Auto zum Supermarkt fahren, um den Kühlschrank wieder vollzumachen, ist das Speichern von Energie in Fettpolstern unnötig geworden und bietet keine Vorteile mehr für das Überleben. Mittlerweile muss man sogar so weit gehen zu sagen, dass ehemals evolutionäre Vorteile in der modernen Welt in gesundheitliche Nachteile umkippen. Übergewicht (= BMI > 25) und Fettleibigkeit (= BMI > 30) haben regelmäßig relevante gesundheitliche Folgen. Bluthochdruck, Blutgefäßverengung, Diabetes, Herzkrankheiten, Organschädigungen und Schlaganfälle führen statistisch gesehen häufig zum vorzeitigen Tod. Laut den aktuellen Zahlen der WHO sind aber trotz dieser bekannten Folgen europaweit 63 Prozent der Männer sowie 54 Prozent der Frauen übergewichtig – Tendenz steigend!

Auch bei Kindern sind die Zahlen nicht weniger erschreckend: Dem RKI zufolge ist in Deutschland jedes sechste Kind übergewichtig oder sogar fettleibig. Wächst sich das mit der Zeit nicht aus? Leider wissen wir aus Studien, dass ein großer Teil der übergewichtigen

Kinder auch als Erwachsene übergewichtig bleiben. Bei den Schulkindern sind es 40 bis 60 Prozent, unter den Jugendlichen sogar 70 bis 80 Prozent, die auch noch jenseits des 30. Geburtstags übergewichtig bleiben. In der Kindheit wird also bereits die Grundlage für ein ungesundes Erwachsenenleben geschaffen.

Wie konnte es so weit kommen? Die Ursachen sind vielfältig und neben der Ernährung spielen genetische Faktoren, soziokulturelle Einflüsse, mangelnde Bewegung und zu wenig Sport (dazu später mehr) eine Rolle.

Fokussieren wir hier aber die Ernährung: Wir erzählen Ihnen nichts Neues, wenn wir festhalten, dass Übergewicht dann entsteht, wenn mehr Energie aufgenommen als verbraucht wird. Gerade dann, wenn der Energieverbrauch gering ist, schaltet der Körper relativ schnell in den Speichermodus um. Aber wie kommt das Überangebot zustande? Manchmal ist Quantität das Problem und betroffene Kinder verzehren über den Tag verteilt einfach zu viele Lebensmittel. Viel öfter essen sie aber mengenmäßig gar nicht so viel mehr als ihre Altersgenossen, sondern es ist die Qualität der Speisen, die zu wünschen übrig lässt. Viele industriell erzeugte Lebensmittel sind viel zu dicht an Energie und gleichzeitig oft arm an Vitaminen und Mineralien, um für den alltäglichen Verzehr geeignet zu sein. Damit meinen wir nicht nur Fast Food, Süßigkeiten, Chips und andere Snacks. Es sind auch die vermeintlich gesunden Lebensmittel, in denen sich häufig zu viele Kalorien verstecken.

Ein reales Beispiel: Wir haben einen Patienten betreut, der von Termin zu Termin immer mehr zunahm. Seine Eltern beteuerten, es könne nicht an der Ernährung liegen. Morgens esse er nur eine Schale Müsli und trinke ein Glas Saft, tagsüber esse er in der Schule und abends gäbe es seit Wochen nur noch Salat. Wir ließen ein Ernährungsprotokoll erstellen und baten um die genauen Angaben der Mengen und der verwendeten Produkte. Das Ergebnis war erschreckend (aber nicht überraschend): Zum Frühstück aß der Junge 200 Gramm eines energiereichen Knuspermüslis, dessen Verpackung und Produktname Vitalität suggerierten. Zusammen mit der Vollmilch und dem Glas Orangensaft nahm der Junge morgens 1230 Kilokalorien und somit etwa 55 Prozent seines Tagesenergiebedarfs zu sich. Der abendliche Salat, der mit Croûtons, Fetakäse und einem fertigen Dressing angerichtet wurde, schlug mit weiteren 1000 kcal zu Buche. Somit erreichte der Junge nur mit Frühstück und Abendessen bereits seinen maximalen Tagesbedarf. Die wenig gesunden Mittagessen in der Schule taten ihr Übriges, um das Problem zu manifestieren.

Als wir den Eltern vorrechneten, dass allein das angebotene Frühstück umgerechnet 14 Stück Würfelzucker und damit mehr Kalorien als eine Fertigpizza (der gleichen Marke) hatte, waren sie baff!

Sie finden das Beispiel extrem? Es ist aber leider alltäglich. Im Zentrum des Problems stehen aus unserer Sicht immer wieder diese harmlos aussehenden Produkte, hinter denen sich Energiebomben verstecken. Die Eltern aus dem Beispiel hätten sicherlich nicht 14 Würfel Zucker in das Müsli gerührt, hätten sie es selbst zusammengestellt. Versuchen Sie daher, sich Zeit für die Mahlzeiten Ihrer Kinder zu nehmen. Wo es möglich ist, probieren Sie, auf Fertiges zu verzichten und selbst Herr*in über die Inhalte zu sein. Ihre Kinder sind davon ab-

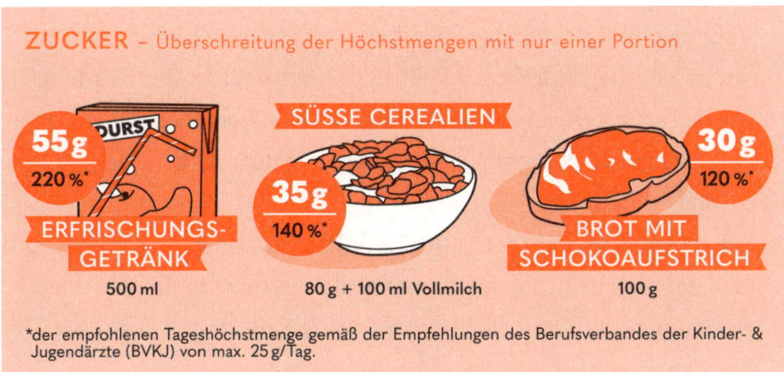

hängig, welche Lebensmittel Sie auswählen und in den Haushalt einführen. Ausnahmen, zum Genießen oder wenn man es eilig hat, sollen und müssen erlaubt sein, damit Kinder auch damit einen vernünftigen Umgang lernen. Ausnahmen sollten aber nicht zur Regel werden.

Sie erkennen Ihr Kind vielleicht in diesem Kapitel wieder und möchten das Problem angehen? Der erste Schritt zur Besserung ist ein vernünftiges Ernährungsprotokoll:

- Schreiben Sie für mindestens eine Woche detailliert auf, was Ihr Kind gegessen und getrunken hat.
- Wo es möglich ist, versuchen Sie bitte, die Angabe auch so genau wie möglich zu machen, z. B. wie viel Milliliter in einem Glas Saft oder wie viel Gramm in der Schale mit den Frühstücksflocken enthalten waren.
- Seien Sie ehrlich zu sich und Ihrem Kind – verändern Sie in dieser Woche nicht die Essgewohnheiten. Dokumentieren Sie einen realistischen Alltag, denn nur so kann etwas verbessert werden. Ihr Kind nimmt sich in der Regel einen ordentlichen Nachschlag oder nascht gerne nach dem Essen? Lassen Sie es für den Dokumentationszeitraum zu.
- Seien Sie selbstreflektiert und bereit für Selbstkritik. Es hilft Ihrem Kind nicht, wenn Sie sich nicht eingestehen möchten, dass es Raum für Optimierungen gibt. Suchen Sie keinen Sündenbock. Vergangenes ist vergangen – schauen Sie in die Zukunft.
- Stellen Sie sich mit dem Ernährungsprotokoll in der Kinderarztpraxis Ihres Vertrauens zur Beratung vor. Versuchen Sie, auch die Unterstützung einer professionellen Ernährungsberatung in Anspruch zu nehmen.
- Seien Sie zuversichtlich. Mit Geduld, Durchhaltevermögen und professioneller Begleitung lassen sich schlechte Ernährungsgewohnheiten auflösen. Wir kennen viele Familien und Kinder, denen der gesunde Lebenswandel gelungen ist.

Vegetarische und vegane Kinderernährung – gewusst wie!

Eine spannende psychologische Studie aus Kanada zeigt, dass Kinder Tiere grundsätzlich nicht als Nahrungsmittel einstufen. Bei der Untersuchung wurden Kindern verschiedene Fotos gezeigt, die sie in die Kategorien essbar und nicht essbar sortieren sollten. Während sie zielsicher Abbildungen von Obst und Gemüse bei essbar einordneten, schoben die meisten Kinder die Fotos von typischen Masttieren wie Kühen und Schafen in die Kategorie nicht essbar, wo sie auch die Bilder von Schraubenziehern oder Autoreifen hinlegten. In der moralischen Weltanschauung eines Kindes sind Tiere also nicht zum Essen da. Erst später ändert sich diese Ansicht: Erinnern Sie sich vielleicht auch an den Moment in Ihrer Kindheit, als Ihnen dieser Zusammenhang klar wurde? Bei vielen Kindern folgt dieser Erkenntnis eine mehr oder weniger lange vegetarische oder vegane Phase, die aber häufig wieder durch das Zureden der Eltern (Nibras erinnert sich noch sehr genau an eine verlockende Bestechungs-Salamipizza) abgebrochen wird. Die Akzeptanz, dass für die Wurst auf dem Brot oder das Schnitzel auf dem Teller ein Tier sterben muss, ist also anerzogen. Und so richtig wollen es viele auch nach der Kindheit nicht wahrhaben. Heutzutage stellen aber immer mehr Erwachsene ihren moralischen Kompass auf diese kindliche Werkseinstellung zurück und lehnen den Verzehr von Fleisch oder tierischen Produkten ab – und das freut uns. Wir gehören auch dazu!

Viele vernünftige Gründe können zu so einer Entscheidung führen: Immer häufiger stehen schmutzige Details über moralisch fragwürdige Praktiken der Massentierhaltung in der öffentlichen Kritik, die einen Boykott dieser Systeme nahelegen. Außerdem wird immer klarer, wie stark die Viehwirtschaft zur Klimakrise beiträgt, sie verursacht beispielsweise mehr Emissionen als der gesamte Verkehrssektor. Sei es nun aus Tierschutz oder Umweltschutz – Menschen, die tierische Produkte in ihrer Ernährung reduzieren oder abschaffen möchten, setzen sich für eine gute Sache ein.

Nur um kurz die Definitionen sicherzustellen: Wer vegetarisch lebt, verzichtet auf Fleisch, isst aber weiterhin tierische Produkte wie Milch, Eier und Käse. Vegan bedeutet, dass sogar gänzlich auf tierische Produkte verzichtet wird. Trotz ehrenwerter Motive stoßen aber viele Eltern hierzulande in der Kinderarztpraxis auf enormen Gegenwind mit dieser Einstellung. Nicht selten müssen sich Eltern einen regelrechten Shitstorm der Kinderärzt*innen gefallen lassen, die ihnen das Gefühl vermitteln, sie würden ihre Kinder schädigen, wenn diese kein Fleisch oder keine Kuhmilch erhalten. Dabei sind die meisten Kinderärzt*innen nicht unbedingt bewandert, was das Thema Kinderernährung angeht. Bisher kommt es nur rudimentär in der Ausbildung vor. Und wenn es mal oberflächlich um veggie geht, dann werden meistens altmodische Stigmata bedient, die aktuelle Daten und Studien längst entkräftet haben. Die Einstellung vieler Ärzt*innen beruht oft einfach auf den verstaubten und nicht mehr zeitgemäßen Ansichten ihrer Mentor*innen.

Besonders kurios ist die hartnäckig verbreitete Ablehnung einer vegetarischen Kinderernährung, die selbst von der relativ konservativen Deutschen Gesellschaft für Ernährung (DGE) bereits seit 2011 empfohlen wird. Vegan lehnt die DGE aber trotz vieler positiver Studien für Kinder weiterhin ab und steht damit im internationalen Vergleich ziemlich allein da. So erteilen führende Ernährungsgesellschaften der USA, Kanadas und Australiens bereits seit Jahren einer veganen Ernährung in allen Lebensphasen grünes Licht – wenn sie richtig gemacht wird. Warum ist eine vegane Kinderernährung hierzulande dann noch ein solches Schreckgespenst?

Ein Kritikpunkt, der häufig angebracht wird: Eine vegane Ernährung sei ohne Supplemente nicht möglich. An der Aussage ist zunächst nichts auszusetzen – tatsächlich ist das Supplementieren von Vitamin B12 bei einer veganen Ernährung unumgänglich! Pflanzen enthalten nicht ausreichend nutzbares Vitamin B12, das ist korrekt. Aber ehrlicherweise – so what? Warum soll es verwerflich sein, sich für eine Supplementierung und gegen den Verzehr von Tieren zu entscheiden? Das Ergänzen der Nahrung mit Supplementen ist in der Kinder- und Jugendmedizin bereits etwas ganz Übliches. Schwangere sollen regelmäßig Nahrungsergänzungsmittel einnehmen, damit ihre Kinder gesund heranwachsen. Säuglinge erhalten standardisiert Vitamin-K-Supplemente bei den ersten drei U-Untersuchungen. Vitamin D soll mindestens bis zum zweiten erlebten Frühling substituiert werden und viele brauchen es auch darüber hinaus, wenn man berücksichtigt, dass etwa ein Drittel aller Kinder in Deutschland einen Vitamin-D-Mangel hat. Die Jodsupplementierung haben die meisten nicht einmal mehr auf dem Schirm, weil sie ganz unterschwellig und flächendeckend über das Speisesalz abläuft. Macht das Vitamin B12 den Braten dann so fett, dass es diesen Wirbel wert ist? Besonders paradox: Wussten Sie, dass die allermeisten Schweine, Rinder und Hühner in der Massentierhaltung selbst eine Vitamin-B12-Supplementierung über ihr Futter erhalten müssen, um nicht krank zu werden? Das Tier nimmt also die Vitamin-B12-Tablette, damit der Mensch es nicht muss. Ist es dann nicht eine vernünftige und vertretbare Entscheidung, auf den Verzehr dieser Tiere, die unter meist sehr unethischen Bedingungen gehalten und getötet werden, zu verzichten, um stattdessen selber das Supplement zu nehmen?

Eines muss aber klar sein: Wer sein Kind auf sichere Weise vegetarisch oder vegan ernähren möchte, kommt nicht umhin, sich mit den Grundlagen der Ernährung zu beschäftigen. *Know your enemy!* Eltern müssen sich gerade mit den Lebensmitteln, die man nicht verwenden möchte, gut auseinandersetzen, um den Wegfall adäquat ausgleichen zu können. Sie lassen Fleisch weg? Kein Problem, solange Sie darauf achten, dass genug gut verwertbares Eisen aus anderen Quellen wie Linsen, Tofu oder Hülsenfrüchten auf den Tisch kommt. Sie streichen Kuhmilch aus dem Essensplan? Fein, aber berücksichtigen Sie, dass damit auch eine gute Kalziumquelle entfällt, und planen Sie den Ausgleich durch Mineralwasser oder kalziumangereicherte Milchalternativen. Fisch und Meeresfrüchte ade? Die Meere danken es Ihnen, aber Sie müssen andere gute Quellen für Omega-3-Fettsäuren wie Lein- oder Mikroalgenöl auftreiben.

Vor allem die vegane Kinderernährung setzt also ein umfangreiches Wissen über Lebensmittel und deren Nährstoffe voraus. Für die richtige Umsetzung und Supplementierung sollte deswegen ernährungsmedizinische Unterstützung an Bord geholt werden, z. B. durch entsprechend fortgebildete Kinderärzt*innen oder Diätassistent*innen.

Wenn Ihnen für eine solche Auseinandersetzung mit der Ernährung Ihres Kindes die Zeit oder Lust fehlt, dann ist insbesondere eine vegane Ernährung nicht ratsam. Wer nicht achtgibt, riskiert gefährliche Nährstoffmängel, die desto folgenschwerer sein können, je jünger das betroffene Kind ist. Das kann sich nicht nur negativ auf die Knochengesundheit und das Wachstum, sondern auch auf die neurologische Entwicklung und Intelligenz auswirken.

Am liebsten sind uns immer Fakten. Was sagen denn Studien zur vegetarischen und veganen Kinderernährung? In der deutschen VeChi-Diet-Studie wurden 1- bis 3-jährige Kinder untersucht, die ungefähr zu gleichen Teilen entweder vegetarisch, vegan oder omnivor (also ohne Einschränkung) ernährt wurden. Unter den drei Gruppen konnten keine relevanten Unterschiede bei Größe, Gewicht oder Energieaufnahme festgestellt werden. Auch die Zufuhr von Proteinen, Fetten und Kohlenhydraten war in allen Gruppen absolut ausreichend. Vegan ernährte Kinder nahmen sogar signifikant mehr gesunde Ballaststoffe zu sich, wohingegen omnivore Kinder mehr als doppelt so viel zugesetzte Zucker aßen. In der ergänzenden VeChi-Youth-Studie wurden auch ältere Kinder (6–18 Jahre) untersucht, die bereits im Schnitt seit 4 bis 5 Jahren vegetarisch oder vegan lebten. Im Hinblick auf Mineralstoffe und Vitamine konnten keinerlei Nachteile einer vegetarischen oder veganen gegenüber einer omnivoren Ernährung festgestellt werden. Vegane Kinder zeigten sogar bei Vitamin E, K, B1, B6, C, Folsäure, Betacarotin und sogar Eisen die besten Werte. Besonders wichtig: Die vegan ernährten Kinder wiesen keine relevanten Vitamin-B12-Mängel auf, was auch demonstriert, dass die nötigen Supplementationen von Eltern ernst genommen und gut umgesetzt werden.

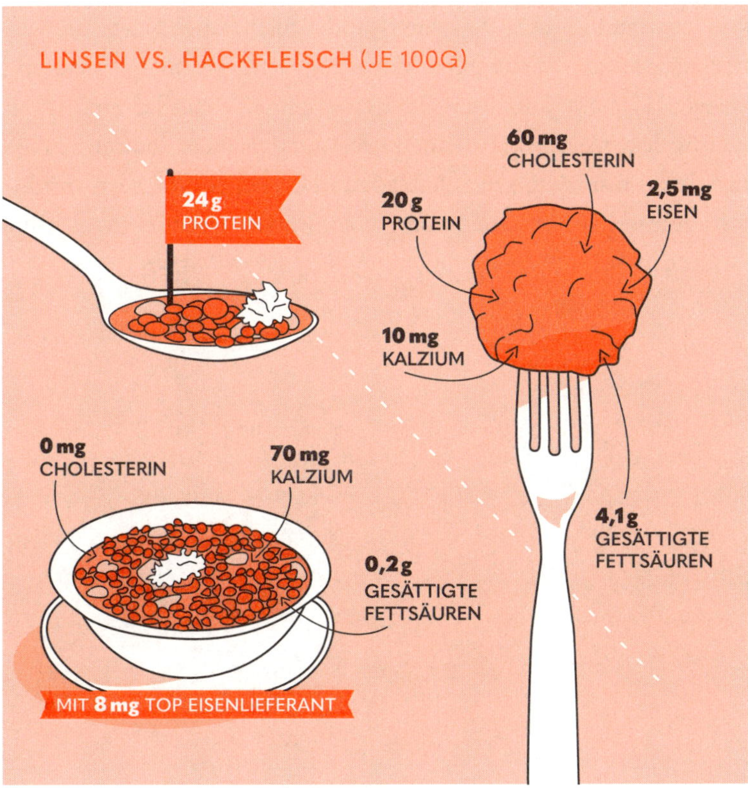

Außerdem zeigte die Studie, dass vor allem die vegan ernährten Kinder viel Gemüse, Obst, Vollkorngetreide, Hülsenfrüchte und Nüsse aßen, was präventiv gegen viele chronische Erkrankungen wie z.B. Diabetes oder Übergewicht wirkt.

Wir möchten an dieser Stelle niemanden bekehren und von einem Umstieg auf eine pflanzenbasierte Kinderernährung überzeugen. Aber wir wollen denjenigen Mut machen, die diesen Weg bereits gegangen sind oder es noch möchten. Es ist alles gut! Wenn Sie auf die wichtigen Aspekte achten, kann Ihr Kind gesund groß werden, egal ob vegetarisch, vegan oder omnivor. Umgekehrt kann eine einseitige Ernährung zu Mängeln führen oder ungesund sein, unabhängig davon, ob man tierische Produkte isst oder nicht. Auch Kinderärzt*innen müssen den verstaubten Mantel der kategorischen Ablehnung ablegen und eine moderne Sichtweise gemäß aktueller Studien an den Tag legen, egal was bei ihnen selbst auf den Teller kommt. Schluss mit dem Einsortieren in Schubladen und dem Anprangern von Eltern, nur weil sie pflanzenbasiert leben wollen. Hierfür gibt es keine Gründe mehr!

Säule 4

NOTWENDIGE BEWEGUNG – VON DER BAUCHLAGE ZUM VEREINSSPORT

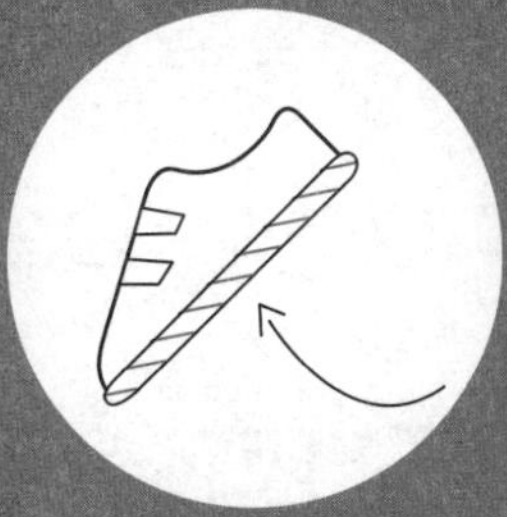

Wie beeinflusst Bewegung unser Leben von Anfang an?

Es lebe der Sport!
Er ist gesund und macht uns hart.
Er gibt uns Kraft, er gibt uns Schwung.
Er ist beliebt bei Alt und Jung.

AUS »ES LEBE DER SPORT« VON REINHARD FENDRICH

Auch wenn er vielleicht nicht jeden, wie im zitierten Liedtext behauptet, wirklich abhärtet, so stimmen doch zumindest die beiden anderen Kernaussagen der Strophe: Sport ist gesund und sowohl Erwachsene als auch Kinder sollten ihn lieben. Denn ohne ihn würde die Welt ganz anders aussehen – und nicht nur die Welt, sondern vor allem die Menschen. Denn für fast alle gilt: Wer sich nicht bewegt, wird dick.

Dick. Zugegebenermaßen kein unproblematischer Begriff. Schon gar nicht in der heutigen Zeit, in der schon Kindern und Jugendlichen von sozialen Medien ein gleichermaßen unrealistisches wie ungesundes Körperideal suggeriert wird. Deshalb nutzen wir an dieser Stelle besser den medizinischen Terminus technicus: Übergewicht. Ab wann ist ein Mensch überhaupt übergewichtig? Und ab wann ist das Übergewicht ein Problem?

Zur Beantwortung dieser Fragen benötigen wir eine objektive und belastbare Kenngröße. Das Körpergewicht ist dafür allein natürlich unbrauchbar. Nur zu wissen, dass eine Person 65 Kilogramm wiegt, liefert uns noch keine Auskunft darüber, ob es sich um Norm-, Über- oder Untergewicht handelt. Bei der Körpergröße verhält es sich natürlich ähnlich. Die gängigste Formel, die zur Bewertung des Übergewichts verwendet wird, ist der Body-Mass-Index (BMI). Zwar ist auch der nicht unproblematisch, aber dazu später mehr.

Der BMI wird folgendermaßen berechnet: Körpergewicht in Kilogramm geteilt durch das Quadrat der Körpergröße in Meter. Also z. B. 65 Kilogramm Gewicht bei einer Körpergröße von 1,7 Metern ergeben einen BMI von 22,5 – Normalgewicht. Ab einem BMI von 25 sprechen wir von Übergewicht oder Präadipositas. Ab einem Wert von 30 handelt es sich um behandlungsbedürftige Adipositas.

Der männliche deutsche Durchschnittsbürger kommt bei 178 Zentimetern und stolzen 82,4 Kilogramm auf einen BMI von 26,1. Genug gesagt? Sollen wir an dieser Stelle überhaupt weitermachen? Lassen Sie sich das ruhig einmal auf der Zunge zergehen: Der deutsche Durchschnitt(sbürger) ist übergewichtig! Man kann vom BMI halten, was man will, aber bei all seinen Schwächen, was eine einzelne Person angeht, ist er doch aufschlussreich, wenn es um den Bevölkerungsdurchschnitt geht.

Der BMI scheint auf den ersten Blick eine geniale und halbwegs einfache Unterscheidung von dick, normalgewichtig und dünn zu ermöglichen, entpuppt sich bei näherer Betrachtung jedoch als sehr ungenau. Denn er sagt nichts über die Statur, das Geschlecht und die Körperzusammensetzung der Person aus. Der Fettanteil und die Muskelmasse werden in einen Topf geworfen und eine sehr sportliche Person mit 81 Kilogramm bei 180 Zentimetern hat den gleichen BMI wie eine Couch-Potato, die zuletzt vor 10 Jahren Sport gemacht hat und bei der gleichen Körperlänge auch 81 Kilogramm auf die Waage bringt. Wenn Sie bereits den Taschenrechner gezückt haben, sehen Sie es auf dem Display: Beide Personen in unserem Beispiel wären laut dieser Definition übergewichtig mit einem BMI von exakt 25.

Aber die schlechten Nachrichten zum Übergewicht reißen leider nicht ab. Wie wir bereits wissen, ist etwa jedes sechste Kind in Deutschland übergewichtig oder adipös. Unter den 11- bis 13-Jährigen ist es sogar jedes fünfte! Das bedeutet, dass sich in jeder Schule in Deutschland mehrere Hundert übergewichtige Kinder auf die verschiedensten Jahrgänge verteilen.

Und diese Zahlen spiegeln sich auch in unserem Klinikalltag wider. Dafür ist es gar nicht notwendig, in eine Diabetes-Ambulanz zu gehen oder eine Adipositas-Sprechstunde zu besuchen. In jeder Notfallambulanz und ebenso bei niedergelassenen Kinderärzt*innen nimmt die Zahl der übergewichtigen Patient*innen in den Wartezimmern dramatisch zu.

Und nicht nur das: Der Kampf der Mediziner*innen gegen die Windmühlen der ungesunden Ernährung und des Bewegungsmangels scheint immer schwieriger. Denn auch die Grundeinstellung zur Gesundheit und zur Krankheitsvorbeugung scheint sich zu verschieben. Viele Kinder erwähnen auf Nachfrage, dass sie mit Sport nur in der Schule in Berührung kommen. Was sie am liebsten machen? Zocken. Oder sie schauen bis tief in die Nacht hinein Serien auf Netflix, für die sie eigentlich noch mindestens 5 Jahre zu jung sind. Gemüse? Ja, doch, ab und zu Kartoffeln. Frittiert. Viele Eltern resignieren und erwähnen achselzuckend, dass »er ja nur mehr an der Konsole hängt« oder »sie gar nicht mehr rausgeht, um sich mit anderen Kindern zu treffen«. Und der Kleinste? »Der isst außer Pommes und Nudeln ohne Sauce sowieso nichts.« Das klingt vielleicht hart, und wir wollen auch nicht alle Kinder über einen Kamm scheren, aber so erleben wir es tatsächlich jeden Tag in unserer ärztlichen Tätigkeit, und die Zahlen sprechen, wie Sie gesehen haben, leider auch für sich.

Eine weitere erschreckende Entwicklung ist für uns in der Kinderkrebsmedizin erkennbar. Wenn übergewichtige Kinder an Krebs erkranken, kommt es fast immer in den Monaten nach Diagnosestellung unter der harten Krebstherapie zu einem deutlichen Gewichtsrückgang. Das Verblüffende ist aber, dass fast alle dieser Kinder nach der Behandlung innerhalb weniger Monate wieder ihr Ausgangs(über)gewicht erreichen. Auch wenn ein Schicksalsschlag wie eine Krebserkrankung alles auf den Kopf gestellt hat, so bleiben am Ende viele der ungesunden Gewohnheiten, seien es der Bewegungsmangel, das ungesunde Essen oder die zuckerhaltigen Getränke, leider erhalten. Wir und unsere Kolleg*innen können da leider nicht viel ausrichten. Nicht alle Eltern schaffen es, eine so gesunde Ernährungsroutine einzuführen, wie wir sie im vorausgegangenen Abschnitt vorgeschlagen haben. Das Gleiche gilt für das Einführen einer Bewegungsroutine.

Auch wenn es Ihnen als erwachsene Person vielleicht schwerfällt, körperliche Aktivität in den Alltag zu integrieren (wir möchten natürlich keine falschen Anschuldigungen erheben, aber wer sich angesprochen fühlt, kann nun die Ohren spitzen), es ist nie zu spät, bei Ihrem Kind damit zu beginnen. Und wer weiß? Es könnte ja sein, dass auch Sie Ihre Gewohnheiten ändern und vom Sport profitieren. Denn er ist natürlich keineswegs Mord, wie das Sprichwort besagt – im Gegenteil: Das probateste Mittel, um so nah wie möglich an die Unsterblichkeit heranzukommen, ist und bleibt die körperliche Aktivität.

Das hat auch die WHO erkannt. In ihrem globalen Aktionsplan für mehr physische Aktivität positioniert sie sich klar für mehr Bewegung und Sport in der Allgemeinbevölkerung und wirbt dafür unter dem Motto »Mehr aktive Menschen für eine gesündere Welt«.

Manche fragen sich nun vielleicht, ob man wirklich vorgeben muss, wie viel sich ein Kind bewegen sollte. Viele Eltern haben den Eindruck, dass die Kleinen ohnehin kaum zu bremsen sind, nicht stillhalten können und sich vor allem abends, wenn es ans Pyjamaanziehen und Zähneputzen geht, zu wahren Hochleistungssportler*innen entwickeln. Wieso ist es dann trotzdem möglich, dass schon Kleinkinder und Grundschüler*innen übergewichtig sind? In dieser Altersgruppe ist es meistens nicht der Bewegungsmangel, sondern die schlechte oder falsche Ernährung, die zu Übergewicht führt.

Bei älteren Kindern wird jedoch der Bewegungsmangel schonungslos als *bad boy* identifiziert. Während es »nur« einer von vier Erwachsenen nicht schafft, die globalen Empfehlungen der WHO für körperliche Aktivität zu erfüllen (weiter unten haben wir die konkreten Empfehlungen in einer Tabelle für Sie aufgeführt), so sind es drei von vier (!), genauer gesagt 81 Prozent der Jugendlichen im Alter von 11 bis 17 Jahren, die diese Ziele klar verfehlen. Und wenig überraschend, aber trotzdem dramatisch ist die Tatsache, dass der Grad an Bewegung auch mit der wirtschaftlichen Entwicklung eines Landes einhergeht. Je besser es der Bevölkerung nämlich geht, desto weniger bewegen sich ihre Kinder. Gründe hierfür sind die gesteigerte (Auto-) Mobilität der Familien, der Überfluss an Spielzeug und vor allem technischen Gerätschaften wie Handys und Spielkonsolen und dass die Kleinen bei ihrer Freizeitgestaltung häufig schon in jungen Jahren auf sich allein gestellt sind. Gerade in der Corona-Pandemie hat sich durch Schul- und Kitaschließungen und gleichzeitiges Homeoffice der Eltern dieses Phänomen in vielen Familien manifestiert. »Beschäftige dich mal allein und such dir was zum Spielen, solange ich hier noch am Arbeiten bin.« Kinder, die es nicht gewöhnt sind, ihrer Fantasie freien Lauf zu lassen, und keine Nachbarskinder in der Nähe haben, mit denen sie um die Häuser ziehen können, werden im besten Fall ein Buch lesen (aber auch dafür brauchen gerade kleine Kinder die elterliche Begleitung), viel häufiger aber werden sie abhängen, daddeln, zocken, nichts tun oder aus Langeweile etwas essen. Es wäre deswegen gut, hier ein Auge auf die Gestaltung der Freizeit zu haben und Bewegungsroutinen zu etablieren, wenn möglich.

Wir erzählen Ihnen selbstverständlich nichts Neues, wenn wir offenlegen, dass es zahlreiche wissenschaftliche Studien gibt, die den positiven Effekt von Sport auf das physische und psychische Wohlbefinden nachweisen. Dennoch lohnt sich ein genauerer Blick. So konnte eine Gruppe von Forschenden etwa zeigen, dass lebenslanges (!) Training nicht zur Abnutzung und dem Verschleiß von Muskeln und ihrem Stoffwechsel führt, sondern im Gegenteil zur bestmöglichen Leistungsfähigkeit bis ins hohe Alter. Es senkt in Konsequenz sogar die Sterblichkeit. Körperliche Aktivität spielt aber auch eine wichtige Rolle bei der Vorbeugung von psychischen Problemen, wirkt sich positiv auf Menschen mit Depressionen und Angstzuständen aus und verbessert so insgesamt die psychische Gesundheit, die Lebensqualität und das Selbstwertgefühl.

Und Bewegung ist nicht nur gut für Körper und Seele, sondern auch für den Intellekt von Kindern. Eine Studie des Journals *PLOS ONE* ergab, dass Kinder, die sich mehr bewegen, in den darauffolgenden Jahren bei Prüfungen in Englisch, Mathematik und Naturwissenschaften besser abschnitten. Eine vorangegangene Studie aus dem Jahr 2008 kam zu ähnlichen Ergebnissen. Sie zeigte, dass Schüler*innen, die bei Fitnesstests gut abschnitten (bei denen die Langzeitausdauer, Kraft, Flexibilität und Körperbau gemessen wurden), auch bei standardisierten Tests bessere Ergebnisse erreichten als sich weniger bewegende Altersgenoss*innen.

Was ändert sich, wenn mehr Kinder im Park Ball spielen, im Schwimmunterricht Schwimmen lernen, im Leichtathletikverein sind oder Yoga machen? Es ist eine Investition in die Gesundheit der späteren Erwachsenen. Regelmäßige körperliche Betätigung schützt uns Menschen vor den häufigsten und somit wichtigsten nicht übertragbaren Krankheiten, also Herz-Kreislauf-Erkrankungen wie z. B. Bluthochdruck, Schlaganfall, Diabetes, Brust- und Darmkrebs. Außerdem ist sie unerlässlich, um Übergewicht vorzubeugen, und verbessert, wie gesagt, allgemein unsere psychische Gesundheit und Lebensqualität. Außerdem wirkt eine rechtzeitig eingeführte Sportroutine einem späteren Auftreten von Demenz entgegen.

Doch wie viel Bewegung empfiehlt die WHO nun für Kinder? Das haben wir für Sie in der folgenden Tabelle zusammengefasst.

AUF EINEN BLICK

Die Bewegungsempfehlungen der WHO

Alter	Empfehlung	Definition
< 1 Jahr	mehrmals täglich	interaktives Spielen (davon 30 Minuten Bauchlage)
1–2 Jahre	180 Minuten	jegliche Intensität, einschließlich mäßiger bis starker körperlicher Betätigung
3–4 Jahre	180 Minuten	mind. 60 Minuten mäßige bis starke Intensität
5–17 Jahre	60 Minuten	mäßige Intensität
	+ dreimal pro Woche	intensive Anstrengung

Beispiele:
Mäßige bis starke körperliche Betätigung bei 1- bis 2-Jährigen: Fangenspielen, Laufradfahren, Spielplatz
Starke Intensität bei 3- bis 4-Jährigen: Ballspielen, Trampolinhüpfen, Fahrradfahren
Mäßige bis starke Intensität bei 5- bis 17-Jährigen: Schulsport, Spazierengehen, Spielplatz
Intensive Anstrengung bei 5- bis 17-Jährigen: Vereinssport, Turnen, Leichtathletik, Fußball o. Ä.

Für sämtliche Altersgruppen und Empfehlungen gilt der Grundsatz: je mehr, desto besser. Parallel dazu sollte die Zeit, die sitzend verbracht wird, vor allem vor dem Bildschirm, begrenzt sein.

So viel zur grauen Theorie. Doch was versteht man eigentlich unter körperlicher Betätigung? Im Zeitalter von Apple Watch und anderen Fitnesstrackern wird uns Schrittezählen allein bereits als Bewegung verkauft. Und tatsächlich, auch Gehen wird bereits als körperliche Aktivität angesehen, genauso wie Radfahren, Fitness oder andere aktive Formen der Freizeitgestaltung. Das Kriterium, wie und ob sich eine Bewegung positiv auf die Gesundheit auswirken kann, hängt jedoch maßgeblich von der Regelmäßigkeit, Dauer und Intensität ab, mit der sie durchgeführt wird.

Bereits an dieser Stelle möchten wir auf eine besondere Form der körperlichen Betätigung das Augenmerk richten: den täglichen Schulweg. Wenn dieser zu Fuß oder mit dem Fahrrad zurückgelegt wird, ist auch er, aufgrund der oben genannten Kriterien Regelmäßigkeit, Dauer und Intensität, die allesamt erfüllt sind, bereits ein Baustein einer konstanten Bewegungsroutine. Selbstverständlich gehört das von der Warnblinkanlage begleitete Ausladen aus dem SUV direkt vor dem Schultor nicht dazu und hat nebenbei auch noch andere negative Einflüsse auf das Kind: Laut ADAC fehlt es Kindern, die die allermeisten Wege nur passiv mit dem Auto zurücklegen, an der notwendigen Entwicklung von Risikobewusstsein und Verständnis für den Straßenverkehr. Und auch das Unfallrisiko ist für Kinder erhöht, wenn sie lediglich im Pkw der Eltern mitfahren und nicht selbstständig zu Fuß unterwegs sind.

Und ja, gefühlt gibt es kaum einen Berg oder Hügel, den unsere Eltern und Großeltern nicht auf dem täglichen Weg zur Schule überwinden mussten, aber die Zeiten haben sich geändert. Welche Kinder absolvieren ihren Schulweg heute wirklich noch zu Fuß oder mit dem Fahrrad, wenn dies mehr als 20 Minuten Zeit in Anspruch nimmt? Erschreckend wenige. Aber bitte fühlen Sie sich jetzt nicht kritisiert, wenn Sie und Ihr Kind so weit von der Schule entfernt wohnen, dass die Strecke einfach nicht gut mit dem Fahrrad oder gar zu Fuß zurückzulegen ist. Wir sprechen selbstverständlich von gut bewältigbaren Entfernungen.

Dabei sind es die einfachen Dinge des Lebens, die unsere Gesundheit maßgeblich verbessern können. Und dazu gehören eben auch vermeintliche Banalitäten wie der Schulweg. Welche anderen Möglichkeiten es außerdem gibt, Bewegung im Alltag der Kinder zu etablieren, erklären wir im folgenden Abschnitt.

Mit dem Rad zur Schule – Bewegung im Alltag etablieren

Essen. Hausaufgaben. Zimmer aufräumen. Solange Kinder mit ihren Eltern unter einem Dach leben, scheint sich alles nur um feste Termine und Pflichten zu drehen. Viele Eltern legen großen Wert darauf zu kontrollieren, ob ihr Kind genug isst, die Hausaufgaben vollständig erledigt oder regelmäßig das Kinderzimmer aufräumt (oder, wie wir aus eigener Erfahrung wissen, auch das zum Kinderzimmer umfunktionierte Wohnzimmer). Und wenn all das nicht oft oder vollständig genug erledigt wird, wird geschimpft, gemeckert oder sogar mit Hausarrest gedroht.

Ein grundsätzliches Nachdenken darüber, ob man dem Kind genug Möglichkeiten bietet, sich zu bewegen, kommt dagegen oftmals zu kurz. Und wenn man sich die oben angeführten Empfehlungen der WHO vergegenwärtigt, dann können selbst eine Hip-Hop-Session pro Woche, eine Ballettstunde oder auch zweimal Fußballtraining immer noch zu wenig Bewegung für ein Kind sein. Denn einen großen Bestandteil, wenn nicht sogar den Großteil des empfohlenen Pensums, macht die in den Alltag integrierte Bewegung aus!

Wie bereits erwähnt, ist der Schulweg eine tolle Gelegenheit, die Beine in die Hand zu nehmen und ein paar hundert Meter zur Bushaltestelle, zur U-Bahn oder direkt zur Schule zu laufen oder die gleiche Strecke täglich mit dem Fahrrad zurückzulegen. Das Herz-Kreislauf-System kommt in Schwung und frische Luft durchströmt die Lungen. Beides liefert die besten Voraussetzungen für das, was in den nächsten Stunden auf das Kind zukommt, nämlich lernen, lernen, lernen. Wenn ein Gehirn ausreichend mit mit Sauerstoff angereichertem Blut versorgt wird, kann es die Höchstleistungen vollbringen, die ihm heutzutage bereits in der Grundschule und in noch höherem

Maße in den weiterführenden Schulen abverlangt werden. Im Gegensatz dazu wird ein Kind, das bis zur Acht-Uhr-Glocke nur die Benzinpfütze in der elterlichen Garage und den Geruch des vom Rückspiegel der Familienkutsche hängenden Duftbaums eingeatmet hat, wahrscheinlich schon in der ersten Schulstunde sehnsüchtig aus dem Klassenzimmer ins Freie schauen und sich frische Luft herbeisehnen. Eine schlechte Versorgung mit Sauerstoff kann Konzentrationsschwierigkeiten, Kopfschmerzen oder einen Leistungsabfall zur Folge haben.

Aber die Konsequenzen sind noch weitreichender: Die Rate an übergewichtigen Kindern und Jugendlichen könnte ganz erheblich, nämlich um ein Viertel, verringert werden, wenn alle zu Fuß oder mit dem Fahrrad zur Schule kommen würden. Nur 10 Prozent der Kinder und Jugendlichen gaben allerdings in einer Studie an, an mehr als drei Tagen in der Woche zu Fuß oder mit dem Fahrrad zur Schule zu kommen, und 69 Prozent taten das nie!

Mit der Bewegung im Alltag ist es so wie beim restlichen Eltern-Sein auch: Was man seinen Kindern vorlebt, hat Chancen, sich auch bei den Kleinen zu manifestieren. Im positiven wie im negativen Sinne. Ein Kind, das mitbekommt, dass Mama und Papa lieber Treppen steigen, als mit dem Aufzug zu fahren, wird selbst auch eher den Weg über die Treppe wählen. Vorausgesetzt natürlich, das Kind ist dem Alter entschlüpft, in dem das Knöpfchendrücken vor und im Aufzug eine geradezu magische Anziehungskraft ausübt.

Das Gleiche gilt für kurze Wege im Alltag: Wenn Sie sonntags mit dem Fahrrad die Brötchen vom Bäcker holen, ist es für das Kind naheliegender, auch einmal aufs Rad zu steigen, oder vielleicht sogar selbstständig solche kleinen Gänge zu übernehmen. Sie werden sehen, dass das Ihren Start in das Restwochenende revolutionieren wird.

Und gleich der nächste heiße Tipp: Haben Sie schon einmal mit Ihrem Kind zu seinem Lieblingslied getanzt? Was in anderen Kulturen Alltag ist, passiert in unseren Breiten leider viel zu selten. Dabei ist das Training von Rhythmusgefühl und Körperkontrolle ein wahrer Segen für Kinder. Und das positive Beispiel der Eltern, das zeigt, dass man sich für derartige Lebensfreude gar nicht schämen muss, sondern den Spaß wirklich nach außen kehren kann, wirkt ansteckend und prägend für das restliche Leben. Auf der anderen Seite ist es bei einem Kind, das mitbekommt, wie unangenehm es Mama oder Papa ist, mal das Tanzbein zu schwingen, und sei es nur in blödelnder Weise, sehr viel wahrscheinlicher, dass es dieses Schamgefühl übernimmt. Wie schade. Denn was gibt es Schöneres als tanzende, singende und lachende Kinder?

Auf diese Weise können Sie Ihrem Kind eine normale und unspektakuläre Beziehung zu Bewegung im Alltag vorleben und werden in Folge dazu beitragen, dass es sich jetzt und im späteren Leben gerne körperlich betätigt. Das Wichtigste dabei ist, Bewegung nicht zu problematisieren, sondern als die normalste Sache der Welt zu behandeln – und ganz unauffällig in den Alltag zu integrieren.

Nicht gleich den Schläger ins Korn werfen – dranbleiben ohne Zwang

In der Grundschulzeit macht Kindern vieles Spaß. Aber das ist meistens nicht von langer Dauer. Man könnte denken, dass es sich in dieser Zeit gar nicht lohnt, in Sportgeräte zu investieren. Der Tennisschläger liegt schon am zweiten Tag nur noch auf dem Schrank und verstaubt, und das Frisbee wird nach dem dritten Fehlwurf gar nicht mehr aus dem Busch hervorgeholt und kommt erst im Winter wieder zum Vorschein, wenn es aus dem kahlen Geäst ragt.

Und wenn dann doch mal eine neue Sportart das Interesse geweckt hat, ist es mitunter gar nicht so leicht, das Kind auch in einem passenden Verein anzumelden. Etliche Hindernisse stellen sich Eltern da in den Weg: Die Entfernung zur Sportstätte sollte möglichst überschaubar sein und im besten Fall vom Kind irgendwann auch allein zurückgelegt werden können. Die Trainingszeiten müssen in den Familienkalender passen und das Tennistraining darf nicht mit der Klavierstunde kollidieren. Und wir wissen ehrlich gesagt nicht, ob wir es als erfreulich oder frustrierend ansehen sollen, dass viele Sportvereine heutzutage unglaublich lange Wartelisten haben, die einen Einstieg erst im nächsten Kalenderjahr oder noch später ermöglichen.

Aber geben Sie nicht auf. Irgendwann haben Sie es geschafft und Ihr Kind kann seinen Lieblingssport im Verein ausüben.

Und ab dann ist eine gesunde Balance zwischen Flexibilität und Dranbleiben gefragt. Dabei können Vereinbarungen helfen. Wenn das Kind nach der dritten Stunde glaubhaft versichert, dass es nie wieder auf dem Tennisplatz stehen möchte, hilft es wenig, den Nick Bollettieri (ein US-amerikanischer Tennistrainer, der in den 1980er- und 1990er-Jahren für seine harten Trainingsmethoden berühmt-berüchtigt war, mit denen er allerdings zugegebenermaßen Spieler wie Andre Agassi, Monica Seles und kurzzeitig sogar Boris Becker zu Höchstleistungen verhalf) raushängen zu lassen und das Kind weitere Monate und Jahre auf den Trainingsplatz zu schleifen. Andererseits ist auch niemandem geholfen, wenn man jeder Tagesstimmung nachgibt und das Kind nach einem schlechten Tag gleich wieder vom Verein abmeldet. Sprechen Sie bei anderer Gelegenheit nochmals in Ruhe darüber, ob und vor allem auch warum der Sport denn plötzlich keinen Spaß mehr macht und das Trainingsgerät eingemottet werden soll. Manchmal ist es gar nicht der Sport an sich, den ein Kind nicht mag, sondern eine Mitspielerin oder der Trainer, oder es hat Selbstzweifel, die einfühlsam ausgeräumt werden können. Gar nicht so selten lässt sich an diesen Problemen drehen oder vielleicht auch nur der Blick auf das Hobby ändern und plötzlich macht es wieder Spaß. Vielleicht sogar mehr als zuvor.

Pfoten weg vom Tablet – Actiontime statt Screentime

Eine weitere Möglichkeit, bewegungstechnisch in die Gänge zu kommen, ist, die Zeit, in der das Kind herumhängt, zu reduzieren. Zum Beispiel durch eine Verringerung der sogenannten Screentime, also der Zeit, die vor einem Bildschirm verbracht wird, ganz gleich, ob Handy, Fernseher, Computer oder Spielkonsole. Das ist natürlich leichter gesagt als getan. Als Mama und Papa will man ja nicht immer Spielverderberin oder Spaßbremse sein. Aber kaum werden das Handy oder die Konsole in die Hand genommen, überkommt einen das Gefühl, das am besten gleich wieder unterbinden zu müssen, weil ja »alles, was mit Bildschirmen zu tun hat, irgendwie schädlich ist«. Dieser Gedanke ist in Zeiten, da Hausaufgaben auf dem Tablet gemacht werden und der Großteil der Kinder im späteren Leben ihr tägliches Brot mit Arbeit am und vorm Computer verdienen wird, überholt.

Trotzdem ist die Screentime einer der größten Bewegungs- und Gesundheitsfresser. Sie einzuschränken geht aber nur miteinander, Kinder und Erwachsene müssen also zusammenarbeiten.

Können Sie sich auch noch an das blöde Gefühl als Kind erinnern, das Sie überkam, wenn Ihre Eltern Ihnen angekündigt haben, dass jetzt Schluss mit dem Spielen ist? Wie schön es gewesen wäre, noch ewig weiterzumachen? Nur noch einmal, ja? Und dann? Noch ein letztes Mal! Dann ohne Diskussion, ich schwöre! Und genauso verhandeln unsere Kinder heute mit uns. Dabei ist es wichtig, eine Balance zu finden, die einerseits einen Verhandlungsspielraum lässt (noch 5 Minuten!), damit das Kind sich nicht kraft- und machtlos fühlt, andererseits auch klar macht, dass es Grenzen gibt, die eingehalten werden müssen (ohne Diskussion).

AUF EINEN BLICK

Die empfohlene maximale Bildschirmzeit für Kinder

Alter	Empfohlene Bildschirmzeit
0–3 Jahre	0 (max. 30 Minuten Hörmedien)
3–6 Jahre	30 Minuten (max. 45 Minuten Hörmedien)
6–12 Jahre	60 Minuten (60 Minuten Hörmedien)
12 Jahre	90 Minuten
Ab 12 Jahre	120 Minuten

Damit die Eltern-Kind-Beziehung nicht durch den Kampf um die Zock-Minuten nachhaltig geschädigt wird, sollten am besten von Anfang an klare Regeln aufgestellt werden. Diese können positiv (am Wochenende, wenn eine Freundin zu Besuch ist oder nachdem alle Hausaufgaben erledigt sind, darf gezockt werden) oder auch ausschließend sein (nicht abends vor dem Schlafengehen, nicht unter der Woche). Wichtig ist, dass die Regeln – oder besser Vereinbarungen – vorher getroffen werden. Zum einen bleibt auch dann noch immer die Gelegenheit für Kompromisse und Modifikationen, ohne dass sich eine der beiden Verhandlungsparteien über den Tisch gezogen fühlt, und zum anderen sind alle Voraussetzungen geklärt und die Abmachung kann dann auch umgesetzt werden.

Aber es gibt notwendige Voraussetzungen für faire Verhandlungen. Ein Zauberwort hierbei: Konsequenz. Denn Kinder sind klug und feinfühlig – und erbarmungslos. Das Kind eines guten Freundes von Florian weiß die mangelnde Konsequenz seines Vaters bereits schonungslos auszunutzen. Es hockt friedlich im Sandkasten und buddelt vor sich hin. Der Vater sitzt derweil neben Florian auf der Parkbank und sieht seinem Kind verträumt zu. Plötzlich wirft es Sand auf ein anderes Kind. Sein Vater sagt laut und gar nicht mehr verträumt, sondern eher verärgert: »Lass das bitte sein!« Das Kind denkt allerdings nicht daran aufzuhören, nimmt stattdessen noch mehr Sand in die Hand und wirft abermals. »Wenn du jetzt nicht sofort damit aufhörst, gehen wir nach Hause.« Das Kind weiß aber genau, dass die angedrohte baldige Heimreise nicht vorzeitig angetreten wird, selbst wenn der gesamte Inhalt des Sandkastens auf dem Haupt des befreundeten (?) Kindes landen würde – und macht deswegen einfach weiter. Verstehen Sie diese Kritik nicht als Plädoyer für den sofortigen Abbruch der Spielplatztätigkeiten in solchen Situationen. Das wäre zu hart und auch nicht gerechtfertigt. Aber wenn Kinder merken, dass Angedrohtes ohnehin nie umgesetzt wird (»Wenn du das noch einmal machst, dann …«), dann werden Sätze wie diese Ihr Kind kaum noch davon abhalten, mit Sand zu werfen, mit der Gabel gegen den Frühstücksteller zu trommeln oder eben bei jeder Gelegenheit das Smartphone herauszuholen und eine Runde zu daddeln. In einer idealen Welt ist es nicht nötig zu drohen. Aber erstens ist die Welt leider nicht ideal (und schon gar nicht auf Deutschlands Kinderspielplätzen), und zweitens gehört es für Kinder zum Aufwachsen und Großwerden dazu, Grenzen auszutesten und ans Limit zu gehen, häufig auch an das der Eltern. Dadurch lässt es sich in einer Erziehung gar nicht vermeiden, Konsequenzen in Aussicht zu stellen und vielleicht genau diesen Satz zu sagen: »Wenn du jetzt damit nicht aufhörst, dann gehen wir nach Hause.« Pädagogisch wertvoller wird der Satz natürlich mit etwas mehr Erklärung: »Du tust dem anderen Kind weh« oder »Es ist für dich oder andere gefährlich, was du da machst«. Aber ob im Eifer des Sand-Gefechts auch dafür Zeit ist, den Nachteil von Sand im Auge, Steinen auf Köpfen oder Stöcken im Ohr in Ruhe zu erläutern, während schon zum nächsten Angriff auf das Nachbarskind geblasen wird, sei dahingestellt.

»Wenn du damit nicht aufhörst, dann gehen wir jetzt nach Hause.« Ja, genau – aber dann gehen Sie bitte auch. Es wird ein Oscar-reifer Abgang werden, mit Tränen, Verzweiflung, Wut und Schreien, aber Ihr Kind wird erkennen, dass das, was Mama und Papa sagen, nicht nur leeres und nicht beachtenswertes Gerede ist und dass es Ihren Worten vertrauen kann. Beim nächsten oder übernächsten Mal wird seine innere Stimme leise flüstern: »Lass das lieber sein, Mama oder Papa meint es ernst!«

Der Vollständigkeit halber sei erwähnt, dass besagter Papa seine Androhung ein weiteres Mal nicht in die Tat umgesetzt hat und das Kind einen weiteren Erfolg im Spiel »Ich mach, was ich will« verbuchen konnte. Und wenn sie nicht nach Hause gegangen sind, dann sitzen sie noch heute …

Zurück zu Smartphone, Tablet und Co.: Studien zeigen, dass jedes vierte Kind und jeder vierte Jugendliche einen problematischen Smartphone-Gebrauch pflegen. Sie können sich sicher vorstellen, dass zu viel Screentime auch hier mit Problemen wie einer schlechteren psychischen Gesundheit, Übergewicht, ungesunder Ernährung, depressiven Symptomen und einer allgemein verringerten Lebensqualität einhergeht.

Schauen wir beispielsweise mal auf das Essverhalten. Zum einen sind Kinder eher abgelenkt, wenn sie vor dem Bildschirm sitzen, und nehmen ihre Sättigung weniger wahr, und zum anderen sind soziale Medien, Spiele und Videos gespickt mit versteckter oder offensichtlicher Werbung, die zum Verlangen nach und Genuss von ungesunden Nahrungsmitteln verleitet. Tatsächlich – es verwundert nicht – konnte eine Studie aus Großbritannien nachweisen, dass Werbung für Junkfood Heranwachsende heiß auf ungesundes Essen macht. Und mehr noch. Sie verbinden dann sogar ein positives Gefühl und Freude mit diversen Snacks.

Dennoch ist ein vermehrtes Ins-Handy-Schauen nicht per se schlecht für die Gesundheit von Kindern. Das Problem ist vielmehr, was das Kind in der Zeit, in der es vor dem Bildschirm hängt, nicht machen kann. Es liest kein Buch, es löst keine Rätsel, es trifft sich nicht mit Freund*innen, es lernt nicht für die Schule, es beobachtet keine Tiere. Ja, meistens atmet das Kind in der Zeit am Handy nicht einmal frische Luft und sieht kein direktes Tages- oder Sonnenlicht. Sie erinnern sich vielleicht an eine Lehre aus Säule 1: Zu wenig Tageslicht ist heutzutage der Hauptauslöser für Kurzsichtigkeit. Aber auch das extreme Gegenteil ist keine Lösung. Es konnte gezeigt werden, dass die psychische Gesundheit von Kindern auch leiden kann, wenn gar keine Bildschirmzeit erlaubt ist. Daher sollten Eltern eher dafür sorgen, dass ihre Kinder genügend Schlaf und Bewegung bekommen, Zeit mit Freund*innen und der Familie verbringen oder Hobbys finden, die sie glücklich machen, um nur einige Beispiele zu nennen, anstatt Telefone und Laptops komplett zu verbieten.

Unser Rat ist deswegen: Setzen Sie sich mit Ihrem Kind an einen Tisch und entwickeln Sie gemeinsam Vorgaben zum Gebrauch moderner Medien. Dabei sollte vor allem das Alter des Kindes als Gradmesser dafür dienen, wie viel Zeit an einem Bildschirm zugebracht werden kann.

Je konkreter die Regeln und Vereinbarungen sind, desto konfliktärmer wird deren Umsetzung sein. Es empfiehlt sich daher, Limits klar zu setzen und eindeutige Regeln zu vereinbaren: Wann? Wie lange? Welche Wochentage? Regeln, die nicht eingehalten werden, sind nutzlos und häufig sogar kontraproduktiv. Es wird hingegen für alle Beteiligten eine Erleichterung sein, wenn während der vereinbarten Bildschirmzeit kein schlechtes Gewissen und keine Diskussionen nötig sind. Darüber hinaus lohnt es sich, No-Gos festzulegen. Zum Beispiel Handys am Esstisch (und das gilt für Groß und Klein). Unbegleitetes Internetsurfen unter 12 Jahren. Handys oder Tablets im Bett.

Ein Weg zur Kurzweiligkeit, in der sich das Verlangen nach Medienkonsum unbemerkt reduziert, ist das Angebot unterschiedlichster Betätigungen, Sportarten und Disziplinen, die das Kind ausprobieren kann: mal eine Runde joggen gehen oder mit Pfeil und Bogen schießen, Inlineskaten, Klettern, Fahrradfahren, Handstand üben, Schwimmen, Ballspielen, Springschnurspringen und vieles mehr. Seien Sie kreativ.

Teamgeist, Verantwortung, Selbstbewusstsein – wichtige Lektionen, die Sport vermittelt

Kinder können durch Sport bereits sehr früh wichtige Lektionen lernen. Zum Beispiel erfahren sie ganz nebenbei, wie man mit Siegen und Niederlagen umgeht. Häufig sind Letztere auch das, was Kindern dann mittelfristig den Spaß an der Sache verdirbt und warum sie aus vermeintlich heiterem Himmel nicht mehr zum Fußball-, Tennis- oder sonstigen Training wollen. Oft sind ja im Mannschafts- oder Einzelsport mehrere Jahrgänge zusammengelegt, sodass sich beispielsweise Zweitklässler*innen mit Kindern messen, die bald schon auf die weiterführende Schule kommen. Zugegeben, muss man schon sehr motiviert sein, um diese altersbedingten Durststrecken zu überstehen. Und wenn das Durchhaltevermögen groß genug war und das Kind dann endlich auch zu den Großen in der Altersklasse gehört, geht es meist in der folgenden Saison wieder von vorne los, dann sind manche Gegner*innen wieder zwei Jahre älter oder sogar mehr. Aber auch diese Lektion gehört zum Großwerden dazu.

Um unter solchen Voraussetzungen im Sport trotzdem zu bestehen und weiterzukommen, müssen die Kinder lernen, Anweisungen und Ratschläge zu befolgen. Damit sind nicht die kritiklose Unterordnung und Befolgung von Befehlen gemeint. Aber sie sollten akzeptieren, dass der Trainer oder die Trainerin einem sagen, was zu tun ist. Und das ist nicht schlecht für das spätere Leben, es schult im Umgang mit Menschen, die eine Führungsposition innehaben, die man respektieren muss. Es geht dabei aber nicht nur darum, Anweisungen entgegenzunehmen und auszuführen. Die Kinder lernen genauso, Autorität respektvoll zu hinterfragen und sich in Geduld zu üben, wenn unterschiedliche Ansichten aufeinandertreffen. Eine wichtige Fähigkeit.

Sieg und Niederlage liegen beim Sport und auch in anderen Lebenslagen oft nahe beieinander. Während eine Mannschaft ihre Emotionen vor Freude und Glück im Siegestaumel kaum zügeln kann, fließen auf der anderen Seite aufgrund der Niederlage die Tränen. Beides sind Situationen, die uns schon im Kindesalter auf spätere Herausforderungen vorbereiten. Den eigenen Ansprüchen (oder denen anderer) nicht genügende Noten in Schule oder Studium werden sich wie Niederlagen anfühlen, und eine abgelehnte Bewerbung kann einen zur Verzweiflung treiben, klar. Aber wenn wir im Kindesalter die Erfahrung gemacht haben, dass nach einer Niederlage auch wieder ein gewonnenes Spiel folgt, wenn der Kopf nicht hängen gelassen oder in den Sand gesteckt wird, dann rappeln wir uns auch später als Erwachsene wieder auf und treten beim nächsten Mal erneut an und geben unser Bestes. Aufstehen, Krone richten, weitermachen. Oder sind auch einfach mal zufrieden mit dem, was wir geleistet haben.

Aber bei allem Ehrgeiz und Siegeswillen sollten Kinder- und Jugendtrainer*innen nicht vergessen, dass der gegenüberstehenden Mannschaft, den gegnerischen Spieler*innen Respekt gezollt werden sollte – vor allem im Falle eigener Überlegenheit.

Vor Kurzem noch erzählte eine Kollegin nach der Frühbesprechung am Montagmorgen, dass das Wochenende ihr und ihrem Kind wahrlich den Rest gegeben habe. Der Junge spielt leidenschaftlich Fußball und fiebert die ganze Woche auf das Ligaspiel am Wochenende hin. Dieses war dann allerdings komplett ausgeartet. Lautstarke Streitereien und sogar Handgreiflichkeiten der Eltern am Spielfeldrand waren ausgebrochen, die Kinder auf dem Spielfeld vielfach in Tränen aufgelöst. Nach dieser negativen Erfahrung sind die Kollegin und ihr Sohn sich einig gewesen: So etwas wollen sie nicht noch einmal erleben. Selbst wenn das bedeutet, den Verein oder sogar die Sportart zu wechseln.

Eltern sollen ihre Kinder beim Sport nicht nur ermutigen und unterstützen, sie haben natürlich auch eine ganz wichtige Vorbildfunktion. Und Vorkommnisse wie die beim Spiel des Sohnes der Kollegin sind im Hobbysport leider an der Tagesordnung. Wenn von der Seitenlinie, aus den eigenen Besucherreihen, übertriebene und unschöne Zurufe gegen die Gegner*innen ertönen, wird es auf dem Spielfeld irgendwann auch nicht anders zugehen. Gerade wenn man das Gefühl hat, überlegen zu sein, wirken etwas Demut und Respekt oft Wunder. Ein einfaches »gut gespielt« oder »schöner Wurf« sind manchmal Balsam auf der an Niederlagen gewöhnten Seele der anderen Spieler*innen, und den Sieger*innen bricht dabei kein Zacken aus der Krone. Ganz im Gegenteil: Eine ehrlich empfundene Aufmunterung wird für ein positives Gefühl sorgen. Eltern und Trainer*innen können Kindern beibringen, wie man stolz auf seine Leistung sein kann, ohne das Gegenüber niederzumachen.

Das führt uns zur nächsten Qualität, die der Sport unsere Kinder lehrt: die eigenen Emotionen einzuschätzen und zu kontrollieren. Und auch hier kann die Vorbildfunktion der Eltern nicht oft genug betont werden. Mamas und Papas, die am Spielfeldrand die Fassung verlieren, weil der Schiedsrichter heute »nur für die anderen pfeift«, oder kurz vor der Niederlage im Billard beinahe den Queue entzweibrechen, während sie fluchen wie ein alter Bierkutscher – das führt eher nicht zu ausgeglichenen Kindern. Stattdessen ist es ratsam, stets genau abzuwägen, welche Reaktion angemessen und nachvollziehbar ist, bevor wir handeln. Diese Umsicht ist eine ungeheuer wertvolle Qualität, die wir weitergeben sollten. Kinder, die vor einer drohenden emotionalen Explosion erst einmal tief durchatmen, die Situation von außen betrachten und zumindest versuchen, etwas besonnener an die Angelegenheit heranzugehen, werden im Vergleich zu Kindern mit, sagen wir mal, kurzer Zündschnur wahrscheinlich deutlich zufriedener mit sich selbst sein. Und im Idealfall auch weniger in Konflikte verstrickt werden.

Grundsätzlich werden aber alle Sportler*innen, auch junge, früher oder später auf heikle Situationen reagieren müssen, denn das Leben ist nicht immer fair. Mal verliert die bessere Mannschaft, mal ist der Schiedsrichter eher auf Seite der Gegner*innen oder das Wetter macht nicht mit. Solche Situationen bieten jedoch ebenfalls wichtige Lektionen. Zum Beispiel, dass man nicht immer alles beeinflussen kann und dass man die Dinge so annehmen muss, wie sie sich uns präsentieren. Das spart eine Menge Kraft. Es sei denn natürlich, man kann sie beeinflussen, dann sollte man auch handeln! Selbst wenn man noch nicht erwachsen ist.

Ist da noch mehr als Fußball? – koordinative Fähigkeiten trainieren

Stellen wir uns folgende Szene vor: Zwei Mütter stehen am Spielfeldrand und schwelgen in Erinnerungen. »Weißt du noch, als die beiden sich das erste Mal im Park zum Fußballspielen verabredet haben?« »Wie süß sie waren. Der Ball noch viel zu groß, die beiden noch so klein.« Ja, so hat alles angefangen. Und wie sieht das Leben jetzt aus? Jede Woche dreimal trainieren, sonntags Auswärtsspiel (40 Kilometer hin und zurück!) statt gemütlichem Brunch. Aber was tut man nicht alles, wenn sich ein Kinderleben nur um Fußball dreht? Kennen Sie das vielleicht auch?

Die beliebteste Sportart bei Kindern und Jugendlichen ist und bleibt hierzulande nun einmal Fußball. 2021 kickte z. B. mehr als eine Million Kinder zwischen 7 und 14 Jahren im Verein, das Verhältnis zwischen Jungen und Mädchen betrug dabei 7:1.

Diese Massen an Fußball spielenden Kindern sind in Deutschland auf ca. 24 000 Fußballvereine verteilt. Und egal ob in der Stadt oder auf dem Land, irgendeine Art von Ball in Richtung von etwas zu schießen, was nur annähernd einem Tor gleicht, gehört zum Großwerden eigentlich dazu, egal ob bei Jungs oder Mädchen.

Verstehen Sie uns nicht falsch. Fußball ist ein toller Sport, der Massen begeistert und Millionen zum Schwitzen bringt. Ein echter Volkssport. Sogar in einer so gar nicht vom Erfolg verwöhnten Nation wie Österreich (wo Florian herkommt) gibt es für Kinder kaum eine beliebtere Freizeitbeschäftigung, als im Beserlpark auf das runde Leder einzudreschen. Und das gilt erst recht im deutlich erfolgsverwöhnteren Deutschland. Aber aus bewegungstechischer Sicht ist Fußball – es tut uns wirklich leid, Sie enttäuschen zu müssen – bei weitem nicht das Nonplusultra, wenn Kinder etwas in Sachen Körperbeherrschung, Motorik und Bewegungsgefühl lernen sollen.

Natürlich steht bei der Auswahl der richtigen Sportart für ein Kind, wie bereits erwähnt, die Freude daran an erster Stelle! Ebenfalls sehr wichtig ist im Kindersport aber die Abwechslung. Und das bringt uns in ein Sportuniversum abseits aller Ballsportarten, nicht nur von Fußball, nämlich zu den ganzheitlichen Disziplinen, bei denen die unterschiedlichsten Muskelgruppen und Fähigkeiten trainiert und gefordert werden. Nicht nur das Schießen, Laufen oder Werfen, sondern viel mehr.

Besonders vorteilhaft für die körperliche Entwicklung eines Kindes ist z. B. das Kinderturnen. Hier darf der Nachwuchs klettern,

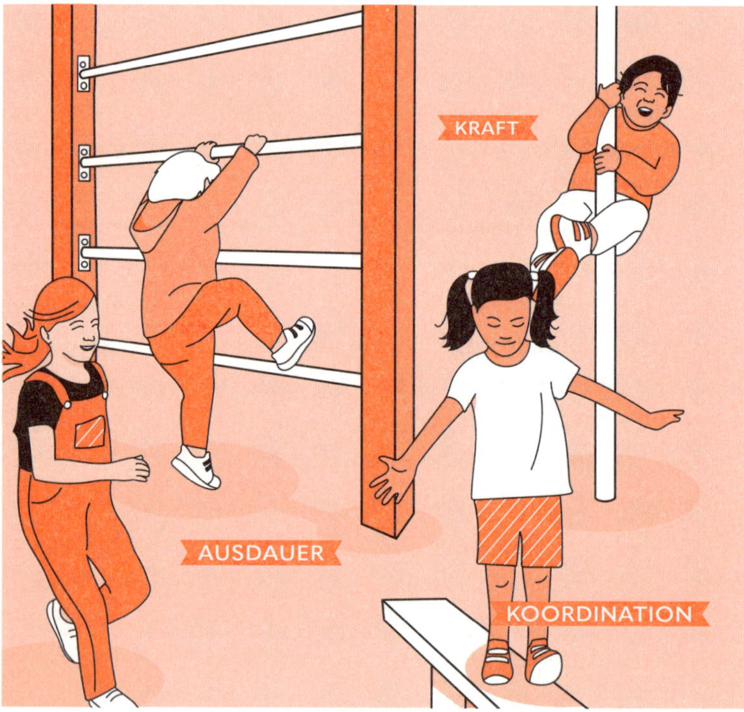

springen, laufen, hangeln, balancieren und vieles mehr. Und das bereits ab einem Alter von 3 Jahren. Dabei werden nicht nur die gesamte Muskulatur sowie die Grob- und Feinmotorik trainiert, sondern auch Gelenkigkeit, Körperspannung und Koordination. Darüber hinaus schulen die Kinder Gleichgewichtssinn und Bewegungssicherheit. Turnen ist eine Sportart, bei der die Kleinen nicht nur lernen, Purzelbäume zu schlagen. Der Turnunterricht ist auch von großem Wert für die allgemeine Entwicklung und das Wachstum eines Kindes, für Körper und Geist.

Ähnlich verhält es sich mit der Leichtathletik. Auch in dieser Sportart, die ja eigentlich mehrere Disziplinen umfasst, wird nicht nur eine sportliche Eigenschaft trainiert, sondern gleich mehrere auf einmal. Sprinten, ausdauernd Laufen, hoch Springen, weit Springen, Werfen und Stoßen gehören für Leichtathlet*innen und solche, die es noch werden wollen, zum regelmäßigen Training. Zu den Eigenschaften, die hierdurch gestärkt und verfeinert werden, zählen Kondition, Koordination und Kraft. Darüber hinaus wird der Gleichgewichtssinn verbessert. Bereits ab 4 Jahren können sich Kinder in der Leichtathletik versuchen, da fast alle Bewegungsabläufe zum alltäglichen Spiel- und Fortbewegungsmuster zählen. Die Vielfalt an Disziplinen bietet darüber hinaus die Möglichkeit, dass sich die Kinder und Jugendlichen mit der Zeit spezialisieren. Nicht jede*r wird zur Siebenkämpferin oder zum Zehnkämpfer, vielleicht entdecken die Kinder mit der Zeit aber eine Vorliebe für Weitsprung oder Dauerlauf oder Kugelstoßen.

Eine Sportart, die (noch) nicht in der Statistik des Deutschen Olympischen Sportbunds erscheint (weshalb nur gemutmaßt werden kann, wie viele Kinder damit ihre Freizeit verbringen), ist Crossfit. Es handelt sich dabei um eine Fitnessmethode, die unter anderem Gewichtheben, Laufen und Turnen miteinander verbindet. Dabei sollen folgende Fitnessdisziplinen trainiert und verbessert werden: Ausdauer, Kraft, Beweglichkeit, Schnelligkeit, Geschicklichkeit, Balance, Koordination und Genauigkeit. Bereits an dieser Definition lässt sich erkennen, dass es sich bei Crossfit um eine äußerst vielseitige und abwechslungsreiche Sportart handelt, die sich hervorragend für Kinder eignet. Die dabei erlernten Bewegungsabläufe können die Entwicklung des Gleichgewichtsorgans erheblich verbessern und das Erlernen von Bewegungsabläufen und -mustern maßgeblich unterstützen. Viele Eltern werden allein schon beim Klang des Wortes »Gewichtheben« die Augenbrauen hochziehen und an unserem sportlich-medizinischen Verstand zweifeln. Doch ich kann Sie beruhigen und geradezu ermutigen: Richtig durchgeführt, bietet Gewichtheben jungen Sportler*innen viele Vorteile. Die Voraussetzung ist, dass das Krafttraining oder das Gewichtheben von professionellen Trainer*innen angeleitet und nicht allein durchgeführt wird. Dies ist für die Vermittlung der richtigen Krafttrainingstechnik essenziell.

Jede Krafttrainingseinheit sollte außerdem mit 5 bis 10 Minuten leichter Ausdaueraktivität beginnen, z. B. Gehen, Auf-der-Stelle-Joggen oder Seilspringen. Das wärmt die Muskeln auf und bereitet sie auf eine stärkere Aktivität vor. Sanftes Dehnen nach jeder Trainingseinheit ist ebenfalls ratsam. Unter diesen Voraussetzungen können Kinder grundsätzlich auch schon in jungen Jahren ohne Bedenken Gewichte heben, solange diese leicht genug sind. Und das können sie auch ruhig sein, der Kraftaufwand muss nicht einmal unbedingt hauptsächlich durch Gewichte erzeugt werden. Widerstandsbänder und Übungen mit dem eigenen Körpergewicht wie Liegestütze und Klimmzüge sind genauso effektive Möglichkeiten. Das Wichtigste ist jedoch die richtige Technik. Wenn das Kind älter wird, kann es den Widerstand oder die Anzahl der Wiederholungen schrittweise erhöhen.

Nur wenige Sportarten werden überhaupt regelmäßig im Rahmen

des Schulsports angeboten, allen voran Fußball und Basketball, aber auch Laufen oder Turnen. Möchte ein Kind diese oder andere Sportarten intensiver ausüben, bleibt früher oder später nur die Anmeldung in einem Sportverein.

Aber dieses Kapitel soll kein Plädoyer sein, jedes Kind in einen Verein zu stecken oder anderweitig zur sportlichen Aktivität zu drängen. Denn es gibt Kinder, denen macht Sport wirklich keinen Spaß. Vielleicht gehört Ihr Nachwuchs auch zu dieser Kategorie, oder vielleicht sind Sie selbst auch keine Sportskanone. Dann wird es natürlich schwierig, mit gutem Beispiel voranzugehen. Aber es fällt Ihnen sicher leichter, über Ihren eigenen Schatten zu springen (auch das zählt dann schon als körperliche Betätigung!), wenn Sie diesen Weg gemeinsam mit dem Kind oder den Kindern gehen.

Und denken Sie immer daran: Körpergewicht, Sport und Ernährung können schnell zum heiklen Thema werden. Ein Grund, warum das Kind so eine Abneigung gegen Sport und Bewegung hat, könnte sein, dass diese Dinge immer in einem Atemzug mit dem (Über-)Gewicht des Kindes in Verbindung gebracht wird. Zwingen Sie Ihr Kind daher auf keinen Fall, aufgrund seines Körpergewichts Sport zu betreiben. Auch wenn viele Erwachsene körperliche Idealvorstellungen zum Anlass nehmen, Sport zu treiben, sollte das bei Kindern unbedingt vermieden werden. Sie sollten hier vorsichtig kommunizieren, denn traditionelle Sportarten sind trotz allem ein wichtiger Bestandteil der Behandlung von Übergewicht, auch bei Kindern. Wenn durch regelmäßige Bewegung der Lebensstil umgestellt wird, dann werden sich auch das Gewicht und der Körperbau entsprechend verändern. Seien Sie also auch hier wieder kreativ und mutig und probieren Sie so lange aus, bis Sie etwas Passendes für Ihr Kind gefunden haben.

Schwimmen lernen – ein Sport, der Leben rettet

Nachdem wir bisher eher allgemein über Sport gesprochen haben, möchten wir nun noch ein besonderes Augenmerk auf das Thema Schwimmen legen. Schwimmen ist nämlich in vielerlei Hinsicht gut für Kinder. Es verbessert die Körperbeherrschung und Ausdauer, steigert die Körperwahrnehmung und das Selbstvertrauen und macht den meisten Kindern außerdem einfach Spaß. Vor allem aber kann es Leben retten.

In den Badesaisons 2020 und 2021 konnten viele Kinder aufgrund der Beschränkungen, die die Covid-19-Pandemie mit sich brachte, allerdings keinen Schwimmkurs machen. Das schlug sich postwendend in der Unfallstatistik der Deutschen Lebens-Rettungs-Gesellschaft (DLRG) nieder. In den ersten 7 Monaten des Jahres 2021 ertranken furchtbare 33 Prozent mehr Kinder als in den Vorjahren. Hier sieht man also, wie wichtig es ist, Kindern den richtigen Umgang mit dem kühlen Nass so früh wie möglich beizubringen.

Denn Wasser besitzt eine magische Anziehungskraft auf Kinder. Schon im Kleinkindalter ist das Planschen eine beliebte Beschäftigung. Ein laufender Wasserhahn, eine Schüssel mit Wasser oder eine ganze Badewanne voll beschäftigt Jungs und Mädchen gleichermaßen, nicht selten stundenlang. Doch genau das ist der Haken: In dem Alter, in dem sich Kinder schon so sehr am Planschen erfreuen, kann noch kein Kind schwimmen. Ganz im Gegenteil, die Proportionen von Säuglingen und Kleinkindern sind zugunsten des großen Kopfes so verschoben, dass sie der Schwerkraft folgend leicht vornüberkippen und den Halt verlieren. Passiert das zum Beispiel in einem mit Wasser gefüllten Behälter – und seien es auch nur zehn Zentimeter –, sind die Kinder aufgrund ihrer Anatomie nicht mehr in der Lage, sich allein aus dieser Position zu befreien. Der schwere und verhältnismäßig große Kopf und die noch schwache Muskulatur von Armen, Beinen und Rumpf machen es unmöglich, sich allein wieder herauszuziehen.

Und es wird noch schlimmer: Kinder, die ertrinken, schreien nicht laut um Hilfe und strampeln nicht, um sich über Wasser zu halten. Ihre verzweifelten Bewegungen können aus etwas weiterer Entfernung leicht als übertriebenes Spiel fehlinterpretiert werden. Damit möglichst kein Wasser in den Mund laufen kann, verschließen Kinder diesen außerdem reflexartig. So können sie auch nicht um Hilfe rufen. Kinder ertrinken also leise und deshalb oft unbemerkt. Darüber hinaus werden auch die Stimmritzen im Rachen verschlossen. Hierdurch wird die Atmung blockiert und es kommt zum trockenen Ertrinken, ohne dass Wasser in die Lungen gelangt.

Kinder sollten also niemals allein gelassen werden, wenn in der Nähe ein Teich, Fluss, eine gefüllte Badewanne oder, je nach Alter, auch nur ein mit Wasser gefüllter Eimer zur möglichen Gefahr werden kann.

Betreut und begleitet gibt es jedoch keinen zu frühen Kontakt mit Wasser. Immer größerer Beliebtheit erfreut sich daher auch das Babyschwimmen, bei dem sich viele Säuglinge richtig wohlfühlen und wahrscheinlich an die wunderbare Zeit in Mamas Bauch erinnert werden, als sie im wohlig warmen Fruchtwasser geschwommen sind. Kinder genießen die beinahe schwerelose Bewegung im Wasser, das Strampeln und das Patschen auf die Wasseroberfläche.

Doch manchen Eltern und leider auch Betreuer*innen des Babyschwimmens ist das anscheinend nicht genug. Es muss auch noch getaucht werden. Das kann in seltenen, aber doch sehr eindrücklichen Fällen in einer Beinahekatastrophe enden. Doch der Reihe nach: Solange ein Kind noch im Mutterleib ist, taucht es pausenlos – im Fruchtwasser. Die Lunge des Kindes ist vollständig mit einer von der Lunge selbst produzierten Flüssigkeit gefüllt und noch nicht in der

Lage, Luft zu atmen. Die Flüssigkeit ist notwendig, damit die Lunge heranreift und nicht kollabiert, also in sich zusammenfällt. Den Sauerstoff erhält das Ungeborene über die Plazenta und die Nabelschnur. Und weil die Kinder an dieses Unterwasserleben auch nach der Geburt noch gewöhnt sind, verschließen sie, nachdem sie zur Welt gekommen sind, auch noch eine Zeit lang den Mund bzw. die Stimmritze reflexartig, wenn sie mit Wasser in Kontakt kommen. Das gehört zum angeborenen Atemschutzreflex.

Doch zurück zum Babytauchen: Dabei wird dem Säugling etwas Wasser über Kopf und Gesicht gekippt, woraufhin die Atmung eingestellt wird. In den darauffolgenden Sekunden wird das Kind dann für einige Sekunden unter Wasser gezogen.

Dieses Babytauchen birgt jedoch zwei Probleme. Zum einen hat es absolut keinen Nutzen für das Kind. Es kann sich weiterhin nicht allein über Wasser halten (es kann ja nur »tauchen« und nicht schwimmen), und auch regelmäßiges Babytauchen schützt nicht vor dem Ertrinken, solange das Kind keine schwimmähnlichen Bewegungen erlernt hat. Leider wird dieses Argument jedoch häufig gebracht, um das Babytauchen zu rechtfertigen.

Zum anderen kommt im Laufe der Lebensmonate der Zeitpunkt, an dem der Atemschutzreflex verloren geht, weil er bei einem luftatmenden Landsäugetier wie dem Menschen einfach nicht mehr benötigt wird. Ab dann muss man älteren Kindern vor dem Tauchen erklären, dass sie unter Wasser die Luft anhalten müssen. Sie müssen das also bewusst tun. Der Zeitpunkt ist aber nicht genau vorhersehbar, manche Kinder verlieren den Reflex bereits nach vier Lebenswochen. Die Folge könnte dramatischer kaum sein: Das Kind, das Mund und Atemwege nun nicht mehr reflexartig verschließen kann, wird unter Wasser gezogen und Wasser strömt in die Lungenflügel. Hierbei kam es schon zu Beinahe-Ertrinkungsunfällen, in deren Folge Kinder wiederbelebt werden mussten. Also bitte kein Babytauchen!

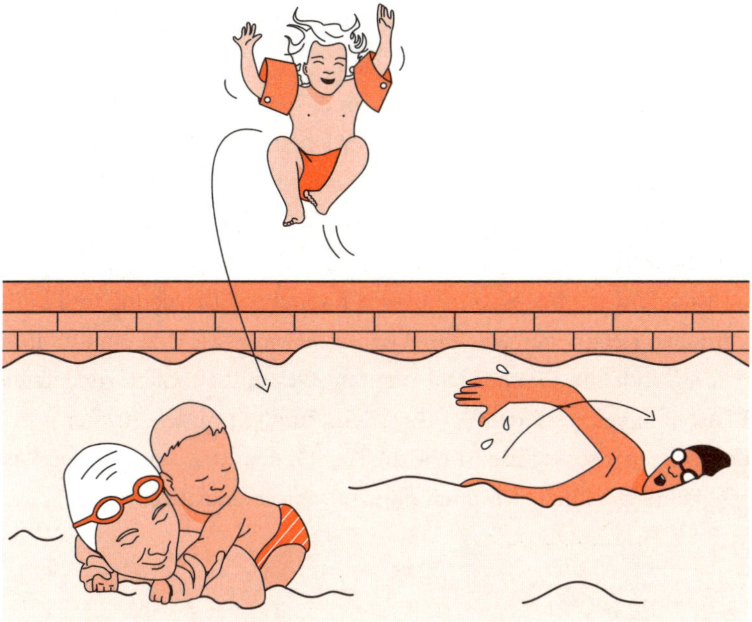

Regelmäßiges Babyschwimmen und die darauffolgende Wassergewöhnung für die Ein- bis Fünfjährigen legen hingegen den Grundstein für eine positive und angstfreie Beziehung zum Nass. Ab wann dann ein richtiger Schwimmkurs möglich oder sinnvoll ist, ist wieder einmal individuell unterschiedlich. Die DLRG gibt als grobe Orientierung das 5. Lebensjahr an, um mit einer Schwimmausbildung zu beginnen. Die Eltern sollten dann alles tun, um ihr Kind zumindest für das Seepferdchen (besser noch das Bronzeabzeichen) zu begeistern. Denn damit sollte das Kind in der Lage sein, 15 Minuten zu schwimmen und zwei Meter tief zu tauchen und somit bei einem Bade- oder Bootsunfall selbstständig das rettende Ufer zu erreichen. Alles, was danach kommt, dient wiederum der Bewegung, der sportlichen Betätigung und der Fitness. Vielleicht auch dem Wettkampf und irgendwann dem Leistungssport. Für diese Kür ist Schwimmen ein toller Sport. Aber um Leben zu retten, ist es Pflicht. Wir können Ihnen an dieser Stelle nur raten, sich frühzeitig um einen Platz für den Schwimmkurs zu kümmern. Am besten bereits, wenn Ihr Kind in einem Alter ist, in dem das Seepferdchen noch in weiter Ferne ist. Denn die Wartelisten von vielen Schwimmkursen sind so lang, dass es bis zu zwei Jahre dauern kann, bis Ihr Kind aufrückt und endlich vom Beckenrand springen darf.

Nachdem wir uns also in diesem Kapitel der Bewegung und körperlichen Gesundheit gewidmet haben, erwartet Sie jetzt ein Einblick in die kindliche Psyche. Die mentale Gesundheit ist unser letzter Baustein eines gesunden Großwerdens, und wir finden, dass er mindestens genauso wichtig ist wie die Kapitel über den Körper. Denn es gibt keine glückliche Kindheit ohne psychische Balance.

Säule 5

PSYCHISCHE GESUNDHEIT

Nur eine gesunde Seele ermöglicht ein gesundes Leben

Ami tomake balobashi baby.
Ami tomake balobashi baby.
BENGALISCHES WIEGENLIED,
ZU DEUTSCH: »ICH LIEBE DICH, BABY«

Die meisten Eltern würden ihr Kind sicherlich als psychisch gesund bezeichnen. Sie wahrscheinlich auch. Wenn wir uns aber aktuelle Zahlen zur psychischen Gesundheit ansehen, werden Sie aus dem Staunen nicht mehr herauskommen. Mehr als 20 Prozent aller Kinder und Jugendlichen zeigen Verhaltensweisen, die auf psychische Auffälligkeiten hindeuten. In einer durchschnittlichen Schulklasse wären das sechs Kinder. Drei von ihnen würden unter Angststörungen leiden. Die anderen zeigten Störungen des Sozialverhaltens und Depressionen. Im Gegensatz zu Ängsten, die vor allem unter Elf- bis Dreizehnjährigen am verbreitetsten sind, treten Depressionen in allen Altersstufen von 8 bis 18 gleichermaßen auf. Diese Zahlen sollten alle Eltern, die vielleicht denken, dass ihr Kind zu jung für Depressionen und Co. sei, sensibilisieren. Risikofaktor für die Entstehung einer psychischen Erkrankung ist vor allem ein niedriger sozioökonomischer Status. Darüber hinaus wirken sich innerfamiliäre Probleme auf die psychische Gesundheit eines Kindes aus. Häufige Konflikte in der Familie, die Mehrbelastung für die ganze Familie im Falle alleinerziehender oder chronisch kranker Elternteile oder Eltern mit eigenen schlechten Erfahrungen in der Kindheit oder in unglücklicher Partnerschaft führen am häufigsten zu psychischen Beeinträchtigungen der Kinder. Wie Sie sehen, sind diese Faktoren, wenig überraschend, auf Ebene der Eltern verankert und nicht auf der des Kindes. Zu den wichtigsten außerfamiliären Ursachen zählen hingegen Mobbing und Schulstress.

Angststörungen, Depressionen und Störungen des Sozialverhaltens gehören zu den komplexesten Erkrankungen im Kindesalter und mit jeder dieser Erscheinungen können mehrere Bücher gefüllt werden.

Wir sind uns natürlich bewusst, dass wir weder Psychologen noch Psychotherapeuten sind. Wir wollen auch nicht so tun als ob. Dennoch, als Kinderärzten ist uns klar, welche herausragende Rolle die psychische Verfassung eines Kindes für seine allgemeine Gesundheit spielt. Deshalb wollen wir in diesem Buch Aspekte fokussieren, die uns als Kinderärzten besonders häufig begegnen. Dazu gehört unter anderem das Bonding nach der Geburt, das einen großen Einfluss auf die weitere Bindung zwischen Kind und Mutter, aber auch Vater, hat. Diese Beziehung wird im Laufe des jungen Lebens ständig auf die Probe gestellt. Etwa, wenn das Kind aus dem vertrauten und elterlichen Schlafzimmer ausziehen muss oder wenn es in Kita oder Tagespflege erstmals von den elterlichen Bezugspersonen getrennt wird und zu Personen außerhalb der Familie Vertrauen fassen soll.

Aber auch scheinbar unproblematische Themen finden in diesem Kapitel ihren Platz. Sie meinen, das Trockenwerden sei das normalste der Welt? Wir werden Ihnen zeigen, dass es auch hier sehr viel zu beachten gibt. Auch das schreckliche Thema Gewalt an Kindern darf an dieser Stelle nicht ausgespart und verschwiegen werden.

Zum Abschluss möchten wir Ihnen noch einen Einblick geben, wie Sie die Widerstandsfähigkeit, auch Resilienz genannt, Ihres Kindes fördern und so den Umgang mit Stresssituationen verbessern können.

Die Geburt – Bindung von Anfang an

Florians erste Tochter verbrachte die gesamte Schwangerschaft in Beckenendlage. Das Kind liegt dabei »verkehrt herum«, das Köpfchen zeigt also nach oben, die Beinchen nach unten. Eine Geburt, bei der das Kind »richtig herum«, also in Schädellage liegt, ist kalkulierbarer und sicherer als eine Entbindung aus der Beckenendlage. In Schädellage kommt das Köpfchen zuerst, und da das der Körperteil mit dem größten Umfang ist, folgt der Rest in der Regel gut nach. Wenn aus Beckenendlage die schmalere untere Körperhälfte durch die engste Stelle des Geburtskanals getreten ist, sagt das noch wenig darüber aus, ob auch das Köpfchen da hindurchpasst. Es besteht dementsprechend ein erhöhtes Risiko, dass das Kind in gefährlicher Weise »stecken bleibt«. Deshalb traut sich kaum eine Geburtsklinik heutzutage noch zu, ein Kind aus dieser Beckenendlage zu entbinden, da es viel Erfahrung und – im wahrsten Sinne des Wortes – Fingerspitzengefühl benötigt, die nötige Ruhe zu bewahren und eine derartige Geburt zu ermöglichen. Als Florians Frau dann eines Tages ein verdächtiges Ziehen im Unterleib bemerkte, taten die beiden dies zunächst als sogenannte Übungswehen ab. Im weiteren Verlauf wurde das Ziehen jedoch regelmäßiger und auch schmerzhafter. Und es dauerte fast eine Stunde, bis Florian und seine Frau realisierten, dass die Kombination aus Beckenendlage und regelmäßigen Wehen aus oben genannten geburtsklinischen Gründen bedeutete, dass ihre Tochter noch am selben Tag per Kaiserschnitt zur Welt gebracht werden würde. Ein eigenartiges Gefühl. Kein Abwarten, ob sich die Wehen vielleicht wieder beruhigen würden, keine Hausmittelchen, um die bevorstehende Geburt Tage oder gar Wochen hinauszuzögern. Sie wussten: Wenn sie jetzt die Klinik betreten würden, wäre der OP vorbereitet und sie würden noch heute Eltern eines kleinen Mädchens. Eines sehr kleinen

Mädchens, da für Florians Frau gerade erst die 36. Schwangerschaftswoche begonnen hatte und das Kind somit als Frühchen fünf Wochen zu früh zur Welt kommen würde. Und so geschah es dann auch.

Das Mädchen kam zu Beginn der 36. Schwangerschaftswoche zur Welt und wog nur 2550 Gramm. Die Grenze dafür, dass ein Kind in der Kinderklinik überwacht werden muss, lag in der Geburtsklinik, die Florian und seine Frau ausgewählt hatten, bei 35 Schwangerschaftswochen und 2500 Gramm. Denkbar knapp also. Dennoch bedurfte es einiger Überredungskünste und vor allem der Tatsache, dass Florian erfahrener Kinderarzt war, dass das Kind doch mit den frischgebackenen Eltern zurück in den Kreißsaal und die ersten Stunden und Tage auf Mama ruhend ankommen durfte.

Die ersten Stunden waren durch häufige Blutzuckermessungen und die fortwährende Diskussion der erhobenen Werte aber dennoch nervenzehrend. Immer wieder wurde ein Piks und das damit verbundene Legen eines Zugangs angedroht. Darüber hinaus sollte bei weiterer Verschlechterung des Allgemeinzustandes eine zuckerhaltige Infusion verabreicht und so der niedrige Blutzucker ausgeglichen werden. Letztlich gelang es Florians Frau und seiner Tochter jedoch, durch frühzeitiges Anlegen und Aktivieren des Saugreflexes sowie kurzfristiges, vom Kind unbemerktes Zufüttern von Säuglingsnahrung (über einen kleinen Schlauch während des Saugens an der Brust) den so wichtigen Blutzuckerwert über das notwendige Maß zu heben. So konnte letztendlich doch noch eine weitestgehend ungestörte Anfangszeit ohne räumliche Trennung ermöglicht werden.

Vierzig Wochen lang haben werdende Eltern Zeit, sich auf die bevorstehende Geburt vorzubereiten. Aber wie an Florians Geschichte zu erkennen ist, kommt es dann doch oft anders, als man denkt. Oder hofft. Vierzig Wochen, die gerade am Anfang wie eine Ewigkeit erscheinen. Retrospektiv haben aber viele junge Eltern den Eindruck, dass sogar noch mehr Zeit gut gewesen wäre, um sich noch besser auf das große Unbekannte vorbereiten zu können. So vieles will geplant und durchorganisiert, das Nestchen zu Hause (um-)gebaut und der eigene Mikrokosmos auf das weitere Familienmitglied bestmöglich vorbereitet werden. Und dann ist es plötzlich schon so weit. Das Kind erblickt das Licht der Welt, manchmal vollkommen überraschend, weil der errechnete Geburtstermin eigentlich noch ein paar Wochen entfernt wäre oder weil es für den unvorhergesehenen Blasensprung keine Anzeichen dafür gab. Es kann alles so schnell gehen, dass der Papa *in spe* noch den Parkplatz sucht, während bereits die ersten Presswehen kommen. Manchmal schlendern Mama und Papa aber auch noch stunden- oder tagelang um die Geburtsklinik herum und zählen die Minuten, bis es so weit ist.

Für das Neugeborene passiert das alles nicht minder überfallartig. Und was sich dann abspielt, ist wohl der erste große Kulturschock unseres Lebens. Zwar wird es in den letzten Tagen immer enger in Mamas Höhle, aber trotzdem gibt es wohl keinen schöneren Platz auf dieser Welt. Vom wohlig warmen, lärmgeschützten, stoßsicheren Bauch, begleitet von den regelmäßigen Herzschlägen und Atemzügen der Mutter, wird das Kind mit einem Mal in die grelle, vergleichsweise kühle, laute und ungewohnte Welt hineingeboren. Nach 40 Wochen Dunkelheit blendet nun die Leuchtstoffröhre des Kreißsaals, nach gemütlichen 37 Grad Körperwärme kommt es zum Temperatursturz um 15 Grad und mehr. Sämtliche Geräusche und Schallwellen wurden zuvor vom umgebenden Fruchtwasser abgedämpft, und jetzt piept und knallt und scheppert es plötzlich in jeder Ecke.

Nun sind die Regulationsmechanismen des Kindes gefragt, um in der neuen Umgebung anzukommen und sich daran anzupassen. Dabei benötigt das Neugeborene gerade zu Beginn die Unterstützung seiner Umwelt, vor allem der Eltern oder engsten Bezugspersonen.

Je besser wir es schaffen, dem Neugeborenen etwas von dem Gefühl und der Geborgenheit der Zeit im Mutterleib zurückzugeben, desto besser wird es in der Welt ankommen. Hier wirkt der direkte Hautkontakt mit den Eltern unmittelbar nach der Geburt Wunder. Bevor irgendetwas gemacht wird – etwa die Herzfrequenz gemessen, das Kind gewogen oder ein Stempelabdruck vom Babyfüßchen angefertigt –, sollte das Neugeborene der Mutter nackt auf die Brust gelegt werden, damit beide einander spüren und das sogenannte Bonding genießen können.

Wir können an dieser Stelle gar nicht genug betonen, wie wichtig das Bonding in der ersten Lebensphase des Kindes ist. Viele wissenschaftliche Studien haben sich mit diesem Thema beschäftigt und kommen zu dem Schluss, dass der enge Hautkontakt zwischen Mutter und Kind zur Verbesserung der physiologischen Parameter beim Kind (wie Körpertemperatur, Sauerstoffsättigung, Atem- und Herzfrequenz) beiträgt, die Bindung und das emotionale Erleben der Eltern verstärkt und zur Förderung des Stillens führt. Außerdem kommt es zu einer messbar geringeren Stressbelastung und zu höherer Zufriedenheit bei den Müttern. Das gilt nicht nur unmittelbar nach der Geburt, sondern trifft auch für jede weitere Stunde zu, die so innig verbracht wird. Besonders hervorzuheben ist auch das sogenannte Känguruhen, das bei frühgeborenen Kindern einen immer wichtigeren Stellenwert einnimmt. Dabei darf das Baby ohne Kleidung, nur mit einer Windel, auf der nackten Brust von Mama oder Papa liegen und Liebe und Wärme tanken.

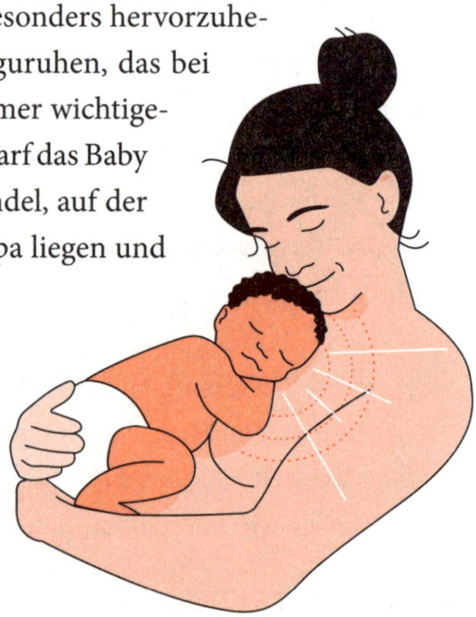

Auch das Bonding mit dem Vater, wie es bei der Geburt von Florians Sohn praktiziert wurde, hat bewiesenermaßen ähnlich positive Effekte wie bei Müttern. Auch Männer sind weniger ängstlich, finden sich schneller in ihrer Rolle als Vater zurecht und neigen weniger zu Depressionen. Und bei den mit dem Vater in Hautkontakt tretenden Neugeborenen zeigten sich in Studien ebenfalls stabilere Herzfrequenzen und Körpertemperaturen, außerdem kürzere Weinphasen und das Stillen begann deutlich früher als in der Kontrollgruppe.

Während Mutter und Kind unmittelbar nach der Geburt ein ganz besonderes Wiedersehen und -spüren feiern, geschieht etwas Bemerkenswertes: Diese kleinen, vermeintlich hilflosen Wesen schaffen es nun, über reflexartige Reaktionen von selbst die Brust der Mutter zu finden, und unternehmen ihre ersten Saugversuche, ohne dass es ihnen jemals gezeigt wurde. Diese Versuche sind wiederum der Auslöser für eine ganze Reihe an Stoffwechsel- und Hormonvorgängen, die dazu beitragen, dass die Mutter das Bindungshormon Oxytocin ausschüttet. Oxytocin hat schon während der Geburt dafür gesorgt, dass sich die Gebärmutter immer wieder kontrahierte, somit also Wehen ausgelöst, und nun stimuliert es den Milcheinschuss. Darüber hinaus bewirkt das Hormon auch weiterhin ein Zusammenziehen der Gebärmutter, das zur Plazentaabstoßung führt.

Wie wichtig die vollständige Abstoßung der Plazenta ist, musste Florians Frau leider am eigenen Leib erfahren. Gleichzeitig zeigt die folgende Geschichte, dass die heile Welt nach einer Vorzeigegeburt doch recht abrupt gestört werden kann. Umso wichtiger ist es, dem Neugeborenen trotzdem die nötige Nähe zu einem Elternteil zukommen zu lassen und auch Papas nackte Brust eignet sich zum Bonding unmittelbar nach der Geburt.

Zunächst lief alles nach Plan. Vom Auftreten der ersten Wehen über die ruhige Fahrt ins Krankenhaus und ein beruhigendes Bad im Kreißsaal für die erfahrene Mutter bis hin zur natürlichen Entbindung ihres Sohnes in der 40. Schwangerschaftswoche lief alles reibungslos. Der Kleine wurde der nun Vierfach-Mama auf die Brust gelegt, daneben stand ein glückseliger Papa, und die stolzen Eltern konnten ihr Glück ein weiteres Mal kaum fassen.

Doch dann überschlugen sich die Ereignisse. Etwa eine Stunde nach der Geburt berichtete die immer blasser werdende Mutter von Übelkeit und Schwindel. Die Hebamme, die unterdessen schon zur nächsten Geburt geeilt war, wurde schnell zurückgerufen. Sie erkannte umgehend, was los war. Innerhalb von Minuten wurde klar, dass Florians Frau notfallmäßig in den OP musste, damit die Blutung, die ein unbemerkt verbliebener Plazentarest verursachte, durch eine Ausschabung gestillt werden konnte. Es ging alles sehr schnell, und Florian fand sich wenige Minuten später mit seinem neugeborenen Sohn auf dem Arm allein im Kreißsaal wieder, während seine Frau im OP auf den Eingriff vorbereitet wurde.

Im Falle sogenannter Plazentareste verbleibt ein mitunter verschwindend kleines Stückchen der Plazenta in der Gebärmutter und wird dort weiterhin über kleinste Gefäße mit Blut versorgt. Eine solche Situation führt zu immer wiederkehrenden Blutungen. Zur Vermeidung eines chronischen Blutverlustes müssen die Reste daher schnellstmöglich operativ entfernt werden.

Doch damit fing der Albtraum erst richtig an. Nach einer gefühlten Ewigkeit betrat die Hebamme mit dem Anästhesisten, der die Narkose überwachte, den Raum, in dem Florian mit seinem Sohn ausharrte. Mit besorgtem Blick erzählte der Narkosearzt, dass die frischgebackene Mutter offensichtlich eine seltene Unverträglichkeit gegenüber einem Narkosemedikament habe, denn sie könne nicht aus dem künstlichen Koma geweckt werden. Die Unverträglichkeit beruhte auf einem seltenen genetisch bedingten Mangel des Enzyms

Butyrylcholinesterase, an dem Florians Frau bis dahin unbemerkt gelitten hatte. Durch diesen Enzymmangel konnte sie das Narkosemedikament nicht abbauen und deshalb keinen ihrer Muskeln, auch nicht die, die sie zum Atmen brauchte, selbstständig bewegen. Dauer? Unbekannt. Vielleicht Stunden, vielleicht Tage. Äußerlich gefasst und innerlich in absoluter Panik nahm Florian diese Worte zur Kenntnis. Die Katastrophenfantasien, die während der nächsten Stunden unentwegt durch seinen Kopf schossen, hatten nichts mit dem zu tun, worauf er und seine Frau sich die letzten neun Monate vorbereitet hatten.

Florians Frau berichtete später, dass sie teilweise wach und bei Bewusstsein gewesen war und hören konnte, was um sie herum geschah. Unter anderem die vehementen Aufforderungen, Luft zu holen, damit ihre Beatmung beendet werden konnte. Sie konnte aber weder Luft holen noch etwas sagen, weshalb sie erneut in ein künstliches Koma versetzt wurde. Erst Stunden später, als das Medikament langsam, aber sicher ihren Körper verlassen hatte, konnte sie wieder eigenständig atmen und ihre Muskeln bewegen. Erst dann wurde sie zurück auf die Geburtsstation verlegt und das Leben als sechsköpfige Familie konnte endlich richtig beginnen. Bei allem Schrecken, den dieser Tag mit sich brachte, konnten der Neugeborene und sein Papa eine ganz außergewöhnliche, wenn auch nicht unbeschwerte Exklusivzeit miteinander verbringen.

Übrigens: Die Butyrylcholinesterase ist Ihnen, liebe Leser*innen, keine Unbekannte mehr. Sie erinnern sich? Es handelt sich dabei um das Enzym, dessen Aktivität auch bei Kindern mit Plötzlichem Säuglingstod signifikant verringert war, es spielt aber auch in der Narkosemedizin eine wichtige Rolle. Der Enzymmangel wird weitervererbt, sodass es möglich ist, dass auch eines von Florians Kindern den Mangel aufweist. Glücklicherweise sind alle vier über das SIDS-typische Alter hinaus. Dennoch macht es Sinn, die Kinder bei Gelegenheit auf das Enzym zu testen, um später bei eigenen Kindern diesen Risikofaktor miteinschätzen zu können.

Zurück zur Ablösung der Plazenta. Nicht nur ein drohender Blutverlust macht Plazentareste zu einer gefährlichen Angelegenheit, sie sind auch eine Infektionsquelle. Letzteres kann sich zum sogenannten Kindbettfieber entwickeln, einer gefürchteten Infektion, die noch bis ins 19. Jahrhundert hinein als Hauptursache einer übermäßigen Sterblichkeit bei Wöchnerinnen war. Durch die Verbesserung der hygienischen Standards auf Geburtsstationen, die Entwicklung von Antibiotika und das stetig wachsende medizinische Wissen von Ärzt*innen und Geburtshelfer*innen wurde diese schwere Komplikation erfreulicherweise zur Seltenheit.

Eingangs haben wir bereits das Hormon Oxytocin erwähnt, das dafür sorgt, dass der Milchfluss angeregt wird. Eine weitere Wirkung von Oxytocin sind Stressabbau und Entspannung. Das gelingt, weil das Hormon den Blutdruck reguliert und den Cortisolspiegel im Blut positiv beeinflusst. Nicht umsonst wird es auch das Kuschelhormon genannt – es bewirkt ein Gefühl der Bindung zwischen Menschen, auch Erwachsenen, besonders aber zwischen Mutter, Vater und Kind. Insgesamt erzeugt Oxytocin ein Wohlbefinden, das gerade in der ersten Zeit nach der Geburt dringend nötig ist und sich beim Kind sogar auf das spätere Bindungsverhalten auswirkt.

Aber es passieren noch mehr wundersame und wichtige Dinge nach der Geburt. Durch die Ausschüttung des Oxytocins kommt es, wie schon erwähnt, überhaupt erst dazu, dass der erste Tropfen Muttermilch unmittelbar nach der Geburt fließt. Diese auch »Kolostrum« genannte Frühmilch ist ein weiteres Wunderwerk der Natur. Und der Kreis schließt sich, wenn durch das Saugen des Kindes an der mütterlichen Brust noch mehr Oxytocin freigesetzt wird.

DAS KOLOSTRUM ERKLÄRT

Kolostrum ist die erste Milch, die das Baby nach der Geburt (vom 1. bis zum 5. Tag) aufnimmt. Sie unterscheidet sich maßgeblich von reifer Muttermilch, die nach dem Kolostrum gebildet wird. Sie wird in den Brustdrüsen gebildet und spielt eine wichtige Rolle beim Aufbau des Immunsystems. Zwar beinhaltet das Kolostrum weniger Fett, Zucker (konkret den Milchzucker Laktose) und Energie, jedoch deutlich mehr Proteine, HMOs (Humane Milch-Oligosaccharide) und Vitamine. Wenn möglich, sollte diese Milch in jedem Fall aufgefangen werden. Selbst wenn die frischgebackene Mutter nicht stillen möchte oder das Stillen in diesen ersten Tagen nicht klappt, kann Kolostrum von Hand abgepumpt und über einen Sauger verfüttert werden. Die Proteine, Vitamine, Mineralien und Immunglobuline (Antikörper), die zu einem ersten Aufbau des Immunsystems des Babys beitragen, haben immensen Wert für das Neugeborene. Wegen seiner satten goldenen bis bräunlichen Farbe (die unter anderem durch den hohen Gehalt an Betacarotin hervorgerufen wird) und seiner wertvollen Vorteile wird es oft als »flüssiges Gold« bezeichnet.

Diese ersten Stunden und Tage prägen also die Beziehung zwischen Kind und Eltern auf besondere Art und Weise. Wie wir am Beispiel von Florians viertem Kind gesehen haben, kommt es aber immer wieder zu Situationen, die diese Zwei- oder Dreisamkeit nicht zulassen. Wenn Kinder deutlich vor dem errechneten Termin zur Welt kommen und deshalb noch mit einer Anpassungsstörung zu kämpfen haben, Atemunterstützung brauchen oder Medikamente wie Antibiotika gegen bedrohliche Infektionen, ist möglicherweise eine pädiatrische, oft sogar intensivmedizinische Behandlung unumgänglich. Sie darf natürlich nicht zugunsten des Bondings aufs Spiel gesetzt werden. Die Folgen könnten lebensbedrohlich sein.

INSIDERWISSEN

Als Kinderärzte empfehlen wir grundsätzlich, eine Klinik für die Entbindung auszuwählen, in der es eine Kinderstation gibt. Wir finden einfach, dass es kein übertriebenes Maß an Sicherheit ist, auf Kinderärzt*innen zurückgreifen zu können, wenn das Kind unmittelbar nach der Geburt unvorhergesehenerweise doch medizinische Unterstützung braucht. Wir haben es schon oft genug erlebt, dass eine Komplikation aus heiterem Himmel eintrat. Darüber hinaus sollten Sie sich bereits in der Schwangerschaft bei der Besichtigung der potenziellen Geburtsklinik oder der Kreißsaalführung erkundigen, wie nahe die dazugehörige Kinderklinik ist. Ist sie mehrere Gebäude entfernt, kann das für die Mutter nach einem Kaiserschnitt möglicherweise zu einer unüberwindbaren Hürde werden. Liegen Frauen- und Kinderstation aber Tür an Tür, sollte der Weg problemlos zu bewältigen sein.

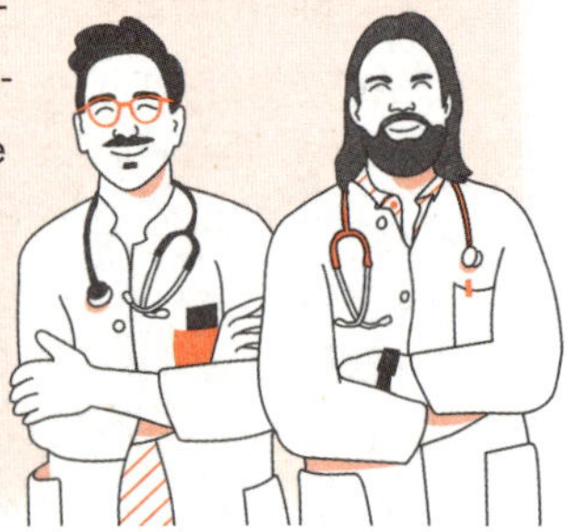

Umgekehrt sollten aber auch keine unnötigen Maßnahmen diesen prägenden Beginn der emotionalen Beziehung zwischen einem Säugling und seinen Eltern stören. Um notwendige Interventionen von aufschiebbaren sensibel unterscheiden zu können, bedarf es der Betreuung durch eine erfahrene Hebamme oder ein erfahrenes Geburtshilfe-Team. Aber auch Eltern haben bis zu einem gewissen Punkt ein Mitspracherecht und können zumindest einfordern, dass ein Kind nur im äußersten Notfall räumlich von ihnen getrennt wird.

Das »Sauberrubbeln« des Kindes beispielsweise ist kein Notfall und kann ohne Probleme im Beisein der Eltern erfolgen oder aufgeschoben werden. Das Neugeborene kann unmittelbar nach der Geburt zwar durchaus einen wüsten Anblick bieten, das ist aber kein

Grund zur Sorge. Abhängig von der Geburtswoche, in der das Kind zur Welt kommt, ist es mal mehr, mal weniger mit der sogenannten Käseschmiere bedeckt. Je vorzeitiger eine Geburt eintritt, desto dicker ist die Schicht. Dazu kommen, je nach Geburtsmodus, Blut und natürlich reichlich Fruchtwasser. Doch das kann erst einmal genau so gelassen werden, wie es ist. Was das Baby jetzt viel dringender braucht, sind der mütterliche Duft, ihr vertrauter Herzschlag und ihre Wärme.

INSIDERWISSEN

Vernix caseosa oder Käseschmiere

Bei der Geburt ist ein Baby von einer wächsernen, weißlichen Schicht umhüllt, der Vernix caseosa. Diese natürliche »Hautcreme« besteht aus wasserhaltigen Hautzellen, die in eine Lipid(Fett)-Matrix eingebettet sind, und hat vor, während und nach der Geburt wichtige Aufgaben. Sie vermag die Haut des Neugeborenen zu schützen und erleichtert deren Anpassung an das Leben außerhalb der Gebärmutter in der ersten Woche nach der Entbindung. Darüber hinaus ist sie eine wichtige Barriere gegen Wasserverlust sowie Teil der Temperaturregelung und der angeborenen Immunität. Deshalb sollte dieser natürliche weiße, cremige Biofilm aus dem letzten Trimester der Schwangerschaft nach der Geburt keinesfalls vorschnell abgewaschen oder abgerubbelt werden.

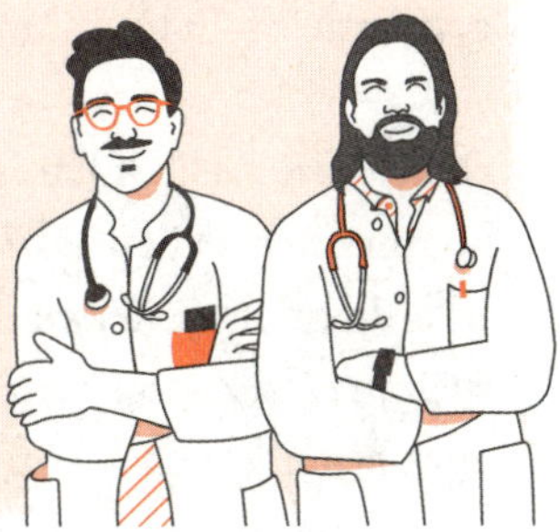

Daneben gibt es da noch weitere Vorgänge, Diagnosen und Therapien, die sich in einer Grauzone bewegen. Einerseits ist bei ihnen die Behandlung durch Kinderärzt*innen notwendig, andererseits erfordern sie aber nicht unbedingt die Trennung der frischgebackenen Familie. Ein Beispiel ist die Neugeborenengelbsucht (Ikterus neonatorum). Überschreitet der gelbe Blutfarbstoff (Bilirubin) einen gewissen Wert, so versuchen wir diesen durch künstliche UV-Bestrahlung in seine Bestandteile zu zerlegen, damit er ausgeschieden werden kann. Ansonsten drohen bei weiterer Ansammlung von Bilirubin vor allem im Gehirn Schäden (Kernikterus). Die UV-Therapie wird über mehrere Stunden bis Tage verabreicht, ist aber für sich genommen kein Grund, das Kind *nicht* weiterhin in der Nähe der Mutter zu belassen, um Stillen und Bonding zu ermöglichen. Denn wenn das Kind für diese UV-Therapie in ein anderes Gebäude, z. B. die Kinderklinik, verlegt wird, werden wichtige verbindende und prägende Momente verhindert. Das Gleiche gilt für Flüssigkeitsinfusionen gegen Unterzuckerung, die gefürchtete neonatale Hypoglykämie. Erfreulicherweise verfügen viele Kliniken heutzutage über ein räumliches Konzept, das der Mutter-Kind-Beziehung Rechnung trägt und derartige Behandlungen interdisziplinär von Kinder- und Frauenärzt*innen gemeinsam und somit ohne räumliche Trennung ermöglicht.

Der erste Kontakt mit uns Kinderärzt*innen nach der Geburt findet in den meisten Fällen im Rahmen der Vorsorgeuntersuchungen statt. Allerdings normalerweise erst bei der U2, da die erste Vorsorgeuntersuchung direkt nach der Geburt in der Regel von Hebammen bzw. Geburtshelfer*innen oder Frauenärzt*innen vorgenommen wird. Aber auch dieser Kontakt kann unterschiedlich ausfallen: Im Idealfall kommen nette und einfühlsame Kinderärzt*innen für die U2 ins Zimmer gestiefelt, um die Untersuchung auf der dort vorhandenen Wickelvorrichtung vor den Augen von Mama und Papa durchzuführen.

DIE NEONATALE HYPOGLYKÄMIE ERKLÄRT

In der Gebärmutter wird das ungeborene Kind kontinuierlich über das mütterliche Blut mit Zucker versorgt. Mit der Geburt und der Abnabelung bricht diese Versorgung plötzlich und abrupt ab, das Neugeborene muss sich in der Folge anpassen und seine eigene Glukoseversorgung mithilfe von Nahrung sicherstellen. Neugeborene benötigen in den ersten Lebenstagen fast ihre gesamten Glukosevorräte für das Gehirn. Aber selbst bei optimaler Anpassung nach der Geburt kann der Blutzuckerspiegel bei gesunden Neugeborenen innerhalb der ersten Lebensstunden niedrig sein.

Er steigt danach üblicherweise langsam, aber stetig an und bleibt bis etwa 48 Lebensstunden nach der Geburt stabil, bevor er weiter ansteigt und am vierten Lebenstag ein neues Plateau erreicht.

Ungefähr 15 Prozent der Neugeborenen bekommen zumindest vorübergehend eine Unterzuckerung, Hypoglykämie genannt, die meisten davon in den ersten 24 Stunden nach der Geburt. Bleibt die Unterzuckerung unbehandelt und weiter bestehen, kann dies jedoch schwere akute und langfristige gesundheitliche Folgen für die Entwicklung des Gehirns haben. Oft verursacht die Hypoglykämie keine sichtbaren Symptome, kann aber auch durch subtile Beschwerden wie Zittrigkeit oder ein Gefühl der Schwäche bis hin zu schweren Symptomen wie Atemaussetzern und Krampfanfällen gekennzeichnet sein.

Aus diesem Grund sind routinemäßige Blutzuckerbestimmungen bei Risikokindern notwendig. Dazu zählen Kinder, die für ihr Alter zu schwer oder auch zu leicht sind, Frühgeborene, Kinder von zuckerkranken Müttern und Kinder, die mit einer anderen Grunderkrankung oder Beeinträchtigung zur Welt gekommen sind. Hauptziel ist es, eine Unterzuckerung beim Neugeborenen zu erkennen und schnellstmöglich durch eine Anpassung der Nahrungsmenge oder durch eine Infusion zu behandeln!

Deutlich ungünstiger und sogar eine erhebliche Belastung für die junge Familie ist es, wenn das Kind dafür in den Kindersaal oder sogar in die Kinderklinik transportiert werden muss. Denn dafür muss das Kind erst einmal angezogen werden, dann über den kalten Krankenhausflur (oder sogar nach draußen in ein anderes Gebäude!) geschoben oder getragen werden, um, am Ziel angelangt, seiner oder ihrer medizinischen Hoheit auf dem Präsentierteller vorgelegt zu werden. Nach erfolgter Audienz (also der U2) darf sich das junge Glück wieder auf den gleichen beschwerlichen Rückweg machen.

Die Schilderung mag etwas übertrieben sein. Aber wirklich notwendig ist eine derartige Odyssee in der heutigen Zeit eigentlich nicht mehr. Gerade Geburtskliniken sollten alles dafür tun, dass das Neugeborene und seine Eltern so schonend wie möglich behandelt werden und sämtliche überflüssigen Belastungen vermieden werden.

Für viele Patient*innen kann der Krankenhausaufenthalt meist gar nicht kurz genug sein. Sobald es auch nur den Funken einer Entwarnung bei diagnostischer Abklärung oder die Entwöhnung von Infusion und Schmerzmitteln nach einer Operation gibt, drängt es viele sofort nach Hause. Das ist grundsätzlich auch nachvollziehbar. Die vertraute Umgebung, ruhigere Stunden nachts und fast immer besseres Essen sind natürlich verlockend. All das trägt meist auch sicherlich zur weiteren Genesung bei, wenn medizinisch vertretbar. Nach den Strapazen einer Geburt *kann* das aber auch anders sein.

Denn so eine Geburt lässt im Familienleben erst einmal keinen Stein auf dem anderen. Vor allem für Mutter und Kind ist es ein übermenschlicher Kraftakt. Und auch der Vater, wenn auch von der Natur am wenigsten gefordert, macht so einiges mit. Unter Umständen sind daher das Kennenlernen, das Baby-Kino, bei dem weder Mama noch Papa den Blick von ihrem Nachwuchs abwenden können, das

INSIDERWISSEN

Die Kliniktasche für die Geburt

Dokumente

- Mutterpass
- Personalausweis
- Versicherungskarte

Kleidung

- altes, weites T-Shirt, das schmutzig werden kann
- dicke Socken
- Bademantel
- bequeme Kleidung, weit und locker (v. a. nach Kaiserschnitt benötigt)
- mehrere Nachthemden
- Still-BH

Sonstiges

- ausreichend Snacks und Getränke
- Kaugummis, Bonbons
- Ladekabel
- (Klein-)Geld

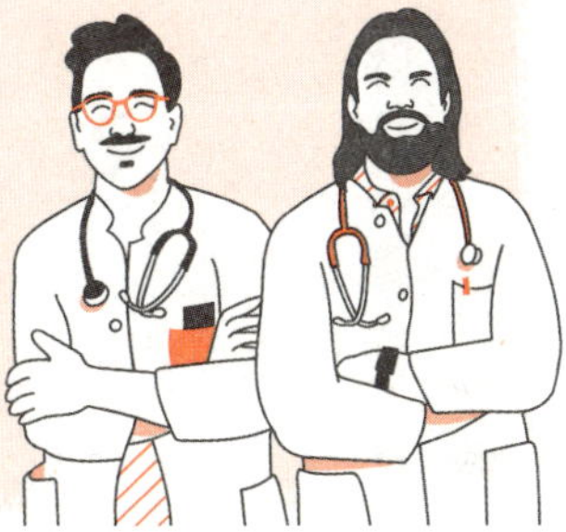

Nachholen von Schlaf und noch vieles mehr doch besser in der Frauenklinik zu realisieren als zu Hause. Denn in den eigenen vier Wänden muss gekocht werden, die Schwiegereltern bleiben länger zu Besuch, als einem lieb ist, und die Post klingelt einen aus dem Schlaf. All das nimmt Zeit und Nerven in Anspruch, die für den Beziehungsaufbau aufgewendet werden könnten, und verhindert das Kräftesammeln für die ebenfalls nicht weniger anstrengenden nächsten

Tage und Wochen. Daher kann es ratsam sein, nicht schon auf eine Entlassung zu drängen, bevor die Hebamme überhaupt 10 Minuten nach der Geburt den sogenannten Apgar-Score bestimmen konnte.

Aber natürlich gibt es auch schlagkräftige Argumente für eine frühzeitige Rückkehr nach Hause. Denn »zu Hause fängt das (Familien-)Leben an«. Vielleicht kommen die jungen Eltern erst dann dazu, die Geschehnisse der letzten Stunden und Tage zu verarbeiten und zu begreifen. Und um ehrlich zu sein: Eine Chefarztvisite kann genauso störend sein wie der Paketmann.

Auch hier gibt es also kein Universalrezept, das für alle gilt. Hören Sie auf Ihr Inneres und Ihr Bauchgefühl, besprechen Sie mit Ihrem Partner oder Ihrer Partnerin, was Ihnen für Sie als Familie jetzt am besten erscheint, und dann begeben Sie sich mitten hinein ins neue Leben mit Kind.

Wochenbettdepression und Babyblues – Symptome, Folgen, Hilfen

Aber nicht immer funktioniert das mit dem neuen Familienleben so einfach, wie sich das alle immer vorgestellt haben. Auch in intakten Beziehungen, in denen die Schwangerschaft von Vorfreude und positiver Ungeduld geprägt war und vermeintlich alles in Ordnung ist, kann es vorkommen, dass die Mutter (oder der*die Partner*in) sich nicht so recht über den Anblick des Neugeborenen freuen und sich ihm nicht angemessen zuwenden kann. Im Gegenteil, es kommt zu Antriebslosigkeit, Freudlosigkeit, einem Gefühl der Wertlosigkeit bis hin zu schweren Angstzuständen und Panikattacken. In besonders schweren Fällen wollen die Betroffenen nicht mehr leben und werden zur Gefahr für sich selbst und das Kind.

Dieses Krankheitsbild wird als Wochenbettdepression bezeichnet und kann im seltenen Extremfall auch in eine Wochenbettpsychose übergehen. Etwa jede zwölfte Frau leidet an einer Wochenbettdepression, und noch einmal genauso viele sind von der milderen Variante, dem Babyblues, betroffen.

Je jünger ein Kind ist, desto mehr wird es von der depressiven Störung eines Elternteils beeinflusst. Man geht sogar davon aus, dass in kaum einer Lebensphase die psychische Entwicklung so anfällig und beeinflussbar ist wie in den ersten Lebensmonaten. Denn vor allem dann ist das Kind auf eine gute Beziehung zur Mutter angewiesen. Es braucht die komplette Aufmerksamkeit seiner primären Bezugsperson, die aber bei der Wochenbettdepression naturgemäß auch sehr mit sich und der eigenen Gesundheit beschäftigt ist.

Was dieses Krankheitsbild von einer »normalen« Depression unterscheidet, ist der zeitliche Zusammenhang mit der Geburt (sie tritt innerhalb von weniger als zwölf Monaten danach auf). Bei den meisten Frauen setzen die Beschwerden in den ersten drei Monaten nach der Geburt ein.

Die Ursachen einer Wochenbettdepression sind noch nicht ausreichend geklärt. Wahrscheinlich handelt es sich um eine Kombination aus hormoneller Extrembelastung und den plötzlich veränderten Lebensumständen und Stressereignissen. Diskutiert wird darüber hinaus eine mögliche genetische Prädisposition, also eine veranlagte Anfälligkeit gegenüber einer depressiven Verstimmung. Zusätzlich konnten in den vergangenen Jahren Risikofaktoren definiert werden, die das Auftreten einer Wochenbettdepression wahrscheinlicher machen. Hierzu zählen psychische Faktoren (vorangegangene Depression, Angststörung in der Schwangerschaft, Missbrauch von Drogen, Alkohol oder Medikamenten) sowie biologische (vorangegangene Geburten) und auch soziale Einflüsse (geringe Unterstützung durch den Partner oder die Partnerin und fehlender sozialer Halt).

Bei den Betroffenen sind aber nicht nur die Freude über ihr Kind und die liebevolle Zuwendung zu ihm beeinträchtigt, auch ganz alltägliche Aufgaben können nicht mehr erfüllt werden. Dazu gehört zum Beispiel die morgendliche Routine, außerdem Unlust, sich mit Freund*innen oder Bekannten zu treffen, darüber hinaus verspüren die Frauen keinen Appetit und kein Hungergefühl. Selbst das Aufstehen fällt dann schwer, häufig auch deshalb, weil sie in den Nächten aufgrund der Sorgen, Ängste und der Traurigkeit lange wach liegen und das Neugeborene ihnen noch zusätzlichen Schlaf raubt.

Von diesem Krankheitsbild unbedingt abzugrenzen ist der Babyblues. Charakterisiert wird dieser durch meist hormonell bedingte Stimmungsschwankungen und auch -tiefpunkte in den ersten Tagen nach der Geburt. Das wichtigste Unterscheidungsmerkmal ist der Verlauf, der beim Babyblues kürzer und generell milder als bei der Wochenbettdepression ausfällt. Klingen die Verstimmungen nicht nach zwei Wochen ab, sollte allerdings ärztlicher Rat gesucht werden, um den Übergang in eine Wochenbettdepression so früh wie möglich zu erkennen.

Auch Partner*innen können von einer Wochenbettdepression betroffen sein. Ein Viertel von ihnen ist von diesen Stimmungsschwankungen betroffen, vor allem zwischen dem 2. und 6. Lebensmonat des Kindes. Es wird vermutet, dass die neue Verantwortung gegenüber der Familie, der Schlafmangel und die Änderungen im Privatleben, die weniger Zeit für Hobbys, Freunde und auch die Partnerschaft zulassen, Auslöser für die Partner-Wochenbettdepression sind. Und auch diese hat natürlich elementare Auswirkungen auf die Familie und vor allem auch auf das Kind, da die daraus resultierende partnerschaftliche und Eltern-Kind-Interaktion viele Ressourcen und Energie auf sich zieht.

Aber auch in anderen Situationen kann es mehr als schwerfallen, die volle Zuneigung zu Kind und auch Partner*in zu spüren. Regulationsstörungen zum Beispiel, früher auch Dreimonatskoliken genannt, können junge, aber auch erfahrene Eltern an den Rand der Verzweiflung bringen. Unter Regulationsstörungen verstehen wir Phasen, in denen Babys ohne offensichtlichen Grund schreien. Das kann grundsätzlich bei jedem Kind vorkommen, deshalb ist das zeitliche Auftreten wichtig für die Diagnosestellung. Wenn Kinder in einem Zeitraum von mehr als drei Monaten mindestens dreimal in der Woche drei Stunden und länger schreien, sind die Kriterien für Regulationsstörungen erreicht. Die gute Nachricht: Es handelt sich dabei »nur« um eine Phase. Die kann allerdings bis zu 6 Monate andauern und den jungen Eltern schwer zusetzen.

Auf Florians neugierige Frage, wie die ersten Monate seit der Geburt ihrer kleinen Tochter waren, blickte ihm ein befreundeter Kollege einmal ernst in die Augen und sagte: »Soll ich dir etwas sagen? Es gab in den letzten 12 Wochen, seit unser Kind auf der Welt ist, keinen einzigen schönen Tag für mich.« Wenn, wie in diesem Fall, Wochenbettdepression und Regulationsstörung aufeinandertreffen, werden die ersten Lebensmonate schwer überschattet. Ist ärztlich eine Wochenbettdepression diagnostiziert worden, sollte umgehend mit einer Therapie begonnen werden, um die Bedingungen und das Zusammenleben für Mutter, Vater und Kind so schnell wie möglich zu verbessern.

Eine solche Therapie kann immer auch nicht medikamentös, beispielsweise im Rahmen einer Psychotherapie, oder in Kombination mit Medikamenten durchgeführt werden. Bei stillenden Müttern muss man natürlich darauf achten, dass das Medikament für den Säugling ungefährlich ist.

Sollten Sie erkennen, dass Ihre Partnerin, Ihr Partner oder Sie selbst sich in einer derartigen Situation befinden, haben Sie keine Scheu und sprechen Sie das Thema auch bei Ihrer Kinderärztin oder Ihrem Kinderarzt an. Sie können genauso wie eine Hausärztin oder ein Hausarzt als erste Anlaufstelle dienen. Eine Initiative, die sich genau mit diesen Themen beschäftigt, ist das Netzwerk Frühe Hilfen (www.fruehehilfen.de) der Bundeszentrale für gesundheitliche Aufklärung. Frühe Hilfen sind Angebote für Schwangere sowie Eltern mit Kindern von 0 bis 3 Jahren in schwierigen Situationen. Fachkräfte in den Anlaufstellen wie Familienhebammen oder Familien-, Gesundheits- und Kinderkrankenpfleger*innen (FGKiKP) vermitteln Müttern und Vätern die Hilfen, die sie brauchen (Eltern-Treffs, Willkommensbesuche, Familien- und Erziehungsberatungen oder offene Sprechstunden).

Grundsätzlich gilt: Haben Sie keine Scheu, über psychische Probleme auch mit Ärzt*innen zu sprechen. Eine Geburt und auch die Zeit danach mit einem Neugeborenen sind absolute Ausnahmesituationen und Sie können nur für Ihr Kind da sein, wenn Sie selbst mental stabil sind.

Windelfrei – über vermeidbare und unvermeidbare Malheure

Rein medizinisch ist Trockenwerden keine große Sache und sollte ganz automatisch passieren. Dennoch sorgen sich viele Eltern, ob ihr Kind ein ernsthaftes Problem hat, weil es in einem bestimmten Alter noch immer in die Hose, ins Bett oder sonst wohin macht. Es ist für uns Erwachsene ja auch schließlich das Normalste der Welt, dass wir unser großes und kleines Geschäft auf der Toilette (oder vielleicht auch mal im Gebüsch) verrichten.

Dieses Kapitel ist ein Appell an alle Eltern, ihr Kind beim Trockenwerden möglichst unauffällig zu unterstützen.

Sollten Sie sich Sorgen machen, dass Ihr Kind »spät dran« ist, lassen Sie zunächst in der Kinderarztpraxis abklären, ob es nicht an Fehlbildungen, körperlichen Störungen oder schwerwiegenden Erkrankungen liegt, dass das Kind (noch) nicht kontinent ist. In der Medizin unterscheiden wir nämlich immer zwischen organischen und nicht organischen Ursachen. Beispielsweise können immer wiederkehrende Harnblasenentzündungen die Blasenschleimhaut und die darauf befindlichen Verschlussklappen und Schließmuskel mit der Zeit so in Mitleidenschaft ziehen, dass diese nicht mehr ganz dicht sind. Nervenschäden, Gehirninfarkte, Multiple Sklerose oder auch Tumoren können weitere Ursachen für Inkontinenz sein. Die Wahrscheinlichkeit, dass einer der oben genannten Fälle bei einem Kind auftritt, ist jedoch höchst gering (beim Infarkt 1,6 von 100 000 Kindern, bei Multipler Sklerose 0,1 bis 2,6 von 100 000, bei Tumorerkrankungen 17 von 100 000). Wenn bei verschiedenen Untersuchungen nichts dergleichen festgestellt wird, sollten Sie loslassen und darauf vertrauen, dass Ihr Kind es zum gegebenen Zeitpunkt selbst schaffen wird, trocken zu werden. In seinem eigenen Tempo.

DAS UROGENITALSYSTEM KURZ ERKLÄRT

Unter dem Begriff Urogenitalsystem werden die Harn- und die Geschlechtsorgane zusammengefasst. Beginnend in den Nieren werden aus dem Blut über ein biologisch höchst aufwendiges System Wasser und sämtliche anderen harnpflichtigen Substanzen filtriert. Der so entstandene Urin wird im Kelchsystem der Nieren gesammelt und fließt dann durch die Harnleiter in Richtung Harnblase.

Innerhalb der Harnblase befindet sich der innere Schließmuskel, der Musculus sphincter vesicae internus. Dieser kann nicht willkürlich gesteuert, also angespannt oder entspannt werden, das geschieht stattdessen unwillkürlich über das sympathische Nervensystem. Bei ausreichender Füllung oder bei Druck wird dieser Verschluss der Harnblase überwunden und Urin fließt in die Harnröhre. Am äußeren Harnröhrenausgang, auf Höhe des Beckenbodens, befindet sich der äußere Schließmuskel, der Musculus sphincter vesicae externus. Im Gegensatz zum inneren kann dieser äußere Schließmuskel willkürlich angesteuert werden, sodass schließlich bei Erschlaffung der Urin über die Harnröhre bis zur Penisspitze oder Scheide den Körper verlässt. Das sympathische Nervensystem muss also mitspielen und bei einer Überdehnung der Blasenwand den inneren Schließmuskel lösen, bevor es möglich ist, die Blase gezielt zu entleeren.

Doch in welchem Alter werden denn Kinder nun sauber und trocken?

Durchschnittlich (!) sind Kinder zu dem Zeitpunkt zwischen 2 und 2½ Jahre alt. Ab dann sind sie in der Lage, den zunehmenden Füllzustand der Harnblase und das dazugehörige Gefühl des *Müssens* wahrzunehmen und die daraus resultierende Notwendigkeit ab- und einzuleiten. Doch dieses beginnende Bewusstsein über die eigene Ausscheidung ist erst die halbe Miete. Es muss zusätzlich so viel Puffer zwischen Erkenntnis und nicht mehr kontrollierbarer Blasenentleerung liegen, dass noch Zeit bleibt, die Toilette aufzusuchen und die Hose herunterzuziehen. Ganz schön viel verlangt. Wenn diese letzte Etappe nicht mehr klappt, gilt der Versuch – obwohl das Kind fast alles richtig gemacht hat – oft für viele Eltern als gescheitert. Und natürlich ist der Frust manchmal groß, wenn etwas in die Hose gegangen ist. Sie waren z. B. gerade in Eile und wollten los, und dann ist es passiert. Oder die Hose, die etwas abbekommen hat, war nagelneu. Oder Sie verstehen einfach nicht, warum das schon wieder passiert ist.

Atmen Sie durch. Es war nur ein kleines oder großes Geschäft, dessen zeitgerechte Erledigung das Leben und der Alltag gerade nicht zugelassen haben. Schimpfen Sie nicht mit Ihrem Kind. Schon gar nicht, wenn Sie es nachts aus dem nassen Malheur ziehen, einen Ersatzpyjama aus dem Schrank kramen müssen, der Hund und das Geschwisterkind davon wach geworden sind und Sie die restliche Nacht kaum ein Auge zutun werden, weil Ihr Kind nun in Ermangelung eines trockenen Betts zwischen Mama und Papa schlafen wird. Das alles ist auch für Ihr Kind unangenehm genug. Auch tagsüber hilft es nicht, im Nachhinein mehr Aufmerksamkeit einzufordern und dem Kind zusätzlich zur vollen Hose noch ein schlechtes Gefühl zu geben.

Denn auch mit der Aufmerksamkeit ist das so eine Sache. Allzu oft kommt doch noch etwas dazwischen: Ein Spiel ist gerade so spannend und kann nicht warten oder pausiert werden, oder die Ablenkung ist aus anderen Gründen schlichtweg so groß, dass das Geschäft dann doch in die Hose geht. Szenen wie die folgende spielen sich jeden Tag tausendfach in Deutschlands Familien ab:

Die Hand in den Schritt gekniffen, hüpft das Kind von einem Bein auf das andere und zappelt.

»Schatz?«

»Nein, Papi, ich muss nicht Pipi!«

»Komm, lass uns schnell aufs Klo gehen. Du kannst dann auch sofort weiterspielen.«

»Nein, Papi (*zappel*), ich muss nicht!!«

Vielleicht ist er/sie ja auch schon groß genug, um es richtig einzuschä…?

»Papi!!! Ich hab' in die Hose gemacht …«

Das ist vollkommen normal. Wenn ab und zu noch einmal etwas schiefgeht, ist das absolut kein Drama. Und es sollte auch keines daraus gemacht werden. Ja, das Entsorgen der Wäsche nervt, und alles ist etwas mühsam. Aber 99 von 100 Kindern machen nicht mit Absicht in die Hose, und schon gar nicht, um ihre Eltern zu ärgern. Wenn sie gekonnt hätten, wären sie aufs Klo stolziert und hätten das Geschäft ihres Lebens verrichtet. Hat aber nicht geklappt. Vielleicht beim nächsten Mal.

Viele Eltern denken, dass ihr Kind es schneller erfolgreich aufs Töpfchen oder die Toilette schafft, wenn sie ihm das möglichst oft und früh anbieten und es daraufsetzen. Der Irrglaube ist: Je früher ich zufällig ein erfolgreiches Geschäft auf dem Töpfchen ermögliche, desto früher versteht mein Kind, wie es richtig geht, und desto früher braucht es keine Windel mehr. Wissenschaftliche Studien haben aber gezeigt, dass es für die Windelfreiheit keinen Unterschied macht, ob Kinder sehr früh oder erst spät auf das Töpfchen gesetzt werden. Der Grund leuchtet ein: Kinder, die spät damit anfangen, sind älter und brauchen daher nicht so lange. Wenn Kinder aber schon ganz früh dazu angehalten werden, sind sie noch jung und unreif und brauchen dementsprechend länger, um den Prozess zu verstehen und zu erlernen. Unterm Strich macht es keinen Unterschied und beide Gruppen werden im gleichen Alter sauber werden.

Irgendwann wird Ihr Kind es schaffen und Erfahrungen und Misserfolge sind wichtige Bausteine, die zum Ziel führen. Kinder müssen ihren Körper Schritt für Schritt kennenlernen dürfen, alles ist ein Prozess. Wo fängt mein Bein an und wo hört mein Fuß auf? Wie merke ich, dass ich nun wirklich aufs Klo muss? Das, was uns Erwachsenen kaum oder zumindest nur selten Probleme bereitet, muss das kindliche Gehirn erst mühsam erlernen. Stolpern, Beinlänge abspeichern, weitergehen. Beim Drehen des Körpers mit den Fingern gegen die Türklinke schlagen, Tränen vergießen, Armlänge abspeichern, weiterdrehen. Wieder gegen die Türklinke schlagen, abgespeicherte Armlänge korrigieren, noch mehr Tränen vergießen und so weiter. Irgendwann hat sich unser Gehirn die Grenzen eingeprägt und knallt nicht immer wieder gegen Hindernisse.

Und ganz ähnlich verhält es sich mit der Füllkapazität unserer Harnblase. Kinder testen teils ganz bewusst und auch unbewusst, wie lange sie einen Gang zur Toilette hinauszögern können. Und erinnern sich beim nächsten Mal daran – auch wieder unbewusst –, wie sich die Not, zu müssen, angefühlt hat, als sie es das letzte Mal nicht mehr rechtzeitig geschafft haben. Diesmal hören sie dann vielleicht ein klein wenig früher auf ihr Inneres (in dem Fall ihre Blase) und werden so zu richtigen Pipi-Profis.

Eltern können und sollen ihr Kind dabei unterstützen und ihm helfen, den Drang zu erkennen und die Anzeichen richtig zu deuten. Dabei geht es um Körpersprache. Was macht das Kind mit seinen Händen? Wie im Beispiel oben versuchen Kinder häufig, dem Ganzen einen Riegel oder besser eine Hand vorzuschieben. Jungs drücken sich sogar manchmal die Harnröhre ab, indem sie sich ihren Penis durch die Hose kneifen. Wenn man sich jedoch die Anatomie der ableitenden Harnwege vor Augen führt, weiß man, dass das nicht zum gewünschten Ziel, nämlich der Kontrolle der Urinausscheidung, führen kann. Es gibt dem abgedrückten Bereich nachgeschaltet keinen Schließmuskel mehr, der den Urin noch aufhalten könnte. Im Gegenteil: Einmal erschlafft, lässt der äußere Schließmuskel erst einmal eine große Portion Urin durch, bevor er wieder willkürlich verschlossen werden kann. Für die letzten Meter zur Toilette im Notfall also geeignet (wobei das »Auspacken« mit abgedrücktem Penis wohl kaum trocken über die Bühne gehen kann), aber für alle weiteren langfristigeren Bemühungen nutzlos.

Weitere sichere Zeichen für beinahe nicht mehr auszuhaltenden Harndrang sind das Überkreuzen der Beine und der Pipi-Tanz. Letzterer ist wahrscheinlich eines der häufigsten verräterischen Anzeichen dafür, dass Ihr Kind mal muss. Und obwohl es süß sein mag, bedeutet es wahrscheinlich, dass Sie nicht viel Zeit haben werden, es auf die Toilette zu bringen.

Aber eines muss vorausschauenden Eltern klar sein: Je früher Mama oder Papa erkennen, dass das Kind mal muss, und je subtiler die Anzeichen dabei sind, desto geringer werden die Einsicht und Bereitschaft des Kindes sein. Und wenn alles schiefläuft, wird das sogar das Gegenteil auslösen, und das Kind wird es beim nächsten Mal aus Trotz nur noch weiter hinauszögern. So lange, bis es wirklich zu spät ist. Es bedarf also eines gewissen Fingerspitzengefühls und auch Vertrauens, damit alle Beteiligten loslassen und sich entspannen. Dann läuft's (im doppelten Sinn).

Je nach Alter können Eltern auch mit Hilfsmitteln versuchen, das Einnässen gemeinsam mit dem Kind in den Griff zu bekommen. Sinn ergibt das in den meisten Fällen aber erst ab dem 5. Lebensjahr, denn dann spielt auch das Verständnis des Kindes mit.

Die unspektakulärste, aber durchaus bewährte Maßnahme ist das Führen eines Kalenders, in dem die »trockenen Tage« besonders hervorgehoben – also belohnt – werden.

Deutlich weniger subtil sind Utensilien wie die sogenannte Klingelhose oder eine Klingelmatratze. Diese sind mit Feuchtigkeitssensoren ausgestattet, die das Kind bei beginnender Nässe wecken sollen. Ob das den gewünschten Erfolg erzielen kann, wagen wir jedoch zu bezweifeln. Es ist doch ein erheblicher Aufwand und kann für das Kind sehr unangenehm sein, wenn auf einmal die Hose oder die Matratze klingelt und alle aufschreckt.

Als letzte Lösung kann man auch versuchen, dem nächtlichen Einnässen medikamentös beizukommen. Zwar zeigen diese Medikamente, die lediglich die Urinmenge reduzieren und so die Blasenentleerung weniger dringend machen, erhebliche Erfolgsraten, allerdings stehen die Kinder nach dem Absetzen häufig wieder am Anfang und nässen weiter ein. Hier muss man also gut abwägen, ob Medikamente im jeweiligen Fall sinnvoll sind.

Während mit zunehmendem Alter der Kinder eher nächtliches Einnässen vorkommen wird, ist tagsüber die problematische Zeit, wenn es ums große Geschäft geht. Auf diesem Gebiet nicht »stubenrein« zu sein ist in den ersten Lebensjahren natürlich völlig in Ordnung. Ab einem gewissen Alter (Details hierzu folgen) sollte das nicht mehr vorkommen. Der medizinische Fachausdruck für das willkürliche oder unwillkürliche (auch Inkontinenz genannte) Einkoten lautet Enkopresis.

Die Enkopresis ist häufig mit chronischer Verstopfung verbunden. Dabei wird eine Stelle des Dickdarms, meist im linken Unterbauch, von großen, harten Mengen Stuhl über einen längeren Zeitraum verstopft. Nur Schleim und flüssiger Stuhl können sich bei ausreichendem Druck von oben an diesem Hindernis vorbeischieben. Durch die ständige Überdehnung des Dickdarms funktioniert die nervliche Versorgung, die Innervation, dieses und folgender Abschnitte nicht mehr korrekt, sodass die Rückmeldung ans Gehirn, dass Stuhl oder Flüssigkeit sich anschickt, ausgeschieden zu werden, fehlerhaft abläuft. Erst in der Hose wird die Feuchtigkeit bemerkt und mit Schrecken und Scham festgestellt, was passiert ist. Wenn diese Stuhlmassen auch noch die normale und gesunde Ausdehnung der Blase beeinträchtigen, kann die Enkopresis durch Obstipation auch mit einer Harninkontinenz verbunden sein.

Bei der psychisch oder emotional bedingten Enkopresis verhält es sich anders. Definitionsgemäß wird von dieser Darmentleerungsstörung gesprochen, wenn ein Kind, das älter als 4 Jahre ist, über einen Zeitraum von drei bis sechs Monaten oder länger einmal pro Monat einkotet. Das Phänomen ist nicht ganz selten, die Häufigkeit nimmt mit zunehmendem Alter aber ab. Dennoch koten immerhin 2 bis 3 Prozent der Vierjährigen und etwa 1 Prozent der Siebenjährigen noch ein. In sämtlichen Altersstufen sind Jungen deutlich häufiger betroffen als Mädchen. Der Grund für diese Ungleichheit bei der Geschlechterverteilung ist nicht ganz klar. Es gilt als wahrscheinlich, dass Jungen ihre Probleme bereits in frühester Kindheit anders wahrnehmen als Mädchen und nicht so sehr nach außen kommunizieren. Über diese ruhigere und in sich gekehrte männliche Problemwahrnehmung könnte man auch bildlich schlussfolgern: Was die Jungs oben raus nicht kommunizieren, macht sich irgendwann unten bemerkbar, wenn es nicht mehr auszuhalten ist.

Unabhängig vom Geschlecht des Kindes gibt es aber einige wenige Hauptursachen für ein derartiges Verhalten. Familiäre Probleme stehen an erster Stelle. Schwere und möglicherweise vor den Kindern ausgetragene Konflikte zwischen den Eltern sind die häufigsten Auslöser – vor allem, wenn Kinder in diesen Konflikten von einem oder beiden Elternteilen instrumentalisiert werden. Folgerichtig gehören auch Trennungen und Scheidungen zu den häufigsten Ursachen dieser Verhaltensstörung. Auch die Geburt eines Geschwisterkindes kann nicht nur zu einem Rückschritt in der Entwicklung führen, sondern ebenfalls eine Enuresis (also das unwillkürliche Einnässen nach dem 3. bzw. 4. Lebensjahr) und/oder Enkopresis bei Kindern auslösen, die bereits trocken waren. Aber auch vermeintliche Banalitäten, wie ein Umzug, können negative Auswirkungen haben. Das Zurücklassen der besten Freunde, der bevorstehende Wechsel an eine neue Schule und eine gefühlte Einsamkeit können nicht nur Teenager*innen, sondern auch Grundschüler*innen schwer zu schaffen machen, das wird häufig übersehen. Für Kinder, denen sexuelle, psychische oder physische Gewalt angetan wurde, ist das Einkoten ein Hilferuf und zugleich eine Schutzreaktion vor dem Aggressor. Weitere psychische Zustände, die Einnässen und -koten zur Folge haben können, sind Depressionen, Angstzustände und Hyperaktivität.

Jedoch anzunehmen, dass das Einkoten eine rein willkürliche Trotzreaktion sei, wäre zu einfach gedacht. Das Verhalten der Kinder lässt auch nicht darauf schließen: Anstatt laut zu werden und zu protestieren, sind sie oft still und wollen unbemerkt bleiben, die Umgebung wird oft erst durch den Geruch auf das Malheur aufmerksam.

Neben psychischen Auffälligkeiten, die bei Kindern, die unter Enkopresis leiden, manchmal festgestellt werden, kann es auch genetisch veranlagt sein. Durch zu langes Verweilen im Darm wird dem Stuhl mehr und mehr Flüssigkeit entzogen, er wird noch dicker, härter und schwerer auszuscheiden. Gerade bei diesen Kindern ist es nötig, den Stuhlgang und die Konsistenz des Stuhls zu normalisieren. Das geht nicht von heute auf morgen, sondern nur durch konsequente und langfristige medikamentöse Behandlung (z. B. mit Weichmachern), Ernährungsoptimierung und Verhaltenstraining.

Sind die Ursachen im psychologischen Gebiet verortet, sollte der Familie professionelle Hilfe in Form einer Familientherapie an die Hand gegeben werden. Daneben gehören regelmäßige Toilettengänge, in denen das Kind *kann,* wenn es *muss*, aber nicht *muss*, wenn es nicht *kann,* auch zum Klotraining. So soll es behutsam erfahren und erleben, dass nicht jeder Stuhlgang mit etwas äußerst Unangenehmem wie Schmerzen oder Scham verbunden ist. Und auch eine Ernährungsumstellung kann gerade bei chronischer Verstopfung Wunder wirken.

Darüber hinaus gibt es verschiedene Medikamente, die eine Verflüssigung des Stuhls bewirken. Diese sollten behutsam eingesetzt werden. Bei Bedarf kann die Dosis gesteigert werden, bis die richtige Konsistenz erreicht wird. Das Kind soll auf keinen Fall von einem Extrem (schwerer Verstopfung) ins andere (Durchfall) geraten.

Zurück zum Trockenwerden. Heutzutage wollen immer mehr Familien ganz »natürlich« leben und am liebsten zur Gänze auf Windeln verzichten. Die Familien versuchen dann, das Kind abzuhalten. Wovon denn abhalten, fragen Sie sich? Einerseits soll das Kind davon abgehalten werden, in die Windel zu machen, andererseits wird es vom Körper der Mutter weggehalten, damit möglichst weder Kind noch Mutter Stuhl oder Urin abbekommen. Solche Eltern sagen sich: Wenn indigene afrikanische oder südamerikanische Völker es schaffen und unsere Vorfahren ihre Kinder mangels Alternativen auch ohne Windeln trocken bekommen haben, dann können wir das auch! Es gibt jedoch in der Tat mehrere Gründe, warum dieses Vorhaben problematisch werden könnte.

Zunächst ist es notwendig, bereits die geringsten Anzeichen und Signale des Kindes zu bemerken, wenn es für sein großes oder kleines Geschäft bereit ist, und es in der Folge *abzuhalten*. Hierfür ist eine sehr genaue Beobachtung des Kindes Voraussetzung. Diese sollte von Anfang an, also ab der Geburt, bestehen und weiterentwickelt werden. Sich erstmals mit dem Thema zu beschäftigen, wenn das Kind schon ein Jahr alt ist, und ab dann zu versuchen, die nonverbalen Signale zu deuten, wird es deutlich schwieriger machen, zum Erfolg zu kommen.

Nur sehr aufmerksame Eltern werden mitbekommen, dass bereits junge Säuglinge wenige Augenblicke vor dem Geschäft gewisse Laute von sich geben und bestimmte Bewegungen mit den Beinchen vollziehen. Zusätzlich verändert das Gefühl des Müssens bei den Kindern kurz vorher die Muskelspannung und die Mimik. Alles in allem aber sehr subtile Anzeichen, die nur mit viel Einsatz und Aufmerksamkeit zu bemerken sind.

Was es zusätzlich schwer macht, ohne Windeln auszukommen, ist unser mitteleuropäisches Klima. Selbst wenn alles gut läuft und die Anzeichen und Signale richtig und rechtzeitig erkannt werden, so macht es uns der winterliche Zwiebellook wahrscheinlich unmöglich, das Kind pünktlich aus seinen Klamotten zu schälen.

Letztendlich ist es aber häufig auch einfach der Alltag, der uns einen Strich durch die Rechnung macht. Der unaufschiebbare Einkauf oder die Autofahrt zu Freund*innen oder Schwiegereltern stehen einem derartigen Vorhaben – zumindest für eine gewisse Zeit – hartnäckig im Wege.

Windelfrei durch die Gegend zu krabbeln hat aber auch Vorteile für das Kind. Es ist natürlich hygienischer, eine trockene Hose zu tragen, als teilweise stundenlang sozusagen in einer feuchten Kammer zu sitzen, in der sich Bakterien und vor allem auch Pilze pudelwohl fühlen.

Ein weiteres Argument ist der anfallende Müll durch Windeln. Nehmen wir an, ein Kind bekommt durchschnittlich sechs- bis siebenmal am Tag den Popo frisch gemacht. Als Säugling etwas häufiger, später etwas seltener. Und nehmen wir an, dass das mit dem Töpfchen oder der Toilette dann bis zum dritten Geburtstag klappt. Nach dieser Rechnung hätten Florian und seine Frau bei ihren vier Kindern insgesamt geschätzt 30 000 Windeln gespart, wenn sie darauf verzichtet hätten. 30 000! Wahrscheinlich ganze Lkw-Ladungen, die hier im wahrsten Sinne des Wortes gefüllt worden sind. Hinzu kommen die mehreren tausend Euro, die die Windeln im Hause Babor gekostet haben. Aber dafür ist es wohl zu spät. Umtausch oder Rückgabe laut Hersteller ausgeschlossen.

Und sosehr vielleicht die Familie bereit ist, dieses Thema etwas naturbelassener anzugehen: Die Gesellschaft und das öffentliche Leben sind nicht wirklich darauf ausgerichtet. Während wahrscheinlich großes Verständnis bei anderen jungen Eltern aufkommt, wenn man das Kind am Supermarktparkplatz von sich hält und sein Geschäft verrichten lässt, so finden das andere Bevölkerungsschichten und Altersgruppen vermutlich gar nicht lustig und werden sich lautstark darüber aufregen.

Aufs Klo zu gehen, wird für die allermeisten Menschen irgendwann das Normalste der Welt sein. Und je früher die Umgebung, inklusive der Eltern, erkennt, dass Normalität der beste Beistand beim Trockenwerden ist, desto unspektakulärer wird sich dieser Meilenstein der Entwicklung erreichen lassen.

Einschlafen, durchschlafen, allein schlafen – alles über die wichtigste Erholungsphase

»Dein Kind ist ja so brav! Es schläft schon durch!« Es kommt nicht selten vor, dass Neugeborene und Säuglinge richtiggehend nach ihrem Schlafverhalten bewertet werden. Die Sehnsucht von Eltern nach Kindern, die durchschlafen, wächst von Lebenswoche zu Lebenswoche. Nur eine Nacht! Nur eine einzige!! Aber bald schon müssen sich die meisten Eltern damit abfinden, dass es fast unmöglich ist, dass sie in acht Stunden kein einziges Mal aus dem Tiefschlaf der elterlichen Erschöpfung gerissen werden.

Sollte es aber dann wirklich einmal still sein im Kinderzimmer oder auch im Beistellbett, können es Mama und Papa meistens gar nicht glauben und machen sich erst recht Sorgen. Dieser Instinkt ist grundsätzlich auch berechtigt, zumindest in den ersten Monaten. Denn ein Neugeborenes *soll* gar nicht durchschlafen! Im Gegenteil, es ist ein Alarmsignal, dem ernsthaft nachgegangen werden muss, wenn sich ein Säugling in diesem Alter mehr als drei bis vier Stunden nicht meldet.

Schlafen wie ein Baby – auch hier ist die Bindung entscheidend

Vom ersten Tag an sammeln Menschen Erfahrungen, die ihr weiteres Leben und ihr Verhalten beeinflussen und so ihr Bindungssystem prägen. Das beginnt schon in der Neugeborenenperiode. Bereits zu diesem frühen Zeitpunkt baut jede Reaktion der Bezugsperson auf die Bedürfnisse eines Kindes in weiterer Folge das Vertrauen auf, das es benötigt, um sich sicher zu fühlen.

Und gerade zu Beginn steht der Schlaf im Vordergrund. Ein Kind sollte die Erfahrung machen, dass es in Bindungssituationen nicht alleingelassen wird und dass die Eltern da sind, wenn es sie braucht. Das ermöglicht einem Kind letztendlich, immer autonomer zu werden.

Wenn Neugeborene diese Erfahrung hingegen nicht machen und keine kompetente elterliche Antwort auf ihre Bedürfnisse bekommen, wird das in ihnen erst recht das Bedürfnis nach Bindung auslösen. Wenn das wiederum nicht erfüllt wird, kann sich bereits ein Kleinkind zurückziehen und folglich Bindung und Bindungspersonen meiden. Dieses Muster setzt sich unter Umständen bis ins Erwachsenenalter fort und kann zu einem stark beeinträchtigten Beziehungsleben führen, das seinen Ursprung in frühester Kindheit und der Interaktion mit den Eltern hat.

Aus diesem Grund ist es enorm wichtig, auf die Bedürfnisse eines Kindes beim Einschlafen und Aufwachen richtig zu reagieren.

Wenn wir davon sprechen, dass Säuglinge »durchschlafen«, dann ist damit nicht gemeint, dass das Kind von abends um acht bis morgens um acht ohne einen Mucks die Augen zumacht. Es sollte vielmehr lediglich möglichst einen Schlafblock durchschlafen. Derartige Schlafblöcke dauern bei Neugeborenen auch im Idealfall nur wenige Stunden und werden im Laufe der Lebensmonate in der Regel immer länger, der Schlaf des Kindes stabilisiert sich. Irgendwann, Monate und Jahre später, dauert dann ein Schlafblock genauso lange wie die ganze Nacht und – hurra! – das Kind schläft definitionsgemäß durch.

Dieser Entwicklungsmeilenstein von sechs bis acht Stunden Schlaf am Stück wird statistisch frühestens im Alter von 5 oder 6 Monaten erreicht. Selbstverständlich mit etlichen Ausreißern nach unten und oben. Alle Eltern, die nun den Kalender zücken und feststellen, dass ihr Kind diesen Meilenstein nicht innerhalb des ersten halben Jahres erreicht, seien an dieser Stelle beruhigt. Es ist eben nur eine Statistik und vergleichbar mit dem errechneten Geburtstermin. Dieser tritt statistisch gesehen nach exakt 40 Schwangerschaftswochen ein, aber nur 5 Prozent der Kinder erblicken tatsächlich an diesem Tag das Licht der Welt. Das bedeutet, dass 95 Prozent aller Mütter ihre Kinder vor oder nach dem errechneten Geburtstermin zur Welt bringen. Und mit allen anderen Meilensteinen, die im Laufe eines Kinderlebens erreicht werden müssen, verhält es sich ähnlich.

Ausgerechnet der Kinderschlaf ist ein Paradebeispiel dafür, wie individuell unterschiedlich Schlafrhythmus, -bedürfnis, -gewohnheiten und -dauer sind und dass sie von unzähligen Faktoren beeinflusst werden. Dazu gehören die unterschiedlichen Phasen während der Neugeborenenperiode, die Schlafumgebung, die Schlafbegleitung und die familiären Beziehungen.

Heutzutage sind wir uns mehr denn je bewusst, wie prägend gerade die ersten Monate und Jahre für einen Menschen und sein weiteres (Beziehungs-)Leben sind. Gerade deshalb lohnt sich ein genauerer Blick auf Kind und Eltern: Was machen alle Beteiligten aus diesen acht bis zwölf Stunden des Tages und der Nacht?

Vor allem Eltern, die ihr erstes Kind bekommen, sind oft überrascht, wie hart Schlafentzug und Erschöpfung über sie hereinbrechen. Natürlich ist das kein Geheimnis und auch im Vorfeld klar, aber die Realität ist dann doch etwas völlig anderes. Hinzu kommt: Jedes Baby ist, wie gesagt, unterschiedlich, hat seinen eigenen Schlafrhythmus und seine individuellen Bedürfnisse. Die beste Vorbereitung darauf sind Aufklärung und Information.

Zunächst müssen Erst-Eltern wissen, dass Neugeborene ungefähr alle zwei bis drei Stunden aufwachen sollen. Ja, Sie haben richtig gelesen: *sollen*. Seien Sie also nicht frustriert, wenn sich Ihr Kleines mehrmals tagsüber und auch nachts meldet. Nur so erhält es die notwendige Menge Nährstoffe und Kalorien und stimuliert gleichzeitig den ausreichenden Nachschub an Milch. Mit der Zeit verlängern sich die

Intervalle zwischen den Mahlzeiten, vor allem nachts. Trotzdem sollte für Säuglinge zwischen 3 und 6 Monaten eine Schlafdauer von fünf Stunden das Maximum bleiben. Und selbst das gelingt einem Drittel der Kinder in diesem Alter nicht. Bis zum ersten Geburtstag bleibt noch immer ein Viertel der Kinder, das keine sechs Stunden am Stück schlafen kann. So viel mal wieder zum Thema Statistik. Wir können Ihnen leider auch kein Geheimrezept nennen, das Ihr Kind auf wundersame Weise durchschlafen lässt.

Unabhängig vom Alter eines Menschen ist Schlaf aber natürlich ein Grundbedürfnis, ohne das wir nicht lange auskommen. Und im Vergleich zu Erwachsenen ist das Schlafbedürfnis von Kindern noch erheblich gesteigert.

AUF EINEN BLICK

Schlafbedarf

Aus Studien geht hervor, dass ein Mensch maximal acht bis elf Tage, also 264 Stunden, ohne Schlaf bleiben kann. Keiner der Probanden wies während dieser Zeitspanne ernsthafte medizinische, neurologische, physiologische oder psychiatrische Probleme auf. Mit zunehmender Dauer des Schlafentzugs jedoch zeigten die Personen fortschreitende und signifikante Defizite bei Konzentration, Motivation, Wahrnehmung und anderen höheren geistigen Prozessen. Bemerkenswert ist auch, dass sich alle Versuchspersonen innerhalb von ein oder zwei Nächten mit Erholungsschlaf zu relativer Normalität erholt hatten. In Tierversuchen führte ein anhaltender Schlafentzug nach einem Zeitraum von zwei Wochen oder länger zum Tode. Auch wenn die Ursache nicht klar ist, liegt es wahrscheinlich an einer andauernden Überaktivität des Organismus und sämtlicher Signalwege und einer daraus resultierenden Überforderung, die schlussendlich offenbar nicht mehr mit dem Leben vereinbar ist.

Schlaf dient grundsätzlich der Erholung, bei Erwachsenen und Kindern gleichermaßen. Grundvoraussetzung dafür, dass wir überhaupt einschlafen können und sich im Schlaf Prozesse abspielen, die uns neue Kraft für den nächsten Tag schöpfen lassen, sind auch hier wieder unterschiedliche Hormone, die zuvor oder währenddessen ausgeschüttet werden.

Allen voran steht Melatonin. Dieses Hormon wird im Gehirn in der Glandula pinealis, der Zirbeldrüse, produziert und ausgeschüttet. Es hilft bei der Steuerung des zirkadianen Rhythmus (der inneren 24-Stunden-Uhr) und beim Schlaf. Es wirkt ein wenig so, als würde uns Melatonin abends das Licht ausknipsen und somit signalisieren, dass die Zeit gekommen ist, schlafen zu gehen. In Wirklichkeit ist es aber genau andersherum. Wenn das Tageslicht abends abnimmt, weil die Sonne untergeht, und es wenig später dunkel ist, dann fängt der Körper an, als Reaktion auf diese Dunkelheit Melatonin zu bilden.

Eine nächtliche Lichteinwirkung kann diese Melatoninproduktion blockieren. Das ist ein großes Problem. Denn unser modernes Leben hat grundsätzlich etwas dagegen, dass es dunkel und leise ist. Auch künstliches Licht erschwert die Melatoninausschüttung und ist somit ein ständiger Gegner unseres erholsamen Schlafs.

Bei Kindern kommt es erst nach 8 bis 12 Wochen zu einem regelmäßigen Melatoninspiegel. Daraus lässt sich ableiten, dass bis zu diesem Zeitpunkt für ein Neugeborenes eigentlich immer Schlafenszeit ist – sie wird nur vorübergehend für die Nahrungsaufnahme unterbrochen.

Doch nicht allen Launen der Natur sind Eltern hilflos ausgeliefert. Sie können z. B. den Aufbau eines beständigen Melatoninspiegels unterstützen. Wenn das Zimmer, in dem das Kind seinen Mittagsschlaf hält, verdunkelt wird, sorgt das dafür, dass auch hormonell Schlafenszeit ist und der Körper mitsamt seinen Verschaltungen und Verarbeitungen in einen erholsamen Schlafzustand treten kann. Gehen

Sie mit Ihrem Kind im Kinderwagen spazieren, hilft es auch, diesen etwas abzudunkeln, solange natürlich die Frischluftzufuhr darunter nicht leidet. Gerade Säuglinge sind zwar in der Lage, auch bei Tageslicht und hellen Verhältnissen zu schlafen. Die Qualität des Schlafs und somit auch der Grad der Erholung und der Bewältigung der Tagesgeschehnisse leiden jedoch unter einer hellen Umgebung und können durch Abdunkelung optimiert und vor allem auch trainiert werden. Je konstanter die Bedingungen sind, bei denen ein Baby einschläft, gerade was Licht, Lärm und Temperatur angeht, desto stabiler findet es auch in den Schlaf.

Weitere Hormone, die dafür sorgen, dass wir im Schlaf zur Ruhe kommen, sind das Wachstumshormon, das antidiuretische Hormon sowie Oxytocin und Prolaktin. Durch das Wachstumshormon werden Zellwachstum und -erneuerung ermöglicht. Das antidiuretische Hormon sorgt dafür, dass wir nachts möglichst wenig Urin produzieren und dadurch unser Erholungsschlaf möglichst selten durch lästige Gänge auf die Toilette gestört wird. Und auch Oxytocin und Prolaktin erreichen während des Schlafs ihren Höchststand. Oxytocin wirkt dem Stresshormon Cortisol entgegen und hat eine entspannende Wirkung. Hervorgerufen wird ein Gefühl von Ruhe und Liebe, was uns sanft entschlummern lässt. Auch Prolaktin ist einer der Wachstumsfaktoren, die den Schlaf beeinflussen. Es ist insofern einzigartig, als seine Hauptwirkung darin besteht, den Rapid-Eye-Movement-Schlaf (REM) zu fördern. Darüber hinaus sind diese beiden Hormone an etlichen weiteren Funktionen beteiligt, die den Stoffwechsel und das Immunsystem optimieren.

Heutzutage wird angenommen, dass die erholsame Wirkung des Schlafs auch eine Folge des verstärkten Abtransports von Abfallprodukten ist, die sich im Wachzustand im zentralen Nervensystem ansammeln.

RED FLAG

Rauchen und Kinder

Wer in der Schwangerschaft raucht, setzt sich und vor allem sein Ungeborenes einer großen, aber grundsätzlich absolut vermeidbaren Gefahr aus. Wissenschaftler*innen haben in einer aktuellen Studie bestätigt, dass gleich mehrere schwere Gesundheitsrisiken um ein Vielfaches erhöht sind, wenn schwangere Frauen rauchen. Beim Vergleich von 400 000 schwangeren Raucherinnen mit mehr als acht Millionen schwangeren Nichtraucherinnen zeigte sich, dass das Risiko einer Frühgeburt durch Tabakkonsum um 39 Prozent erhöht ist und das einer Totgeburt um 37 Prozent. Beinahe eines von 14 Kindern unter sechs Jahren ist heutzutage immer noch Passivrauch ausgesetzt. Auch jenseits der Neugeborenenperiode sind die gesundheitlichen Folgen des Passivrauchens dramatisch. Kinder, die regelmäßig Tabakrauch ausgesetzt sind, werden im weiteren Leben häufiger krank. Dies reicht von scheinbar banalen Infekten wie einer Mittelohrentzündung, produktivem Husten, Kurzatmigkeit und obstruktiven (verengenden) Atemwegserkrankungen bis hin zu schweren Erkrankungen der Atemwege wie Lungenentzündung, Bronchitis oder Asthma. Aber es wird noch schlimmer: Auch wenn nur der Vater raucht, und selbst wenn das Rauchen lediglich vor der Empfängnis stattfindet, steigt das Risiko einer Leukämieerkrankung im Kindesalter. Aber auch andere Krebserkrankungen wie Nasen-, Nieren-, Blasen- oder Lungenkrebs sind bei Menschen, die als Kind Zigarettenrauch ausgesetzt waren, signifikant erhöht.

Im 21. Jahrhundert sollte in zivilisierten Ländern kein Kind mehr dem Zigarettenrauch von Eltern, Verwandten oder dritten Personen ausgesetzt sein!

Eine weitere heikle Frage beim Thema Kinderschlaf ist nicht das *Wie*, sondern das *Wo*. Von Anfang an im eigenen Bett, womöglich auch im eigenen Zimmer? Oder doch lieber im elterlichen Bett, am besten zwischen Mama und Papa?

Laut aktueller Leitlinie zur Prävention des Plötzlichen Säuglingstods aus dem Jahr 2018 sollten Kinder bei den Eltern im Zimmer, aber im eigenen Kinderbett schlafen. Dies gilt vor allem für die ersten drei Lebensmonate und wenn die Eltern Raucher sind.

Nun könnte man annehmen, dass empfohlen wird, Kinder im Elternschlafzimmer schlafen zu lassen, um durch die Nähe möglichst schnell bemerken zu können, wenn etwas nicht stimmt. Das ist jedoch nicht der Fall, was einfach daran liegt, dass das Kind anders schläft. Aber nicht, wie man vielleicht meinen mag, ruhiger, sondern im Gegenteil sogar unruhiger. Es sucht häufiger nach der Mama oder ihrer Brust, es kommt häufiger zu Berührungen und Interaktionen zwischen den beiden, auch im vermeintlich tieferen Schlaf. Dadurch fällt das Kind grundsätzlich nicht in längere Phasen eines sehr tiefen Schlafs, was dem Plötzlichen Säuglingstod vorbeugt, einem Phänomen, das bis heute nicht vollständig geklärt ist.

Selbst die moderne Medizin hat keine ausreichende und wasserdichte Erklärung für dieses dramatische Ereignis. Mittlerweile jedoch sehr konkret definiert sind verschiedene Risikofaktoren, die das Auftreten eines *Sudden Infant Death Syndrome* (SIDS), wie der Plötzliche Säuglingstod auch genannt wird, begünstigen. Das haben wir ja schon ausführlich in Säule 2 erklärt.

Wir möchten Ihnen einige Methoden an die Hand geben, Babys und Kinder beim Einschlafen kompetent und liebevoll zu begleiten. Es gibt natürlich auch andere Strategien. Ein Kind schreien zu lassen und es somit immer mehr daran zu gewöhnen, allein einzuschlafen, wird beispielsweise viel diskutiert, ist aber zu Recht umstritten (und in den Augen der Autoren übrigens von vorgestern). Stichwort »Jedes Kind kann schlafen lernen«. Nach diesem Ratgeber soll die Bezugsperson in festgelegten Abständen zum oft auch weinenden Kind hineingehen und es lediglich mit Worten beruhigen, bis es allein eingeschlafen ist. Wenn es sich in Rage schreit, soll es erst recht alleingelassen werden. Versetzen Sie sich in die Lage des verzweifelten Kindes: Sie stehen in Ihrem Bettchen und Ihre Bezugspersonen haben das Zimmer verlassen. Dann kommt wieder jemand zu Ihnen, lässt Sie aber dann wieder allein. Glauben Sie, dass Sie sich von selbst beruhigen können und dann friedlich einschlummern? Schwer vorstellbar. Letztendlich werden Sie wahrscheinlich vor Erschöpfung einschlafen, weil Sie irgendwann einfach nicht mehr können. Im weiteren Verlauf dieses »Dressierens« werden Sie wahrscheinlich gänzlich resignieren, gar nicht mehr nach Papa und Mama verlangen und sich Ihrem Schicksal (und dem Schlaf) hingeben.

Mission erfolgreich, das Kind schläft – aber zu welchem Preis? Das Einschlafen eines Kindes zählt zu den bindungsrelevanten Stresssituationen. Darunter verstehen wir Situationen, die für das weitere Bindungsverhalten eines Kindes prägend sind. Sie bedürfen daher einer besonders behutsamen Vorgehensweise. Aber eine gesunde und sichere Bindung zwischen Eltern und Kind besteht unserer Meinung nach nicht darin, ein Baby schreien zu lassen. Im Gegenteil. In dieser bindungsrelevanten Situation wird sogar so ziemlich alles gestört, was eine sichere Bindung ermöglicht: der elterliche Instinkt, sich des Babys anzunehmen, der instinktive Ruf des Kindes nach Nähe und Geborgenheit und der erholsame und zufriedene Schlaf auf Basis einer beiderseits geglückten Bindungssituation.

Gehen Sie einmal von sich aus: Wann können Sie am besten in den Schlaf finden und eine ruhige, erholsame Nacht verbringen? Wenn sie sorgenfrei sind, gut gegessen haben, ihre Liebsten um sich haben, in ihrer gewohnten Umgebung einschlafen und wieder aufwachen?

Oder wenn sie allein und emotional aufgewühlt sind, um sie herum alles dunkel und vermeintlich fremd ist und sie keine vertrauten Personen in ihrer Nähe spüren? Genau. Einem Kind geht es nicht anders. Jedes Einschlafen mit einer Bezugsperson in nächster Nähe und jede Erfahrung, dass während des Schlafs oder nach dem Aufwachen nach relativ kurzer Zeit eine Bezugsperson da ist, wird dazu beitragen, dass das Kind bald sorgenfrei, ruhig und vertrauensvoll in den Schlaf finden kann. Eine bindungsorientierte Schlafbegleitung ist eine lohnende Investition.

Trotz allem kann es manchmal auch sein, dass es für das Kind nicht die richtige Zeit ist, ins Bett zu gehen. Das kann unterschiedliche Ursachen haben. Vielleicht ist das bewegungsfreudige Kind einfach noch nicht müde genug, weil es sich den Tag über nicht richtig ausgepowert hat und abends nicht weiß, wohin mit der Energie. Vielleicht ist aber auch das Gegenteil der Fall und das Kind hätte schon zu einem früheren Zeitpunkt seinen Schlaf benötigt. Jetzt ist es so überreizt und übermüdet, dass es sich nicht entspannen kann. Oder der gewählte Zeitpunkt des Zubettgehens richtet sich eigentlich nach den Bedürfnissen der Eltern, die aufgrund ihrer Erschöpfung Ruhe und Erholung benötigen und sich vielleicht nach einem ruhigen Abend zu zweit sehnen. Oder es treffen alle genannten Szenarien zu und das Kind ist mal unterfordert, mal überreizt und die Eltern so erschöpft, dass sie nicht mehr wissen, wo ihnen der Kopf steht. Wenn Sie oft mit Einschlafproblemen zu kämpfen haben und einfach nichts helfen mag, gibt es auch kompetente Beratung dahingehend. Sprechen Sie das einfach beim nächsten Besuch in der Kinderarztpraxis an, die Kolleg*innen können Sie sicher über Hilfsangebote in Ihrer Nähe informieren.

INSIDERWISSEN

Unsere 10 ultimativen Einschlaftipps für Babys und Kleinkinder

- Dunkelheit. Achten Sie auch tagsüber, wenn möglich, auf eine abgedunkelte Umgebung.
- Ruhe. Halten Sie Ihr Kind möglichst nur in einer Trageposition. Häufiges Wechseln zwischen Anlehnen an die Schulter, Fliegergriff (dabei liegt das Kind bäuchlings auf dem Unterarm des Erwachsenen, übrigens auch bei Bauchschmerzen eine wohltuende Position), Hinsetzen, wieder Aufstehen usw. sollten Sie vermeiden, da sie für weitere Unruhe beim Kind sorgen.
- Monotonie. Wenn Sie Ihr Kind in den Schlaf tragen, bewegen Sie sich sanft. Es sollte spürbar, aber nicht so dynamisch sein, dass sich Ihre Nachbarn über den Lärm beschweren. Daraus ergibt sich eine ähnliche Monotonie, als würde das Kind mit einer Kutsche über einen Feldweg transportiert werden. Und wenn es einen Begleiter gibt, den wir beim In-den-Schlaf-Wiegen wirklich brauchen, dann ist es genau diese unglaublich langweilige Monotonie *gähn*. Wer diese Vorliebe bei seinem Kind mal entdeckt hat, greift zu teilweise absurden Methoden. Nachts noch einmal den Kinderwagen um das Haus zu schieben, um das Kind auf dem unruhigen Asphalt innerhalb kürzester Zeit einschlafen zu lassen, könnte zum Beispiel klappen. Vielleicht finden Sie aber auch Ihre ganz eigene Methode.
- Der Fön. Genauso wie beruhigende SSSCHHH-Laute haben Föngeräusche etwas sehr Vertrautes für Babys. Mittlerweile kann man sie sogar in Apps oder Playlists abspielen. Und das zu Recht. Der Hintergrund ist einfach und doch verblüffend: Tauchen Sie beim nächsten Vollbad oder Besuch des Freibads Ihren Kopf zur Gänze unter Wasser. Das Rauschen, das Sie hören werden, ist das gleiche, das ein Baby neun Monate lang ununterbrochen begleitet hat. Das Geräusch des Föns erinnert es an diese Zeit und ruft in ihm das Gefühl der Geborgenheit und der inneren Ruhe hervor. Wer schon

einmal Zeuge wurde, wie ein scheinbar untröstliches Baby bei Einsetzen eines Föngeräuschs innehält, die Augen schließt und mit entspannten Gesichtszügen einschläft, wird diesen Effekt nicht mehr vergessen. Von nun an gibt es für scheinbar aussichtslose Situationen ein wahres Ass im Ärmel. Aber Vorsicht: Zum Einschlafen ist natürlich nur das Geräusch des Föns zuträglich. Alles andere, vom Kabel über die heiße Luft bis zur Elektronik im Inneren, hat nichts in der Nähe eines Säuglings oder Kleinkindes zu suchen!

- Ihre Stimme. Singen Sie Ihrem Kind ein Schlaflied. Es gibt in Ihrem Haushalt keine begnadeten Sänger*innen? Egal! Ihr Kind könnte Sie sowieso nicht loben, weil Sie so toll singen und jeden Ton treffen. Es wird dieses Ritual, Ihre Stimme und Ihre schiefen Töne trotzdem lieben und sich ein Leben lang daran erinnern.
- Geduld. Wir wissen, dass das mitunter schwerfallen kann, aber seien Sie geduldig. Warten Sie mit dem Ablegen, bis ein Ganzkörperzucken ankündigt, dass das Kind nun in eine tiefere Schlafphase eintaucht. Erst dann wird der Schlaf ohne Probleme fortgesetzt. Vorher ist die Wahrscheinlichkeit groß, dass Ihr Kind aus einem allzu leichten Schlaf wieder aufwacht und vielleicht sogar durch den Powernap etwas ausgeruhter ist als zuvor. Gott bewahre!
- Sicherheit vermitteln. Lassen Sie Ihr Kind wissen, dass es nicht allein ist. Sagen Sie noch ein paar beruhigende, liebevolle Worte, nachdem Sie die Türe geschlossen haben, um Ihrem Kind auch in der Dunkelheit zu signalisieren, dass es nicht allein ist.
- Runterkommen. Begleiten Sie Ihr Kind, während es die Aufregungen und Anstrengungen des Tages langsam loslässt. Man könnte meinen, es sei genau richtig, dass ein Kind kurz vor dem Einschlafen noch einmal »die Bude auseinandernimmt« und wie verrückt – vielleicht auch noch mit seinen Geschwistern – durch die Zimmer tobt, auf dem Bett umherspringt, eine Kissenschlacht veranstaltet und dabei laut kreischt. Das Gegenteil ist aber der Fall. Bis sich

der Kreislauf und auch der Geist von dieser Übererregtheit beruhigt haben, kann es Stunden dauern. Treiben Sie manchmal abends Sport und versuchen danach, hundemüde und ausgepowert in den Schlaf zu finden, liegen aber stattdessen aufgewühlt wach? Ähnlich geht es Ihrem Kind. Lesen Sie stattdessen aus einem Buch vor, Kinder lieben es, noch eine Einschlafgeschichte zu hören. Es kann natürlich genauso gut ein Hörbuch sein. Achten Sie dann aber darauf, dass es nicht zu aufregend und abenteuerlich wird (besser geeignet sind Kinder-Einschlaflieder) und auch die Lautstärke gemäßigt ist. Kinder können das noch nicht allein regulieren und merken erst im Nachhinein, wie sehr sie »Yakari« oder »Die drei ???« aufwühlt.

- Digital Detox. Kein Fernsehen, keine Videospiele, kein Tablet. Das alles ist ebenso wie die Kissenschlacht zu aufregend, um danach ruhig einschlafen zu können, und das blaue Licht des Bildschirms ist außerdem alles andere als entspannend.
- Routine. Schaffen Sie von Anfang an eine Bettroutine. Zähne putzen, den Schlafanzug anziehen, ein Buch vorlesen und dann immer ungefähr zur selben Zeit ins Bett gehen. Florians Kinder gehen alle zusammen und gleichzeitig schlafen. Und zwar um 19.30 Uhr. Der Zweijährige genauso wie der Gymnasiast. Die Aufwachzeiten variieren immer wieder phasenweise. Mal muss der Kleine mehrere Wochen lang geweckt werden, damit er rechtzeitig zur Tagesmutter kommt, dann wieder ist es, als würde um 5.30 Uhr sein täglicher innerer Wecker klingeln. Für Eltern ist es wichtig, diese Phasen als das zu verstehen, was sie sind: vorübergehend. Passen Sie die Zubettgehzeiten Ihrer Kinder nicht an die aktuelle Aufwachzeit an.

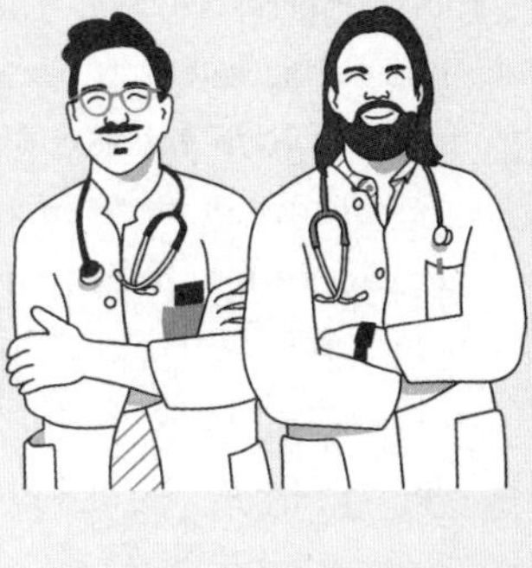

Der Weg aus dem elterlichen ins eigene Bett

Wenn aber die richtigen Voraussetzungen und Gewohnheiten erst einmal etabliert sind, wird es für ein Kind kaum einen Unterschied machen, wo es einschläft – ob im Beistellbettchen neben dem elterlichen Bett oder im eigenen Bett im Kinderzimmer. Wenn die Einschlaf- und Aufwachsituationen von Beginn an von den Eltern begleitet werden, findet ein Kind in der Regel auch vertrauensvoll den Weg aus dem elterlichen Bett. Der richtige Zeitpunkt hierfür ist variabel. Grundsätzlich bietet sich natürlich an, dass das Kind noch im Beistellbett neben dem elterlichen Bett schläft, solange es gestillt wird. Also unter Umständen bis ins 2. Lebensjahr hinein. Gerade nächtliches Anlegen ist in den meisten Familien der letzte Akt des Stillens. Ab dem 3. Lebensjahr entwickeln Kinder dann eigenständig das Bedürfnis nach einem eigenen Zimmer und einem eigenen Bett. An dieser Stelle müssen wir verallgemeinern. Denn der »Rausschmiss« aus dem Schlafzimmer sollte zum größten Teil in beiderseitigem Einverständnis passieren. Wenn das Kind das Alleinsein und Alleinschlafen noch nicht gut toleriert, ist das ein Zeichen, das nicht übersehen werden sollte. In dem Fall braucht es einfach noch mehr Aufmerksamkeit, die auch geschenkt werden sollte.

Auch Florian wird beim Thema Schlaf immer wieder von seinen Kindern überrascht. Das Einschlafritual seines zweijährigen Sohnes beispielsweise hat sich gerade erst unangekündigt und elementar verändert. Noch bis vor Kurzem bekam dieser abends seine Flasche Wasser mit einem Hauch Säuglingsmilch sprichwörtlich in die Hand gedrückt und schlief binnen fünfzehn Minuten während des Trinkens ein. Von einem Tag auf den anderen änderte sich das radikal. Zwar trinkt er weiterhin einen Großteil seiner Flasche aus, aber danach schmeißt er sie bestens gelaunt weg und legt erst so richtig los.

Er rollt von einem Ende des Bettes zum anderen, wirft sämtliche Kissen und Stofftiere raus, ruft lautstark nach Mama und Papa (obwohl mindestens einer von beiden immer direkt neben ihm ist). Die Laune ist dabei fast überschwänglich. Nach ein paar Minuten wird alles noch aberwitziger: Er prustet Laute zwischen seinen Lippen hervor und macht lustige Geräusche auf der Haut seiner Einschlafbegleitung. Im Anschluss beginnt er zu quengeln und zu meckern, dabei fällt er dann doch in den Schlaf. Sollte dieses Ritual jedoch gestört werden oder durch zu wenig oder zu viel Schlaf über den Tag hinweg nicht ins Ruhekonzept passen, kann der junge Mann sehr unglücklich werden.

Was Florian und seiner Frau dann übrig bleibt, ist, ihn spüren zu lassen, dass er nicht allein ist, und zu versuchen, seine Bedürfnisse zu erkennen. Manchmal ist es ein Finger, an dem er sich festhalten, manchmal eine Schulter, auf der er zur Ruhe kommen kann. Manchmal auch nichts von alledem, sondern Raum, in dem er sich ausbreiten kann.

Aus dem Per-Autopilot-in-den-Schlaf-Nuckler entwickelte sich ein Kind, das in den Schlaf begleitet werden will. Und er gibt das Tempo vor.

Verzagen Sie also nicht, wenn Altbewährtes plötzlich nicht mehr wirkt, und hören Sie gut auf die Bedürfnisse Ihres Kleinkindes. Schaffen Sie das nicht allein, holen Sie sich auch in solchen Umstellungsphasen Hilfe. Das Beste ist: Auch diese Phasen gehen vorbei.

Vertrauen – Autonomie im Alltag und die Eingewöhnung in den Kindergarten

Zwischen dem 6. und 8. Lebensmonat reagieren Kinder meist sehr zurückhaltend und mitunter ängstlich auf fremde Personen. Sogar wenn diese schon akzeptiert waren, wie Oma und Opa, ernten alle, manchmal sogar Papa und Geschwister, Tränen und Rückzug. Die Kinder *fremdeln*. Aber keine Sorge. Fremdeln ist ein Zeichen der Reifung und Entwicklung und gehört zum ganz normalen Großwerden dazu. Erst durch das Fremdeln lernen Kinder, zwischen vertrauten und fremden Personen zu unterscheiden, und verschieben so den Vertrauensregler. Immer mehr Personen werden in das vertraute Umfeld hineingelassen und akzeptiert, aber am Anfang darf da in den allermeisten Fällen nur Mama rein. Vor allem, wenn das Kind gestillt wird.

Zu Beginn des Lebens und in den ersten Monaten ist das Verhalten noch ein ganz anderes. Die Tante, das große Geschwisterchen oder der zukünftige Patenonkel können das Baby mit verliebten Blicken auf dem Arm durch die Gegend tragen, es schläft dort sogar zufrieden ein und lässt sich bei Kummer von diesen unterschiedlich nahestehenden Personen beruhigen. In dieser Zeit baut häufig auch der Vater (oder eine andere Bezugsperson, die nicht stillt) eine engere Beziehung zum Kind auf, da er in Alltagssituationen fast ebenbürtig ist. Tragen, füttern, beruhigen, in den Schlaf schaukeln – all das darf der ansonsten nicht so im Vordergrund stehende Elternteil nun auch. Diese Gelegenheit und Offenheit des Kindes sollten unbedingt genutzt werden. Denn wenn der andere Elternteil in dieser Phase nicht präsent ist und sich nicht an der Versorgung des Kindes beteiligt, kann es passieren, dass die Person in der Zeit, in der das Baby zu fremdeln beginnt, nur noch bedingt zum Kreis der vertrautesten

Menschen gehört. Und dann ist ein ganzes Stück Vertrauens- und Beziehungsarbeit notwendig, um darin wieder aufgenommen zu werden. Dies kann vor allem durch behutsames Vorgehen in bindungsrelevanten Situationen gelingen. Das Begleiten beim Einschlafen, aber auch beim Aufwachen zählen dazu sowie alle Situationen, in denen Sie merken, dass Ihr Kind Angst, Trauer oder Wut verspürt. Seien Sie hier ganz besonders verständnisvoll und zeigen Sie, dass diese Gefühle »normal« und alltäglich sind.

Die Eingewöhnung

Wenn es nun um die Eingewöhnung in der Kita oder bei der Tagesmutter geht, darf zunächst nicht außer Acht gelassen werden, auf welchem Stand der Kommunikation sich das Kind befindet. Gerade wenn es noch sehr klein ist, erfolgt diese ausschließlich nonverbal. Wenn das Kind weint, bringt es damit seinen aktuellen Gefühlszustand zum Ausdruck, kann aber nicht weiter spezifizieren, was gerade nicht stimmt.

Im Rahmen der Eingewöhnung gibt es kein allgemeingültiges und immer in gleicher Weise zum Erfolg führendes Generalrezept – leider. Vielmehr muss berücksichtigt werden, dass Kinder verschieden sind und unterschiedliche Gemüter haben. Die einen sind ruhiger und eher mit sich selbst beschäftigt, die anderen fegen über den Spielplatz, und alle Umstehenden staunen mit offenem Mund über dieses temperamentvolle Auftreten. Außerdem hat jedes Kind in seinem jungen Leben unterschiedliche Erfahrungen gemacht, die zu seinem aktuellen Bindungsverhalten beitragen.

Was Kinder aber alle gemeinsam haben, ist, dass es bei der Eingewöhnung zu einem der wohl einschneidendsten Erlebnisse bis dato kommt. Nämlich zur Trennung von den wichtigsten Bezugspersonen. Und umso wichtiger ist ein empathischer und besonnener Umgang mit dieser bindungsrelevanten Situation, ganz ähnlich wie der weiter oben beschriebenen Verzweiflung beim Einschlafen.

Dabei sollten Sie das Verhalten des Kindes die ganze Zeit beobachten, das ist elementar, um die Dauer der Eingewöhnung zu bestimmen. Und diese muss jeden Tag anhand des Verhaltens des Kindes neu überprüft werden.

Gerade jüngeren Geschwisterkindern wird häufig mehr zugetraut, weil der Kontakt mit der Einrichtung bereits alltäglich ist. So auch bei Florians Kindern. Täglich hat seine Tochter ihre ältere Schwester und den Bruder in die Kita begleitet, stapfte frühmorgens und nachmittags völlig selbstverständlich in den Spielraum und kannte bereits alle Erzieher*innen. Gerade diese Selbstverständlichkeit und Unaufgeregtheit verleitete die Erwachsenen zu dem Gedanken, dass bei solchen Geschwisterkindern gar keine Eingewöhnung mehr nötig ist. Dabei wird vergessen, dass sich das Kind genauso wie jedes andere an die Einrichtung und dort tätigen Personen gewöhnen muss, auch wenn das nach monatelanger Bekanntschaft möglicherweise etwas leichter fällt. Der Knackpunkt ist auch in diesem Fall das Getrenntsein von den Bezugspersonen. Das wäre sogar in den eigenen vier Wänden (ein-)gewöhnungsbedürftig, geschweige denn in einer Kindertagesstätte. Deshalb war es für Florian, seine Frau und auch für die Erzieher*innen in der Kita selbstverständlich, dass die kleine Tochter ganz normal eingewöhnt wird und ihr somit alle Möglichkeiten eingeräumt wurden, Vertrauen zu fassen. Und das war auch gut so, denn obwohl die Kleine schon unzählige Male zu Gast in der Kita war, war es noch nicht ihr zweites Zuhause, zu dem es aber mittlerweile geworden ist.

Bis zu einem gewissen Maß benötigt also jedes Kind die Hilfe und Unterstützung einer Bezugsperson in dieser aufregenden Zeit. In einer 2006 veröffentlichten Studie konnte gezeigt werden, welche umfangreichen Folgen, sogar gesundheitlich (!), eine unbegleitete Eingewöhnung hat. Die Kinder, die ohne ihre Eltern eingewöhnt wurden, waren nicht nur ängstlicher und zurückhaltender im weiteren Kita-Alltag. Sie waren über das erste halbe Jahr hinaus sogar viermal länger krank als begleitete Kinder.

Sicher gebundene Kinder erobern und erkunden ihre Umgebung nur dann sorglos, wenn sie ihre Bezugsperson in der Nähe wissen. In dem Moment, da Sie den Raum verlassen oder außer Sichtweite sind, wird das Bindungsverhalten auf den Plan gerufen und lautstark durch Weinen, Rufen und Suchen zum Ausdruck gebracht.

Ganz anders ein unsicher gebundenes Kind. Dieses akzeptiert sogar Fremde als Ersatz bei einer Trennung von der Bezugsperson und zeigt zumindest äußerlich kein Anzeichen des Vermissens. Während das sicher gebundene Kind die Wiederkehr der Bezugsperson mit großer Freude und der Suche nach körperlichem Kontakt geradezu feiert, reagiert das unsicher gebundene Kind mit Ablehnung. Letzteres geschieht vor allem, um weiteren Enttäuschungen und Abweisungen zu entgehen.

In diesem Zusammenhang ist es für Kinder bereits in sehr jungem Alter elementar zu erfahren, dass auch sie mitbestimmen können. Kaum etwas bringt Kleinkinder derart zur Verzweiflung und in Opposition wie Situationen, in denen sie sich nicht mehr selbst regulieren können und ein Gefühl der Machtlosigkeit verspüren. Es kommt zu einem Schlüsselmoment: Sind Eltern dann präsent und einfühlsam, können sie dem Kind helfen, sich selbst zu regulieren. Eine Mama oder ein Papa, die dem Kind Nähe und verständnisvoll Hilfe anbieten, schaffen einen Anknüpfungspunkt, durch den es wieder zu sich findet. Dem gegenüber stehen Eltern, die mit sich selbst und ihrer eigenen Umgebung beschäftigt sind und ungeduldig oder gereizt reagieren. Ein »Stell dich nicht so an« signalisiert dem Kind, weiterhin mit seiner Verzweiflung alleingelassen zu werden. Natürlich ist für Erwachsene keineswegs immer alles nachvollziehbar, was für ein Kleinkind zum Problem wird. Aber gerade Situationen, die aus dem Geborgenen in das Ungewohnte führen, wie der Aufbruch von zu Hause in den Kindergarten oder das Abholen, lösen Verzweiflung über oft banale Dinge aus. Dann kann die zu dicke Herbstjacke oder der nicht sitzende Fahrradhelm zum unüberwindbaren Hindernis werden. Eltern sollten also so oft wie möglich versuchen, sich in das Kind hineinzuversetzen. Sich – bildlich gesprochen – die kleinen Kinderschuhe anzuziehen, kann dabei helfen, gemeinsam eine Lösung für Konflikte und Probleme zu finden.

Und da jedes Kind anders ist (und die Eltern erst recht), sollten Eingewöhnungen in die Kita nicht willkürlich und an jedem Ort und in jedem Jahrgang anders stattfinden. Hierzu gibt es etablierte Modelle, die vorgeben, wie die Familien begleitet werden und wie den Kindern ermöglicht werden soll, sich einzugewöhnen. Eines ist das unten dargestellte so genannte Berliner Modell, anhand dessen wir schematisch und beispielhaft wichtige Meilensteine und Eckpunkte dieser Phase zeigen möchten.

Auch für Eltern sind diese ersten Abschiede in der Tageseinrichtung nicht einfach. Das Vertrauen, das dem Fachpersonal entgegengebracht werden muss, ist enorm. Wahrscheinlich gab es außer Verwandten oder engen Freunden in den vergangenen Monaten und Jahren kaum jemanden, mit dem das Kind längere Zeit allein sein durfte. Weder Kind noch Eltern hätten so etwas ohne Protest toleriert. Und jetzt sollen Sie Ihr »Baby« plötzlich in den Armen einer beinahe fremden Person zurücklassen? Was, wenn das Kind Sie nach nur wenigen Minuten ganz stark vermisst und niemand Sie benachrichtigt? Was, wenn es sich verletzt, vielleicht sogar ins Krankenhaus muss, und niemand da ist, um es zu trösten?

DIE EINGEWÖHNUNG NACH DEM BERLINER MODELL ERKLÄRT

Das Berliner Modell versteht sich als Leitfaden für eine sanfte Eingewöhnung in die Kita. Mittlerweile arbeiten viele Tagesmütter und -väter sowie Kindertagesstätten nach diesem Konzept. Es besteht aus sechs Kernthemen bzw. Phasen, die für eine gut begleitete Eingewöhnung als nötig erachtet wurden.

Phase 1: Sie sind gut informiert. Wir raten, dass sich Eltern schon frühzeitig über den Ablauf der Eingewöhnung informieren und sich ihrer Rolle bewusst werden. Hier passiert gerade etwas Entscheidendes in der Entwicklung Ihres Kindes, nehmen Sie sich nicht zu viel vor, der Fokus sollte hier wirklich auf der Eingewöhnung liegen.

Phase 2: Sie bleiben in Reichweite. Zu Beginn stehen dem Kind, Ihnen als vertrauter Bezugsperson, Ihrem*r Partner*in und der neuen Bezugsperson (Fachkraft der Einrichtung) drei Tage als Grundphase zur Verfügung, in der Bezugsperson und Kind die Einrichtung kennenlernen und sich darin gemeinsam aufhalten. Dabei sollten Sie eine passive, aber aufmerksame Rolle einnehmen und für das Kind jederzeit erreichbar sein. Wenn das Kind den Raum verlässt, gehen Sie aber nicht hinterher oder fordern es zum Spielen auf. Ebenso sollten Sie nicht mit anderen Kindern spielen oder abwesend auf Handy oder Tablet konzentriert in der Ecke sitzen. Die Fachkraft der Einrichtung versucht indes vorsichtig und angemessen, Kontakt zum Kind aufzubauen.

Phase 3: Sie wagen sich in einen anderen Raum. Am 4. Tag kommt es zum ersten Trennungsversuch und der Trennungsphase. Dieser sollte nicht abrupt und vor allem nicht ohne vorherige Ankündigung sein, sondern nach einiger gemeinsamer Zeit und auf eine Verabschiedung folgend geschehen. Wie lange dieser erste Trennungsversuch dauert, hängt von der Reaktion des Kindes darauf ab. Wenn das Kind das gut toleriert, sollten 30 Minuten aber nicht überschritten werden. Sollte das Kind jedoch mit Verzweiflung, Weinen oder Untröstlichkeit reagieren, kommen Sie nach wenigen Minuten wieder zurück.

Phase 4: Ihr Kind gewinnt an Sicherheit. In den darauffolgenden Tagen beginnt die Stabilisierungsphase, in der die Bezugsperson immer mehr von der Fachkraft abgelöst wird. Das betrifft das Füttern, das Wickeln, das Spielen und die Reaktion auf kindliche Signale. Die Fachkraft entwickelt sich also langsam zu einer neuen Bezugsperson. In diesem Abschnitt werden auch die Trennungsphasen immer weiter verlängert.

Phase 5: Ihr Kind fasst Fuß. Was dann folgt, ist die Schlussphase, in der die Eingewöhnung grundsätzlich abgeschlossen ist. Sie sind nicht mehr anwesend, aber jederzeit erreichbar. Dafür gibt es jetzt die neue Bezugsperson, die Fachkraft, die jetzt ebenso einen sicheren Hafen für das Kind darstellt.

Phase 6: Ihr Kind ist eingewöhnt. Glückwunsch!

Die Vorteile dieses Konzeptes erzeugen zugleich die größten Hindernisse bei der Durchführung. Das Kind wird sehr sorgsam und behutsam an die Einrichtung und Bezugsperson gewöhnt, was aber mit einem großen Zeitaufwand verbunden ist und wofür das notwendige Personal der Einrichtung ab- und zur Verfügung gestellt werden muss. Und während Kindern eine individuelle Zeitachse sehr zugutekommen kann, so stellt das vor allem größere Einrichtungen und deren zeitliche Rahmenbedingungen und -vorgaben vor erhebliche organisatorische Herausforderungen.

Diese Fantasien begleiten Eltern regelmäßig durch die ersten Wochen und Monate der Eingewöhnung und darüber hinaus.

Einmal suchte eine befreundete Mutter bei Florian kinderärztlichen Rat. Sie wollte wissen, ob es möglich sei, bei Kindern im Blut Beruhigungsmittel nachzuweisen. Der Grund war, dass das Mädchen nach dem Besuch der neuen Kita immer wieder ungewöhnlich müde, fast schon schläfrig war und mittags ein deutlich größeres Schlafbedürfnis hatte als sonst. Bald stellte sich jedoch heraus, dass der Grund für die Erschöpfung der ungewohnte Alltag in der Kita mit all den neuen Eindrücken und Beschäftigungen war. Wenn das Kind dann abgeholt wurde, legte sich der Trubel und die Umgebung war wieder vertrauter. Dies führte zur ganzkörperlichen Entspannung und das Kind brauchte einfach Schlaf, um genug Energie für den übrigen Tag aufzubringen. Eine ganz natürliche und richtige Reaktion auf herausfordernde Ereignisse. Die Mutter jedoch, deren innere Stimme ihr ununterbrochen Katastrophenfantasien einflüsterte, rechnete mit dem Schlimmsten.

Je intensiver Sie sich als Eltern mit der Einrichtung im Vorfeld auseinandergesetzt haben, mit den Erzieher*innen gesprochen haben und die Räumlichkeiten auf sich wirken lassen konnten, desto besser werden auch Sie diese nicht ganz einfachen Wochen aushalten. Wenn das Vertrauen über das Misstrauen siegt, werden Sie eher ihrer neuen Aufgabe gerecht werden können und gemeinsam mit Ihrem Kind diesen Meilenstein der Entwicklung und der Autonomie gelungen meistern können.

KINDER »VERWÖHNEN«

Ein viel diskutiertes Thema ist auch das vermeintliche »Verwöhnen« von Kindern. Gerade wenn Kinder verzweifelt sind, agieren sie manchmal nicht ihrem Alter entsprechend. Zumindest sehen wir Erwachsene das so. Ein Kind, das schreiend signalisiert, dass es heute nicht allein einschlafen kann, eine Zehnjährige, die verzweifelt ist, weil sie ihr Kuscheltier nicht findet, oder ein Siebenjähriger, der morgens kein passendes Kleidungsstück für die Schule findet – diese kleinen Menschen kommunizieren ihre Bedürfnisse. Dennoch kommt es gerade in diesen Situationen häufig vor, dass Eltern, Großeltern oder andere Bezugspersonen dem Kind nicht weiterhelfen und es nicht trösten. Der Grund: Die Erwachsenen haben Sorge, dass sie das Kind zu sehr »verwöhnen« würden und es somit schlecht auf das echte Leben vorbereitet wird, wo es immer wieder mit Schwierigkeiten konfrontiert werden wird. Das Gegenteil ist jedoch der Fall. Geben wir dem Protest nach und erfüllen diese Bedürfnisse, werden Kinder nicht »verwöhnt«. Eltern, die immer gegen die Sorge anarbeiten, dass sie das Kind »verwöhnen« würden, reagieren in solchen Situationen nicht selten mit einem ungeduldigen »Dafür bist du doch alt genug« oder anderen Vorwürfen, mit Kopfschütteln und Unverständnis.

Wir dürfen dann aber nicht außer Acht lassen, dass ein Kind autonom sein will. Es möchte Bilder allein malen, sich die Schuhe selbst anziehen können oder bei einem befreundeten Kind übernachten. Dafür braucht es aber eine gewisse Sicherheit, aus der heraus es Selbstständigkeit entwickeln kann. Wenn das Kind erfährt, dass es bei manchen Dingen eine Unterstützung bekommt, die es vielleicht in dem Maß sonst gar nicht mehr benötigt, kann es sich unterbewusst darauf besinnen, wozu es schon allein und selbstständig in der Lage ist. So kommt es zu lautstarken Protesten. Wenn das Kind aber Unterstützung einfordert und diese als notwendig erachtet, sollte dieses Grundbedürfnis von seinen Eltern verständnisvoll beantwortet werden. Die liebevolle Reaktion auf das eigene Kind ist eine grundlegende elterliche Aufgabe und hat nichts mit Verwöhnen zu tun.

Ein einfaches Gesetz, das uns ein befreundeter Papa beigebracht hat: Die Umarmung eines Kindes sollte nie durch den Erwachsenen beendet werden. Kinder, die sich der Nähe und Liebe ihrer Eltern sicher sind, umarmen und kuscheln gerne, aber in normalem Maße. Lediglich fehlende Bindung und Sicherheit führt hier im wahrsten

Sinn des Wortes zum Klammern. Wenn Ihr Kind Sie zum Schlafengehen umarmt, warten Sie also, bis es die Umarmung löst. Sagen Sie nicht: »So! Und jetzt lass mich los und geh schlafen.« Drücken Sie, was das Zeug hält, und genießen Sie diesen innigen und vertrauten Moment.

Auch ein kleines Geschwisterkind, bei dem die Bedürftigkeit noch offensichtlicher, aber die Unterstützung der Eltern auch noch selbstverständlicher ist, kann Phasen hervorrufen oder auch verstärken, in denen das Kind die körperliche Nähe zu Eltern vermehrt sucht. Genauso, wenn bereits vertraut gewordene Institutionen plötzlich wieder neu und unbekannt werden, beispielsweise bei einem Wechsel der Betreuungsstätte, einem Schulwechsel oder einem Umzug. Sollte es in der Familie »krachen«, die Eltern sich häufig streiten, sich auseinanderleben und sich vielleicht sogar trennen, kann auch das zu Rückschritten in puncto Selbstständigkeit führen. »Mama, Papa, seht mich an, beschäftigt euch mit mir und gebt mir Sicherheit! Ich weiß im Moment nicht, was ich brauche, weil mir euer Schutz und eure Geborgenheit fehlen.« Noch schwieriger wird es, wenn Eltern diese vom Kind ausgesandten Signale und Hilfeschreie nicht wahrnehmen können.

PSYCHISCHE UND KÖRPERLICHE GEWALT GEGEN KINDER

»Kinder haben ein Recht auf gewaltfreie Erziehung. Körperliche Bestrafungen, seelische Verletzungen und andere entwürdigende Maßnahmen sind unzulässig.« So steht es seit November 2000 in Paragraf 1631, Absatz 2 des Bürgerlichen Gesetzbuches.

Aber laut einer repräsentativen Studie des United Nations Children's Fund (UNICEF) und des Kinderschutzbundes sind mehr als die

Hälfte der deutschen Staatsbürger*innen noch immer der Auffassung, dass ein »Klaps auf den Po« und ähnliche Züchtigungen noch keinem Kind geschadet hätten. Mehr als 20 Prozent halten sogar eine Ohrfeige für gerechtfertigt. Aber auch diese vermeintlich sanften »Erziehungsmaßnahmen« sind eindeutige Gewalthandlungen gegen wehrlose und schutzbedürftige Kinder.

Vielen Menschen ist gar nicht bewusst, dass Gewalt gegen Kinder schon viel früher beginnt. Meist in Form von psychischer Gewalt, die aber genauso schwerwiegende Folgen für das Kind haben kann. Bereits ein Liebesentzug gehört dazu, ebenso wie Ablehnung, Angstmachen und Demütigen. Aggressive und laute Kommunikation, aber auch angedeutete Gesten schüchtern Kinder gewaltsam ein. Die weiteren Eskalationen münden dann in körperliche Gewalt. Es beginnt vielleicht mit der Ohrfeige, einem Klaps auf den Po oder Schütteln. Vielen Kindern werden auch Strafen zuteil, die keine äußeren Verletzungen hinterlassen, wie z. B. kaltes Abduschen oder Ziehen an den Haaren.

Häufig haben die Täter*innen kein Schuldbewusstsein und halten ihre Handlungen nicht für gewalttätig. Denn nur zu oft waren die Täter*innen selbst einmal Opfer und mussten in der eigenen Kindheit das Gleiche oder noch Schlimmeres über sich ergehen lassen. Dies trifft im Übrigen auch für sexuelle Gewalt zu. Eine derartige Vergangenheit ist zwar schrecklich, darf jedoch auf keinen Fall als Rechtfertigung dienen oder gar als vermeintliche Berechtigung zur Fortsetzung dieser Taten gelten.

Die Folgen von Gewalt sind für Kinder nicht absehbar. Die Schwere und Tragweite hängen von einer Vielzahl von Faktoren ab. Dazu zählen das Alter und das Geschlecht des Kindes, die Zeit, die seit der Gewalterfahrung vergangen ist, das Verhältnis zu den Erwachsenen und auch die Art und das Ausmaß der Gewalt. Die generelle Belastungsfähigkeit des Kindes und der Grad an sozialer Unterstützung des Kindes durch andere Personen wirken sich ebenfalls darauf aus, welche Spuren die Gewalt hinterlässt. Hierzu noch mehr im nächsten Abschnitt.

Das Ausmaß der Schädigung ist also variabel und abhängig von mehreren Faktoren, aber dass ein Kind weder körperliche noch psychische und schon gar keine sexuelle Gewalt schadlos übersteht, ist klar.

Die akuten Folgen für die Heranwachsenden können zunächst unspezifisch sein. Schlafstörungen, Schwierigkeiten in der Schule, Entwicklungsverzögerungen, Aggressivität und Ängstlichkeit sind womöglich erste Anzeichen. Hinzu kommen äußere und innere Verletzungen. Mittel- und langfristig können sich bei betroffenen Kindern emotionale und psychische Störungen einstellen, wie z. B. Depressionen, Angst- oder Essstörungen und auch ein herabgesetztes Selbstwertgefühl. Die Tatsache, dass Täter*innen häufig selbst einmal Opfer von Gewalt waren, kommt nicht von ungefähr. Denn die Wahrscheinlichkeit, selbst häusliche oder sexuelle Gewalt auszuüben, ist bei den Opfern höher. Das liegt auch daran, dass misshandelte Kinder eine Akzeptanz für den Gebrauch von Gewalt als Konfliktlösungsmuster entwickeln können und dadurch wiederum eigene Gewalttaten rechtfertigen.

Mehr und mehr Institutionen setzen sich jedoch mit dem Thema Kinderschutz auseinander. Seit 2012 existiert ein Bundeskinderschutzgesetz, das den Kinderschutz in Deutschland regelt. In Krankenhäusern stellen sogenannte Kinderschutzteams ein wichtiges Bindeglied zwischen medizinischer Versorgung und öffentlichen Organen wie dem Jugendamt dar. Durch eine verbesserte und unkompliziertere Zusammenarbeit werden Bearbeitungszeiten und Handlungsprozesse verkürzt, was wiederum zur Folge hat, dass Kinder Aggressor*innen womöglich nicht so lange ausgesetzt sind. Dadurch soll dem Kind weitere Gewalt erspart bleiben.

Bei bereits erlittener Gewalt ist, neben dem Kontaktverbot der Täter*innen, die psychologische Betreuung des Kindes mit all seinen kurz- und langfristigen Bedürfnissen die wichtigste Intervention. Auch hier stehen in den Kinderschutzgruppen speziell ausgebildete Psycholog*innen und Therapeut*innen zur Verfügung, die die Kinder begleiten.

Unsere vollumfängliche Aufmerksamkeit gehört dem Kind, und das ohne Zweifel. Aber wir müssen uns auch die Frage stellen, was Eltern oder Angehörige tun können, wenn sie bemerken, dass sie in letzter Zeit immer ungeduldiger werden und ihren eigenen Stress, ihre Sorgen und ihre eigenen Probleme immer schwerer verbergen können. Wie kann Gewalt verhindert werden, wenn immer weniger Puffer zwischen dem auslösenden Moment (z. B. dem quengelnden Kind) und einer Reaktion (die Stimme erheben, drohen oder Ähnliches) aufgebracht werden kann.

Ein solcher Puffer kann womöglich wertvolle Zeit verschaffen und die psychische oder körperliche Gewalttat gerade noch verhindern. Wenn klar wird, dass der Geduldsfaden zu reißen droht und dass für nichts mehr garantiert werden kann, dann sollte die Person versuchen, Raum oder Zeit zwischen die Situation und die eigene Reaktion zu bringen. Sie sollte das Zimmer verlassen, sich im Badezimmer vor den Spiegel stellen und mit sich selbst wieder in Kontakt kommen. Ein paar Schritte spazieren gehen, wenn es die Situation erlaubt, oder bis zehn zählen und tief durchatmen. Je öfter es gelingt, die Situation zu erkennen und die Reaktion hinauszuzögern, desto besser kann man zur Ruhe kommen.

Menschen, die reflektiert genug sind und erkennen, dass sie Gewalt gegen Kinder ausüben, können und sollten sich außerdem professionelle Hilfe suchen. Die Hotline des Präventionsprojekts *Keine Gewalt- und Sexualstraftat begehen* der Behandlungsinitiative Opferschutz (BIOS-BW, mehr Informationen unter www.bios-bw.com)

richtet sich an Täter*innen sowie Personen, die befürchten, gewalttätig zu werden.

Was wir aber auf jeden Fall nie aus den Augen verlieren dürfen, ist die Perspektive der Kinder. Den schutzbedürftigsten Menschen wird furchtbares Leid angetan, das keines der Kinder irgendwie verdient hätte. Ihr Recht auf gewaltfreie Erziehung wird im wahrsten Sinn des Wortes mit Füßen getreten.

Resilienz – die Widerstandskraft von Kindern stärken

Was Kindern nicht nur im Falle von erfahrener Gewalt, sondern generell in ihrer Entwicklung hilft, ist eine gut ausgeprägte Widerstandsfähigkeit. Diese auch Resilienz genannte Fähigkeit bedeutet, in oder nach einer schwierigen Situation oder Krise wieder zu Stärke zu finden.

Sie fragen sich, wie man die Resilienz entwickelt? Zunächst einmal ist bekannt, dass die eigene Resilienz nicht angeboren ist, wohl aber genetisch veranlagt. Was aus dieser Anlage am Ende aber wird, entscheiden unsere Umgebung und vor allem unsere Persönlichkeit.

In allen möglichen Situationen und Lebenslagen ist unsere Resilienz gefragt, vor allem aber, wenn es stressig wird. Und mal ehrlich: Wann haben wir und unsere Kinder keinen Stress? Die Hausaufgaben, Klassenarbeiten, der Sprint zum Schulbus, der Streit mit den Geschwistern. Stress, Stress und noch einmal Stress. Je resilienter aber ein Kind ist, desto weniger kann ihm der Stress anhaben und desto schneller hat es die damit verbundenen Unannehmlichkeiten weggesteckt.

Und unsere Widerstandsfähigkeit wird maßgeblich von unserer Umgebung beeinflusst. Das ist eine gute Nachricht, denn es verleiht den Eltern eine aktive Rolle bei der Entwicklung dieser Kraft. Es gibt sogar sechs sogenannte Schutz- oder Resilienzfaktoren, die bei Kindern entwicklungsfördernd und schützend wirken können. Je ausgeprägter und besser verankert diese Faktoren sind, desto eher kann ein Kind mit widrigen Umständen, Rückschlägen oder Stresssituationen umgehen.

Aber natürlich können Sie sich mit Ihrem Kind nur schwer hinsetzen und eine Stunde Resilienz pauken. »Heute steht Selbstwahrnehmung auf dem Stundenplan.« Das ist nicht machbar. Vielmehr ist es eine

AUF EINEN BLICK

Die sechs Resilienzfaktoren

Resilienzfaktor	**Beispiel**
Selbstwahrnehmung	die Entwicklung eines Gespürs für den eigenen Körper und die eigenen Gefühle
Selbststeuerung	die Einordnung der eigenen Bedürfnisse und ein konstruktiver Umgang mit Gefühlen und Impulsen
Selbstwirksamkeit	Kennen der eigenen Fähigkeiten und Stärken
Soziale Kompetenz	Kontaktaufnahme zu anderen Menschen, Einfühlsamkeit und Konfliktfähigkeit
Probleme lösen	die Fähigkeit, Wege und Strategien zu erkennen, mit denen ein Problem realistisch gelöst werden kann
Adaptive Bewältigungskompetenz	Einschätzen von Stresssituationen und der Notwendigkeit von Unterstützung

andauernde Aufgabe, Impulse für die Weiterentwicklung der Resilienzfaktoren zu setzen und das Kind dabei zu unterstützen, sich in diesen Kompetenzen wiederzufinden. Eltern sollten diese Hilfestellungen aktiv in ihren Alltag, ihr Familienleben und ihre Erziehung einfließen lassen.

Lassen Sie uns die sechs Faktoren etwas genauer betrachten, damit klarer wird, wie das funktionieren kann.

Der erste Faktor ist die Selbstwahrnehmung eines Kindes. Gerade in jungem Alter kann das Selbstbild durchaus von der Realität abweichen. Kindern mit sehr gering ausgeprägtem Selbstwertgefühl und auch sehr selbstbewussten hilft dann gleichermaßen der Abgleich mit der Realität, um sich selbst besser einzuschätzen. Der erste Schritt ist die Einordnung der eigenen Stärken und Schwächen. Was kann ich gut? Vielleicht Malen, Singen, Klettern usw. Was kann ich nicht gut?

Vielleicht Rennen, Schreiben, Schlittschuhlaufen usw. Wenn das Kind weiß, wozu es in der Lage ist, was es kann, dann wird es sich Herausforderungen suchen, die es in der Entwicklung weiterbringen. Und Sie können es dabei unterstützen, indem Sie es z. B. zu gegebener Zeit mit Tätigkeiten wie Schwimmen, Radfahren oder Lesen vertraut machen. Außerdem dient das Wissen um eigene Schwächen auch als Mechanismus, der Kinder vor einem Gefühl der Niederlage und Enttäuschung bewahrt. Vielleicht ist es noch zu früh, die große Kletterwand auszuprobieren, alle Kinder, die daran hängen, sind schon älter. Schlagen Sie stattdessen alternative Herausforderungen vor, die zu schaffen sind. Ganz nach dem Motto: »Pick your fight.« Begleiten Sie Ihr Kind dabei, sich selbst kennenzulernen, und geben Sie ihm Ermutigung und Bestätigung, aber auch eine realistische Wahrnehmung an die Hand.

Der nächste Faktor ist die Selbststeuerung. Damit ist der Umgang mit den eigenen Emotionen gemeint. Kinder sollten die Erfahrung machen, dass ihre Impulse und Gefühle ernst genommen und individuell beantwortet werden. Wut und Verzweiflung sollten Eltern zulassen und nicht automatisch mit Schimpfen oder Unterdrückung beantworten. Wenn diese Episoden stattdessen konstruktiv begleitet werden, ermöglicht das Ihrem Kind, Situationen bewusster zu erleben. Fragen Sie Ihr Kind, wieso es im Moment so fühlt, was hat den Ausbruch der Emotionen ausgelöst? Zeigen Sie Verständnis. Darüber hinaus können Sie Bewältigungsstrategien vermitteln, die ihm helfen, Gefühle wahrzunehmen und zu kanalisieren. Was wünscht es sich gerade? Welche Aktivität könnte nun helfen, neue Kraft zu schöpfen? Hierzu gehören z. B. Sport oder Musikhören bei Wut und Stress oder Haustierstreicheln oder Malen bei Trauer und Unsicherheit. Sie werden genau wissen, was Ihrem Kind Freude bereitet oder Ablenkung verschafft. Vielleicht geht es aber auch einfach nur darum, da zu sein und Nähe zu vermitteln.

Kommen wir zum nächsten Resilienzfaktor: Selbstwirksamkeit. Entwickeln Kinder Selbstwirksamkeit, dann ändert sich nicht nur ihr Bild von sich selbst, sondern auch das von den eigenen Taten. Kinder, die in alltägliche Abläufe eingebunden werden und dabei erfahren, dass ihre Taten und Überlegungen eine Auswirkung haben, lernen, dass ihre Entscheidungen Konsequenzen haben. Was soll gekocht werden, welches Möbelstück soll ins Kinderzimmer kommen? Kinder, die in Entscheidungsprozesse eingebunden werden und deren Meinung zählt, entwickeln ein gutes und gesundes Selbstvertrauen, das wiederum mit der Selbstwirksamkeit Hand in Hand geht. Sie merken, dass sie selbst etwas bewirken und schaffen können.

Leben Sie Ihrem Kind außerdem soziale Kompetenz vor. Das ist gleich der nächste Resilienzfaktor. Dazu gehört, sich in seine Mitmenschen hineinversetzen zu können und Situationen auch aus ihrer Warte zu betrachten. Dieses Einfühlungsvermögen, die Empathie, ist eine äußerst wichtige Fähigkeit im Umgang mit unseren Mitmenschen. Aber auch ein guter Umgang mit Konflikten, wenn es um die eigenen Interessen oder die anderer geht, zeichnet resiliente Menschen aus. Das heißt natürlich nicht, dass resiliente Personen immer recht haben. Vielmehr stärkt das Vertreten des eigenen Standpunktes auch das Selbstvertrauen und das Selbstwertgefühl und macht uns und unsere Kinder in schwierigen Situationen robuster. Gleichzeitig ist es wichtig zu wissen, wann die anderen die besseren Argumente haben. Auch nachgeben zu können ist eine nicht zu unterschätzende Eigenschaft.

In puncto Probleme lösen widmen Sie sich am besten gemeinsam mit Ihrem Kind den abwechslungsreichen Herausforderungen des Alltags. Haben Sie dann mit Ihrem Kind ein derartiges Problem identifiziert, machen Sie erst einmal gar nichts. Ja, das könnte schwer werden, aber halten Sie sich zurück und trauen Sie Ihrem Kind zu, eine kreative und konstruktive Lösung zu finden. Sie werden überrascht sein! Gleichzeitig sollten Sie Ihr Kind in die Entwicklung anderer Problemlösungen einbeziehen. Dadurch wird es lernen, eine realistische Einschätzung davon zu bekommen. Oder ermöglichen Sie etwas Selbstverantwortung zu Hause. Zum Beispiel eine Pflanze, um die sich Ihr Kind kümmern kann, oder eine Aufgabe im Haushalt.

Jedes Mal, wenn ein Kind mit einer Herausforderung konfrontiert wird, lernt es, was die Situation mit ihm gemacht hat und wie es daraus hervorgegangen ist.

Diese adaptive Bewältigungskompetenz ermöglicht es Kindern, festzustellen, ob sie eine Stresssituation selbstständig bewältigen können oder ob sie dafür Unterstützung brauchen. Das heißt nicht, dass resiliente Kinder grundsätzlich weniger Unterstützung in kritischen Situationen brauchen. Vielmehr wird ein widerstandsfähiges Kind schneller und verlässlicher für sich selbst herausfinden, ob es in der Lage sein wird, diese Situation ohne Hilfe zu meistern. Ein wichtiger Mechanismus, der zum Erreichen dieser Kompetenz führen kann, ist die gemeinsame Reflexion von stressreichen Situationen mit den Eltern.

All dies wird das Selbsterleben Ihres Kindes nachhaltig verändern und ihm für Krisensituationen Werkzeuge an die Hand geben, um echte Probleme besser lösen zu können.

Nun sind wir schon am Ende des Kapitels zur psychischen Gesundheit angelangt und hoffen, Sie konnten das eine oder andere lernen, mitnehmen, vielleicht auch bereits anwenden. Wir wünschen Ihnen viel Erfolg und Kraft bei der Bewältigung aller Schlaf- und Autonomiephasen, bei der Eingewöhnung in der Kita und den sicher bevorstehenden zu bewältigenden Konflikten. Sie werden es schaffen und Ihr(e) Kind(er) auch!

Epilog

Was wir Ihnen mitgeben wollen

In unserem Podcast »Hand, Fuß, Mund« haben wir es uns seit 2019 zum Ziel gesetzt, unseren Hörer*innen das schier unendlich scheinende Fachgebiet der Pädiatrie aus der Sicht erfahrener Kinderärzte verständlich zu vermitteln. Symptome, Erkrankungen oder aktuelle medizinische Debatten liefern uns eine endlose Zahl an Themen. Fragen, für die in der Kinderarztpraxis oft zu wenig Zeit bleibt, kann sich unsere Hörerschaft in aller Ruhe beantworten lassen, sich dabei aufs Ohr legen und das so angeeignete Wissen für sich und ihre Kinder nutzen.

Genau dieser Impuls hat uns auch zum Schreiben des Buches »High Five« inspiriert. Unsere Definition einer gesunden Kindheit und Jugend und auf welche Säulen diese sich unserer Einschätzung nach stützt, ist nicht mal eben so, auch nicht in einem Podcast, erklärt. Der Bogen spannt sich von der Schwangerschaftsvorsorge bis zur Resilienzförderung, und wie Sie gelesen haben, liegt dazwischen noch vieles mehr. Ernährung, Bewegung, die Förderung des Immunsystems, all das sollte beachtet werden.Wenn Sie uns fragen würden, welche der fünf Säulen für uns am wichtigsten ist, so könnten wir keine Entscheidung treffen. Auf nichts von dem, was wir Ihnen dargelegt haben, kann guten Gewissens verzichtet werden, wenn der Anspruch eine bestmögliche Begleitung Ihres Kindes ist.

Dass diese Begleitung nicht banal ist, ist uns bewusst. Denn Sie sollen sich auf das Kind und seine Bedürfnisse richtig vorbereiten und bei Bedarf auf Erkrankungen und Symptome richtig reagieren. Das Immunsystem soll gefordert, aber auch gleichzeitig gefördert und nicht unnötig belastet werden. Dann wären da noch die richtige Ernährung, ausreichende Bewegung und eine gesunde Psyche. Und je näher man diese Ansprüche betrachtet, umso herausfordernder werden sie. Deshalb war es für uns so wichtig, diese Themen Kapitel für Kapitel in dem vorliegenden Buch zu verewigen.

Es mag abgedroschen klingen, aber Kinder sind in der Tat das Wichtigste. Ohne sie gibt es keine Zukunft und nur mit ihnen wird die Welt zu einem lebenswerten Ort. Es ist unsere Aufgabe, sie zu schützen und in Geborgenheit aufwachsen und groß werden zu lassen. Versorgt mit Liebe, die an keine Bedingungen geknüpft ist.

Wir hoffen, mit diesem Buch einen Beitrag geleistet zu haben, dass unsere Kinder gesünder groß werden und sich das medizinische Verständnis und dazugehörige Denkweisen maßgeblich verändern. Wenn uns das gelungen ist, haben wir unser Ziel erreicht.

Aber die Grundvoraussetzung dafür, dass Säulen, wie wir sie aufzeigen, stabil bleiben können, ist das Fundament, auf dem sie stehen. Hier darf es keine Mängel und keine Schwachstellen geben, ansonsten droht das Kunstwerk abzusacken und in die Brüche zu gehen. Das Fundament unserer fünf Säulen ist unser Planet Erde und ehrlich gesagt stehen unserem Zuhause schwere Zeiten bevor. Und damit auch unseren Kindern. Denn je mitgenommener ein Boden ist, desto schwieriger ist es, darauf gesunde Pflanzen wachsen zu lassen.

Aber noch ist es nicht zu spät. Verschließen wir die Augen nicht mehr vor dem, was schon zu Bruch gegangen ist, und vor allem nicht davor, wie es dazu kam. Und lassen Sie uns gemeinsam Wege finden, wie wir die dringend nötige Trendwende schaffen können. Dafür möchten wir Sie zu unserem Bonuskapitel einladen, das sich mit einem gesunden Planeten für gesunde Kinder beschäftigt.

Bonuskapitel

DAS FUNDAMENT DER 5 SÄULEN

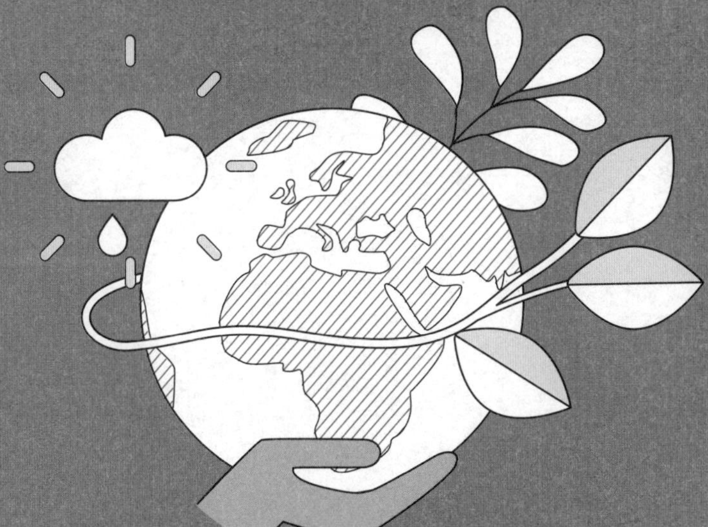

Ein gesunder Planet für gesunde Kinder

Am 20. August 2018 hat Greta Thunberg die Schnauze voll. Während einer der schlimmsten Hitzewellen Europas hält sie es nicht mehr aus: *Wenn die nichts machen, müssen wir es tun!* Die 15-Jährige Schülerin schnappt sich ein Stück Pappe und schreibt in großen Buchstaben *SKOLSTREJK FÖR KLIMATET* (Schulstreik für das Klima) darauf. Statt zur Schule zu gehen, setzt sie sich vor das schwedische Reichstagsgebäude in Stockholm und protestiert – drei Wochen lang, jeden Tag. Ihre Eltern und Lehrer*innen sind davon alles andere als begeistert; manche stempeln sie sogar als Schulschwänzerin ab. Aber Greta Thunberg bleibt standhaft. Sie verzichtet zugunsten der Umwelt auf ihre Bildung und schafft es, eine einzigartige, weltumspannende Bewegung auszulösen. Noch nie zuvor waren Kinder auf die Straße gegangen, um Erwachsene auf ihre Fehler hinzuweisen. Seitdem ist klar: Kinder machen sich Sorgen um ihre Zukunft und um ihre Gesundheit.

In diesem Buch haben wir fünf Säulen definiert, mit deren Hilfe wir Erwachsenen unseren Kindern eine gesunde und glückliche Zukunft ermöglichen können. Diese Säulen brauchen aber auch ein stabiles Fundament, auf dem sie stehen können – einen gesunden und beständigen Planeten Erde. Der menschengemachte Klimawandel bedroht durch Hitzewellen, Extremwetterereignisse oder die globale Ausbreitung von Krankheiten unsere Lebensgrundlage. Wenn wir für unsere Kinder wirklich nur das Beste im Sinn haben, müssen wir uns unbedingt mit dem Klimawandel auseinandersetzen und alles tun, um ihn aufzuhalten. Außerdem sollten wir lernen, mit den bereits eingetretenen Veränderungen umzugehen.

Uns war beim Schreiben schnell klar, dass dieser Aspekt in einem zeitgemäßen Buch über Kindergesundheit nicht außer Acht gelassen werden darf. Darum möchten wir in diesem Bonuskapitel einen Einblick geben, in welcher Art und Weise der Klimawandel die Gesundheit von Kindern gefährdet und welche Risiken es bereits heute zu berücksichtigen gilt. Hierbei kann zwischen direkten (Hitze, Extremwetterereignisse) und indirekten Auswirkungen (z. B. die Zunahme von Allergien) auf die Gesundheit unterschieden werden, die wir Ihnen im Laufe dieses Kapitels nahebringen möchten. Vor allem die indirekten Einflüsse fordern einen Perspektivwechsel, sind aber mindestens genauso wichtig. Darüber hinaus formulieren wir konkrete Vorschläge, was wir Erwachsenen tun können, um unseren Kindern einen bewohnbaren Planeten zu hinterlassen.

Was ist der Klimawandel?

Bei Krankheiten sortiert unser Mediziner-Gehirn ganz automatisch nach Ursachen, Symptomen und Therapien. Auch den Klimawandel, der für den Planeten einer Krankheit gleichkommt, kann man nach diesen Kriterien analysieren. Auch wenn Sie viele der folgenden Aspekte bestimmt schon einmal gehört haben, wollen wir das Problem an dieser Stelle einmal kurz und knackig erklären:

Seit Mitte des 20. Jahrhunderts ist zu beobachten, wie das Klima sich rasant erwärmt. Die Wissenschaft ist sich einig, dass diese Erwärmung vor allem auf menschlich erzeugte Treibhausgasemissionen zurückzuführen ist. Darum nennt man unser aktuelles Erdzeitalter auch Anthropozän (das Zeitalter des Menschen). Unser Handeln ist zum wichtigsten Einflussfaktor auf die verschiedenen Ökosysteme unserer Erde geworden.

Die steigende Konzentration von Treibhausgasen wie Kohlendioxid, Methan und Lachgas in unserer Atmosphäre führt zum sogenannten Treibhauseffekt: Während Sonnenstrahlung auf die Erde trifft, wird zur Temperaturregulation Wärmestrahlung in die Atmosphäre abgegeben. Treibhausgase behindern durch Absorption deren Reflexion ins Weltall, wodurch Wärme vermehrt in der Atmosphäre gespeichert wird. Infolgedessen kommt es zu einer Erwärmung der Erdoberfläche – eben wie in einem Treibhaus.

Doch woher stammen diese schädlichen Treibhausgase? Mit 88 Prozent ist das Kohlendioxid (CO_2) der Hauptverursacher der Klimakrise, es entsteht vor allem bei der Verbrennung von Kohle, Erdgas oder Erdöl. Methan macht zwar nur 6,1 Prozent der Emissionen aus, ist aber dafür 25-mal so schädlich wie CO_2, es entsteht durch das Pupsen und Rülpsen von Wiederkäuern in der Viehzucht. Lachgas sorgt für nur 3,7 Prozent der Emissionen, ist aber sogar 298-mal so schädlich wie CO_2, es ist ein Düngemittelnebenprodukt.

Das menschliche Handeln ist also Hauptverantwortlicher der Klimakrise, und die Situation spitzt sich immer weiter zu: Ohne Gegenmaßnahmen wird bereits im Jahr 2040 die 1,5-Grad-Klimaerwärmung geknackt werden, was fatale Folgen hätte. Für einen Anstieg jenseits von 1,5 Grad sagen Wissenschaftler*innen eindeutig voraus, dass kritische klimatische Kipppunkte überschritten werden würden. Das wiederum hätte nicht umkehrbare Auswirkungen. Extreme Umweltereignisse mit unkontrollierbaren Kettenreaktionen würden Realität. So würde beispielsweise das Schmelzen des Grönländischen Eisschildes in einen gefährlichen Anstieg des Meeresspiegels münden. Durch das Einhalten des 1,5-Grad-Ziels würde es hingegen zu weniger Hitzewellen, Dürren, Starkniederschlägen und Überschwemmungen und dadurch auch zu geringeren Risiken für die menschliche Gesundheit kommen. Daher ist das Einhalten der gesetzten Klimaziele eine unverzichtbare Grundlage für ein gesundes Leben der nächsten Generationen. Denn die Gesundheit unserer Kinder hängt – auch wenn das nicht immer auf den ersten Blick erkennbar ist – mit dem Funktionieren der verschiedenen Ökosysteme unserer Erde zusammen.

Negative Auswirkungen des Klimawandels auf die Kindergesundheit

Die Erwärmung des Klimas hat auf verschiedenen Ebenen Einfluss auf die menschliche Gesundheit. Kinder gehören, wie auch alte Menschen und Schwangere, zu einer besonders gefährdeten Gruppe. Das hat gleich mehrere Gründe: Kinder sind körperlich angreifbarer, werden den erschwerten Umweltbedingungen noch ihr ganzes Leben ausgesetzt sein und sind dabei vom verantwortungsbewussten Handeln ihrer Eltern beziehungsweise Erziehungsberechtigten abhängig. Darum haben wir als Erwachsene eine ganz besonders große Verantwortung und sollten für den Schutz von Kindern eintreten.

Wie wir bisher im Buch gesehen haben, konnte die Gesundheit von Kindern dank medizinischer und wissenschaftlicher Errungenschaften in den letzten Jahrzehnten enorm verbessert werden. Durch den Klimawandel haben wir Menschen nun jedoch neue medizinische Herausforderungen geschaffen, denen sich Kinder zukünftig stellen müssen. Besonders betroffen sind Kinder aus sozioökonomisch schwachen Ländern des globalen Südens, doch auch in Deutschland nehmen die negativen Einflüsse spürbar zu. Das ist besonders dramatisch, wenn man berücksichtigt, dass Kinder für die Klima- und Umweltkrisen am wenigsten verantwortlich sind!

Verschaffen wir uns nun einen Überblick über die konkreten direkten und indirekten Auswirkungen, die der Klimawandel auf die Gesundheit hat.

Hitze und UV-Strahlung

Kinder – ganz besonders Säuglinge und Kleinkinder – sind durch Hitze stark gefährdet. Die Fähigkeit ihres Körpers, die Körpertemperatur zu regulieren, ist noch nicht vollständig ausgebildet, sodass sie Temperaturschwankungen schlechter selbstständig ausgleichen können als Erwachsene. Deswegen besteht bei Kindern, die sich bei Hitze körperlich betätigen, beispielsweise beim Fußballspielen, die Gefahr, dass sie überhitzen. Dadurch steigt das Risiko für eine Hitzeerschöpfung bis hin zum Hitzschlag.

Doch nicht nur die Temperatur ist problematisch. Auch die im Sonnenschein enthaltene UV-Strahlung wird immer intensiver. Treibhausgase führen neben der Erderwärmung nämlich auch zu einem Abbau der Ozonschicht. Ozon ist ein Gas, das normalerweise einen erdumspannenden Schutzmantel zur Filterung der gefährlichen UV-Strahlung bildet. Durch immer größer werdende Löcher in dieser Schutzschicht trifft immer mehr Strahlung auf die Körperoberfläche. UV-Strahlen können bei Kindern unmittelbar zu Sonnenstich und schmerzhaftem Sonnenbrand führen, weil die noch zarte Kinderhaut besonders empfindlich ist und weniger Schutz bietet. Studien zeigen außerdem, dass UV-Strahlung auch die Funktion des Immunsystems beeinträchtigt. Das hat bedauerlicherweise auch Auswirkungen auf die Entstehung von Krebserkrankungen. Je früher und häufiger Kinder Sonnenbrand erleiden, desto höher ist das Risiko, dass sie an bösartigem Hautkrebs wie malignen Melanomen erkranken. Wer sich ein langes Leben für seine Kinder wünscht, muss daher stets auf einen ausreichenden UV-Schutz achten.

Bei Hitze gilt: *trinken, trinken, trinken!* Behalten Sie Ihr Kind im Auge und fordern Sie es regelmäßig zum Auftanken auf. Kinder können im Spiel schnell den Griff zur Wasserflasche vergessen. Will Ihr

AUF EINEN BLICK

Auswirkungen von Sonneneinstrahlung und UV-Strahlung

Unter einem **Sonnenstich** versteht man eine Reizung der Hirnhäute und des Hirngewebes durch eine zu starke direkte Sonneneinstrahlung auf den ungeschützten Kopf. Besonders gefährdet sind junge Kinder mit noch offenen Fontanellen und wenig Kopfbehaarung.

Die **Hitzeerschöpfung** entsteht, wenn man bei hohen Temperaturen sehr viel Flüssigkeit verliert. Bleibt dementsprechend nicht genügend Flüssigkeit zum Schwitzen übrig, leitet der Körper vermehrt Blut in die Körperoberfläche und versucht so, Wärme abzugeben. So fehlt Blut, das normalerweise wichtige Organe wie das Herz oder Gehirn versorgt. Folgen sind ein niedriger Blutdruck bis hin zur Bewusstlosigkeit. Im Extremfall kann eine lebensbedrohliche, reanimationspflichtige Situation entstehen, die man **Hitzschlag** nennt.

Kind bei Hitze sogar Sport machen, gilt es, besonders vorsichtig zu sein. Am besten sollte die Aktivität auf die kühleren Morgen- oder Abendstunden verschoben werden. Die Deutsche Gesellschaft für Sportmedizin empfiehlt bei Hitze für Kinder, bereits vor dem Sport fünf bis sieben Milliliter pro Kilogramm Körpergewicht zu trinken. Während der körperlichen Aktivität sollen pro Stunde weitere zehn bis 13 Milliliter pro Kilogramm aufgenommen werden. Das wären beispielsweise für ein 30 Kilogramm schweres Kind etwa 150 bis 200 Milliliter vor und 300 bis 400 Milliliter stündlich während des Sports.

Folgende Symptome sind Warnhinweise und erfordern sofortiges Handeln: Schwindel, Kopf- und Nackenschmerzen, ein hochroter Kopf, Übelkeit und Erbrechen, ein schneller Herzschlag, eine schnelle Atmung oder Verwirrtheit. Das können Zeichen eines Sonnenstichs beziehungsweise einer Hitzeerschöpfung sein. Wenn Ihnen so etwas auffällt, muss Ihr Kind sofort in eine kühlere und schattige Umgebung gebracht werden. Weitere Anstrengung sollte vermieden und ausreichend Wasser getrunken werden. Legen Sie Ihrem Kind außerdem feuchte (aber keine kalten!) Tücher auf die Haut, um die Körperoberfläche abzukühlen. Auf keinen Fall sollte das Kind kalt geduscht oder gebadet werden, weil der rapide Temperaturwechsel zu einem Kreislaufkollaps führen kann.

Verliert das Kind das Bewusstsein und wird ohnmächtig, besteht Lebensgefahr durch einen Hitzschlag. Legen Sie das Kind flach auf den Boden, heben Sie die Beine an, damit das Blut zu den wichtigen Organen zurückkehrt, und wählen Sie den Notruf. Weitere lebensrettende Sofortmaßnahmen wie die stabile Seitenlage oder eine Reanimation können ebenfalls notwendig sein (denken Sie an unsere Worte zur Ersten Hilfe aus Säule 1).

Damit es gar nicht erst zu einem solchen Schrecken kommt, sollten präventive Maßnahmen ergriffen werden. Das Stichwort, das uns dabei besonders am Herzen liegt, ist der UV-Index. Aus unserer Sicht wird dieses nützliche Werkzeug noch viel zu wenig beachtet. Der UV-Index (UVI) ist eine weltweit normierte Maßeinheit für die Stärke von UV-Strahlung. Je höher der Wert ist, desto schneller können Sonnenstich und -brand entstehen. Der Index variiert je nach Grad der Bewölkung, Sonnenstand und Stärke der Ozonschicht. Folgende Maßnahmen sollten dann je nach UVI ergriffen werden:

UVI 1–2	keine Sonnenschutzmaßnahmen notwendig
UVI 3–5	Sonnenschutzmaßnahmen ergreifen
UVI 6–7	Mittagssonne meiden, Schatten suchen
UVI 8–10	auch im Schatten lange Hose und Hut mit breiter Krempe tragen
UVI > 10	am besten gar nicht rausgehen

Sie sollten den UV-Index, vor allem in den Sommermonaten und im Urlaub, ebenso routinemäßig checken wie das Wetter. Auch Institutionen wie Kindergärten und Schulen sollten ihn künftig mehr berücksichtigen. Wollen die Kinder zum Spielen oder Sport nach draußen, liegt es in der Verantwortung der Erwachsenen, auf den Index und die notwendigen Maßnahmen zu achten.

MERKE!

Basismaßnahmen zum Sonnenschutz:

- Babys sollten sich **immer** im Schatten befinden, ihre Haut ist zu empfindlich
- mindestens 30 Minuten vor Sonnenexposition eine kindergeeignete Sonnencreme auftragen
- der Lichtschutzfaktor (LSF) der Sonnencreme muss mindestens 30 betragen
- alle zwei Stunden erneut eincremen, insbesondere nach Kontakt mit Wasser
- spezielle UV-Schutzkleidung mit einem hohen **UPF** (Ultraviolet Protection Factor) sollte bei Sonnenexposition getragen werden
- am besten luftige, möglichst lange und helle Bekleidung
- immer einen Hut mit breiter Krempe tragen, auch zum Schutz von Gesicht, Nacken, Hals (mindestens UPF 80), Sonnenschirme sollten immer UV-undurchlässig sein
- immer Sonnenbrillen mit Kennzeichnung DIN EN ISO 12312–1 und UV-400 verwenden
- am besten geschlossene Schuhe tragen
- Achtung bei hellem Sand, Wasser oder Schnee: Die Reflexionen steigern die Belastung
- KEINE SONNENBANK IM KINDES- UND JUGENDALTER

Neue Infektionskrankheiten

Ein zunehmendes Problem, das indirekt durch den Klimawandel bedingt ist, sind sogenannte vektorübertragene Erkrankungen. Darunter versteht man Infektionskrankheiten, bei denen die Erreger durch einen Überträger (Vektor), zum Beispiel eine Mücke oder Zecke, in den Körper eingeschleust werden. Solche Fälle sind uns auch in Deutschland bereits bekannt: Ein Zeckenstich birgt die Gefahr, sich Infektionskrankheiten wie Borreliose oder die Frühsommer-Meningoenzephalitis (FSME) einzufangen. In bestimmten Risikogebieten ist die Wahrscheinlichkeit einer Übertragung besonders hoch. Problematisch ist, dass sich diese Areale derzeit immer weiter in Richtung Norden ausbreiten. Der Grund: Je höher die Temperaturen, desto überlebensfähiger und aktiver sind Zecken. Das Robert-Koch-Institut (RKI) hat 2022 erstmals auch Kreise in Nordrhein-Westfalen und Brandenburg zu Risikogebieten für FSME erklärt.

Aber nicht nur die bekannten Krankheiten nehmen zu, sondern auch bisher untypische Übeltäter halten hierzulande Einzug. Besonders Stechmücken haben bei steigenden Temperaturen und höherer Luftfeuchtigkeit einen Überlebensvorteil und fühlen sich in unseren Breitengraden zunehmend wohl. An Bord dieser Mücken sind immer öfter ungewöhnliche Erreger von Krankheiten wie Dengue-Fieber, Gelbfieber, West-Nil-Fieber, Japanischer Enzephalitis und Malaria. Das West-Nil-Virus gelangte beispielsweise zunächst über Zugvögel aus den Tropen nach Südeuropa und ist 2018 auch in Deutschland angekommen. Seitdem werden dem RKI jährlich neue Fälle berichtet. Zwar verläuft ein Großteil der Infektionen unbemerkt oder mit nur leichten grippalen Symptomen, nur etwa 1 Prozent der Betroffenen hat einen schweren Verlauf mit Hirnhautentzündung. Das bedeutet aber auch, dass vermutlich sehr viele Fälle nicht entdeckt werden und eine Ausbreitung im Stillen abläuft.

Wie so oft sind vor allem die Kinder des globalen Südens in hohem Maß gefährdet. Hier schlägt der Klimawandel besonders hart zu und vektorübertragene Krankheiten sind allgegenwärtig. So stirbt bereits heute alle 30 Sekunden ein Kind an Malaria, und Expert*innen befürchten, dass die dadurch hervorgerufene hohe Sterblichkeit ohne zügige Klimaschutzmaßnahmen um weitere 20 Prozent ansteigen wird. Man möchte sich nicht vorstellen, wie es wäre, wenn Malaria auch bei uns zum Alltag gehören würde.

Die Zeiten, in denen ein Mückenstich *nur ein Mückenstich* war, sind also leider vorbei. Für Kinderärzt*innen ist es in Zukunft absolut notwendig, bessere Kenntnisse über Tropenkrankheiten in petto zu haben. Für Sie als Eltern gilt es, präventive Maßnahmen zu ergreifen, um solche Übertragungen gar nicht erst zu ermöglichen. Zeckenstiche können bereits durch mechanische Barrieren verhindert werden. Kinder sollten lange Kleidung und geschlossene Schuhe tragen, wenn sie auf Wiesen, in Wäldern und in der Nähe von Sträuchern unterwegs sind. Nach einem Tag im Freien sollte der Körper immer gründlich nach Zecken abgesucht werden. Festsitzende Exemplare sollten zügig und (wenn möglich) vollständig entfernt werden, entsprechendes Werkzeug gehört in jede Haus- und Reiseapotheke (Sie erinnern sich an Säule 1). Nach einem Zeckenstich muss die Einstichstelle sechs Wochen lang regelmäßig begutachtet werden. Fällt Ihnen dabei eine kreisrunde Rötung um den Einstich auf, ist die Gefahr hoch, dass sich ihr Kind mit Borrelien angesteckt hat. Es sollte dann umgehend mit einer antibiotischen Behandlung begonnen werden. Um die Gefahr einer Infektion mit FSME-Viren zu reduzieren, sollten alle Kinder, die in Risikogebieten leben oder dorthin reisen, rechtzeitig geimpft werden. Informieren Sie sich regelmäßig beim RKI oder in der Kinderarztpraxis, um auf dem Laufenden zu bleiben. Gegen Borrelien existiert bisher leider keine Impfung.

Auch gegen Mücken hilft lange Kleidung. Zusätzlich sollten Schutznetze eingesetzt werden. Wenn dort, wo Sie leben, sehr viele Mücken hausen, lohnt es sich, solche Netze auch an den Fenstern anzubringen. Seien sie vorsichtig mit Mückensprays. Viele sind für kleine Kinder ungeeignet, weil sie Haut, Schleimhaut und Augen reizen können. Verwenden Sie nur Präparate, die Sie zuvor in der Kinderarztpraxis oder Apotheke besprochen haben.

Ein weiteres enormes Gesundheitsrisiko unseres modernen Zeitalters sind Zoonosen. Zoonosen sind Infektionskrankheiten, die vom Tier auf den Menschen und andersherum übertragen werden können. Erst kürzlich haben wir leider mit dem Coronavirus SARS-CoV-2 eine neue, gefährliche Zoonose kennengelernt. Es gibt zwei Hauptprobleme, die zur vermehrten Entstehung solcher Krankheiten beitragen. Zum einen die Massentierhaltung: Zuchtbetriebe, in denen die Tiere in großer Zahl auf engstem Raum zusammengepfercht werden, bilden den perfekten Brutkasten, in dem sich neuartige, besonders aggressive Erreger entwickeln können. Vogelgrippe, Schweinegrippe und Rinderwahnsinn (BSE) sind nur einige der jüngeren Beispiele. Zum anderen kommt es dort, wo der Klimawandel und die Umweltzerstörung immer stärker voranschreiten, zu einem unnatürlich geringen Abstand zwischen Menschen und Tieren. Die Zerstörung von Ökosystemen zwingt immer mehr Menschen dazu, auf Wildtiere als Nahrungsquelle zurückzugreifen. Auf diesem Weg sind bereits eigentlich im Wildtierreich beheimatete Viren wie HIV oder Ebola auf den Menschen übertragen worden. Mit zunehmender Ausbeutung unserer Ökosysteme, insbesondere der Regenwälder, werden Menschen und Wildtiere zukünftig immer enger zusammenleben. Mittlerweile sind bereits 75 Prozent der neu auftretenden Infektionserkrankungen Zoonosen. Wissenschaftler*innen gehen davon aus, dass diese Zahl noch weiter steigen wird, und befürchten, dass zukünftige Zoonosen noch gefährlicher als Covid-19 werden könnten. Um Kinder nicht in eine unheilvolle Zukunft der Pandemien zu schicken, ist es dringend notwendig, diese negative Entwicklung zu stoppen.

Extremwetterereignisse – von Überschwemmungen und Dürren

Zu den direkten Auswirkungen des Klimawandels auf die Gesundheit gehören auch die sogenannten Extremwetterereignisse. Berichte über Umweltkatastrophen wie Dürren, Waldbrände oder Überschwemmungen haben in den letzten Jahren zugenommen – auch bei uns. Katastrophen wie das Hochwasser im Ahrtal im Juli 2021, bei der 180 Menschen ihr Leben verloren haben, verdeutlichen, wieso jeder von uns sich mit dem Klimawandel beschäftigen und aktiv werden sollte.

Dürreperioden werden auch in Deutschland und Europa immer relevanter. Für uns klingt das abstrakt, da wir daran gewöhnt sind, dass jederzeit Wasser aus dem Hahn kommt. Aber auch für uns sollte das Einsparen von Wasser immer mehr zum Alltag gehören. Kinder in südlicheren, vor allem ärmeren Ländern sind längst von Wasserknappheit betroffen und in vielen Familien bestimmt die Suche nach sauberem Trinkwasser bereits den Alltag. Eltern sind gezwungen, den Durst ihrer Kinder immer öfter aus unhygienischen Wasserressourcen zu stillen, die oft mit Durchfallerregern wie E. coli oder Cholera kontaminiert sind. Kinder sind durch solche Durchfallerkrankungen besonders gefährdet, weil sie dem Flüssigkeitsverlust weniger entgegenzusetzen haben als Erwachsene. Daher gehören eigentlich vermeidbare Durchfallerkrankungen zu den häufigsten Todesursachen von Kindern weltweit.

Neben der direkten Lebensbedrohung geht von Extremwetterereignissen aber auch eine indirekte Gefahr für das Leben von Kindern aus. Immer mehr Kinder werden zu Klimaflüchtlingen, weil ihre Familien dazu gezwungen sind, auf gefährliche Art und Weise ihre Heimat zu verlassen. Lange Fußmärsche, ein Mangel an Nahrungsmitteln und Medikamenten, waghalsige Meeresüberquerungen in unsicheren Booten – an vielen Stellen lauert Lebensgefahr.

Mentale Gesundheit

Neben den direkten körperlichen Schäden durch Naturkatastrophen drohen natürlich auch psychische Folgen: Direkt betroffene Kinder sind enormen mentalen Belastungen ausgesetzt, aber auch für nicht direkt betroffene Menschen ist es schwierig, mit den vielen Berichten von brennenden Wäldern, überfluteten Städten und verzweifelten Menschen umzugehen. Es ist nicht verwunderlich, dass insbesondere Kinder und Jugendliche eine ausgeprägte Angst vor der Zukunft entwickeln. Hierfür wurde bereits der Begriff Klimaangst geprägt. Studien konnten aufzeigen, dass der Klimawandel mit seinen verschiedensten Auswirkungen bereits im Kindesalter zu Depressionen, posttraumatischen Belastungsstörungen und anderen psychischen Erkrankungen führen kann. Was können wir tun, um dem entgegenzuwirken? Eltern, Lehrer*innen, Kinderpsycholog*innen und -psychiater*innen müssen sich künftig vermehrt mit dieser Problematik auseinandersetzen und verschiedene Bewältigungsstrategien für Kinder entwickeln und einsetzen. Hierfür müssen wir den Kindern einerseits helfen, die bisherige Situation zu verstehen (und zu akzeptieren), und ihnen andererseits Werkzeuge an die Hand geben, mit denen sie – auch im kleinen Rahmen – etwas bewirken können. So kann den Kindern im Idealfall das Gefühl der Hilflosigkeit gegenüber der Klimakrise genommen werden, was die bereits in Säule 5 besprochene Resilienz fördert. Umweltschonendes Verhalten gehört deshalb zu Hause und in der Schule auf den Lehrplan.

Luftverschmutzung, Asthma & Allergien

Die Auswirkungen des Klimawandels sind auch in der Atemluft spürbar. Allergiker*innen aufgepasst: Durch höhere Temperaturen haben sich die Vegetationsperioden vieler Pflanzen verlängert und die Blütephase von Bäumen, deren Pollen Allergien auslösen können, beispielsweise der Haselblüte, beginnt bereits früher im Jahr. Hinzu kommt die Ausbreitung neuer, hochallergener Pflanzen wie des Traubenkrauts, das sich bei uns immer wohler fühlt und bis zu drei Milliarden Pollen freisetzen kann. Auch die steigende Kohlendioxid-Konzentration und zunehmende Trockenheit begünstigen das Wachstum solcher »Pollenschleudern« und erhöhen sogar deren allergenes Potenzial. Botaniker*innen befürchten, dass diese Entwicklung so weit gehen wird, dass wir in Deutschland bald mit einem ganzjährigen Pollenflug rechnen müssen. Bereits jetzt sind über 30 Prozent der deutschen Bevölkerung Pflanzenpollen gegenüber sensibilisiert und es wird eine steigende Tendenz beobachtet.

Lange Sonnenperioden, Hitze und verkehrsbedingte Emissionen führen außerdem zu einem Anstieg von bodennahem Ozon. Hoch oben in der Stratosphäre erfüllt es zwar eine wichtige Schutzfunktion, doch am Boden zählt Ozon zusammen mit Feinstaub und Stickstoffdioxid zu den gesundheitsschädlichsten Luftschadstoffen für unsere Atemwege. Infolgedessen erkranken besonders Kinder häufiger an allergischem Asthma und haben zudem ein höheres Risiko für schwer verlaufende akute Asthmaanfälle. Über längere Zeit kann die Exposition gegenüber Ozon bereits in niedrigeren Konzentrationen die Lunge schädigen und bei Kindern ein vermindertes Lungenwachstum bedingen. Das Ausmaß der Ozon- und Feinstaubbelastung wird heutzutage von Messstationen festgehalten und kann tagesaktuell schwanken. Expert*innen empfehlen zum Beispiel, in Phasen mit hoher Ozonbelastung draußen keinen Sport zu treiben. Das Umweltbundesamt hat die App *Luftqualität* entwickelt, in der man die Belastung mit Luftschadstoffen in seiner Umgebung überprüfen kann. Bei einer hohen Belastung werden direkt Gesundheitstipps für Aktivitäten im Freien zur Verfügung gestellt. Wie auch beim UV-Index sollte besonders bei der Betreuung von Kindern in Kindergärten und Schulen Rücksicht auf solche Werte genommen werden. Es sollte unbedingt unser aller Bestreben sein, die Qualität der Atemluft im Sinne der Lungengesundheit der Kinder zu verbessern.

Wie hinterlassen wir Kindern einen gesünderen Planeten?

Bei der Klärung dieser Frage müssen wir über den klassischen kindermedizinischen Tellerrand hinausschauen. Erlauben Sie uns, bei unseren Lösungsansätzen auch auf Aspekte einzugehen, die auf den ersten Blick nicht direkt etwas mit Kindergesundheit zu tun zu haben scheinen. Wenn wir die Punkte verbinden und die Zusammenhänge verstehen, sind die positiven Effekte für Kindergesundheit nachvollziehbar. Die Betonung liegt dabei auf dem *Wir.* Je größer das *Wir* wird, desto eher können Kinder davon profitieren.

Der erste Schritt zur Besserung ist die Selbsterkenntnis: Wir verbrauchen zu viele Ressourcen. Sie kennen sicherlich das Konzept des ökologischen Fußabdrucks. Laut der Organisation Footprint Network bräuchten wir drei Erden, um alle Menschen weltweit zu versorgen, wenn jede Person den durchschnittlichen deutschen Lebensstandard pflegen würde, und sogar fünf bei amerikanischem. Noch nie ausprobiert? Berechnen Sie Ihren CO2-Fußabdruck z. B. auf der Seite des Umweltbundesamtes (www.uba.co2-rechner.de).

Unser Fußabdruck ist also deutlich größer als der der meisten anderen Nationen. Damit befeuern wir den Klimawandel überdurchschnittlich stark und erzeugen enorme Probleme, unter denen wir selbst – aber vor allem unsere Kinder – leiden. Allerspätestens jetzt sollten im Sinne der eigenen Kinder alle Alarmglocken läuten. Die Verantwortung liegt dabei nicht nur bei Ihnen, den Leser*innen. Maßgeblich hat hier die Politik wichtige Weichen zu stellen, deren Einfluss den einer einzelnen Person oder Familie natürlich übersteigt. Wir sind keine Fans davon, die Verantwortung einzelnen Individuen zu übertragen. Im Folgenden möchten wir Ihnen einige konkrete Vorschläge für ein umweltschonenderes Verhalten an die Hand geben, denn wir können im kleinen Rahmen etwas tun, als gutes Beispiel für Kinder vorangehen und Politik und Industrie signalisieren, was uns – vor allem im Sinne der Kindergesundheit – wichtig ist.

Der klimabewusste Teller

Die Ressourcen unserer Erde sind nicht unendlich. Eine Forschungsgruppe hat dafür neun sogenannte planetare Grenzen definiert. Werden diese ökologischen Belastungsgrenzen überschritten, sind dadurch verschiedene Ökosysteme unserer Erde und somit auch die menschliche Existenz unmittelbar bedroht. Das weltweite Ernährungsverhalten und die dafür nötige Landwirtschaft sind hauptverantwortlich für das drohende (oder bereits erfolgte) Überschreiten von fünf dieser planetaren Grenzen. Bereits jetzt ist unser Nahrungsmittelsystem für mindestens ein Drittel der globalen Treibhausgasemissionen verantwortlich.

Doch was kann man dagegen tun? Am besten ist es, den Konsum von Fleisch und anderen tierischen Produkten deutlich zu reduzieren. Denn ein Großteil der Treibhausgase stammt in Form von Methan direkt aus den Mägen der Nutztiere. All diese Tiere müssen außerdem gefüttert werden. Das kann nur geleistet werden, indem weltweit Regenwälder gerodet werden, um Flächen für den Futteranbau zu schaffen. Bei der Rodung selbst werden, meist durch Verbrennung, etliche Treibhausgase freigesetzt. Noch fataler ist jedoch, dass dadurch Ökosysteme verschwinden, die CO_2 aus der Atmosphäre ziehen. Solche CO_2-Senken sind sehr wichtig für einen gesunden Kreislauf des Erdklimas. Und hier ist es an der Zeit, mit dem Vorurteil aufzuräumen, der Verzehr von Soja habe einen negativen Einfluss auf die Umwelt. 80 Prozent der weltweiten Sojaernte werden nämlich für die Fütterung von Nutztieren benötigt. Die Verfütterung wichtiger Nährstoffe ist besonders absurd, wenn man sich vor Augen führt, dass ca. 828 Millionen Menschen weltweit unter Hunger leiden (Stand 2021). Darüber hinaus sind Hungersnöte in Entwicklungsländern für ein Drittel aller Todesfälle – vor allem auch von Kindern – verantwortlich.

Dass ein Großteil der Landflächen zur Futterherstellung für Nutztiere verwendet wird, führt auch zu weiteren Problemen. Deutschland hat den fünftgrößten Bestand an Schlachtschweinen weltweit – enorm für so ein kleines Land. Durch Nitrate aus anfallender Gülle und anderen Düngemitteln wird das deutsche Grundwasser stark belastet. Bereits seit 2008 können die gesetzlich vorgeschriebenen Nitratgrenzwerte im Grundwasser nicht mehr eingehalten werden. 2018 wurde Deutschland sogar vom Europäischen Gerichtshof wegen der Verletzung der EU-Nitratrichtlinie verurteilt.

Stattdessen lieber mehr Fisch essen? Auch hier haben wir den Bogen längst überspannt: 33 Prozent der Fischbestände gelten bereits als überfischt und 60 Prozent sogar als maximal genutzt. Vor allem die bei uns sehr beliebten Raubfische Lachs, Thunfisch, Kabeljau und Schwertfisch sind von der Überfischung bedroht. Auch Meeresfrüchte wie Garnelen sind kaum mit gutem Gewissen zu verzehren. Wenn sie wild gefangen werden, entsteht häufig ein enormer Beifang (*versehentlich* mitgefangene Meerestiere, die folglich entsorgt werden). Für die Zucht werden wiederum häufig Mangrovenwälder zerstört.

Mangroven gehören zusammen mit den Regenwäldern zu den produktivsten Ökosystemen der Welt und stellen eine effektive CO_2-Senke und nebenbei auch einen wichtigen Schutz vor Tsunamis dar. Kurzum: Kann man Kindern guten Gewissens Fisch auftischen? Fisch oder Meeresfrüchte nachhaltig zu kaufen, ist sehr anspruchsvoll. Aus planetarer Sicht wäre es ratsamer, auf Algen als gute Quelle für wichtige Omega-3-Fettsäuren zurückzugreifen (siehe Säule 3). Wenn man dennoch nicht auf Fisch verzichten möchte, empfehlen wir den *WWF-Fischratgeber* als Entscheidungshilfe beim Einkauf (als App oder unter www.fischratgeber.wwf.de verfügbar). Was der Ratgeber jedoch nicht berücksichtigt, ist die zunehmende Belastung von Fisch durch Schwermetalle und Mikroplastik. Vor allem bei Letzterem ist bisher noch nicht klar, welche Auswirkungen es auf die langfristige Gesundheit von Kindern hat.

Es wird sehr deutlich, dass wir dringend eine Lösung brauchen: Wir müssen einen Weg finden, uns und unsere Kinder so zu ernähren, dass wir einerseits unseren Bedarf an Nährstoffen decken können, andererseits aber nicht mehr natürliche Ressourcen verbrauchen, als der Planet wiederherstellen kann. Sie werden vielleicht überrascht sein zu hören, dass es diese Lösung bereits gibt! Eine Kommission aus renommierten Klima- und Ernährungswissenschaftler*innen hat auf Basis aktueller wissenschaftlicher Erkenntnisse ein zukunftsweisendes Ernährungskonzept entwickelt, mit dem alle Menschen bedarfsgerecht und klimaschonend ernährt werden können: die *Planetary Health Diet* (für Mensch und Planeten gesunde Ernährung). Sie ist ein Ernährungsmuster mit besonderem Fokus auf ressourcensparende, vollwertige, pflanzliche Lebensmittel bei gleichzeitiger Reduktion ressourcenaufwendiger tierischer Produkte. Die Basis bilden Gemüse, Obst und Hülsenfrüchte als pflanzliche Proteinquelle zusammen mit Vollkornprodukten und gesunden Fette aus Algen oder Nüssen. Der vermehrte Einsatz dieser Lebensmittelgruppen kann meist auf ganz natürliche Weise bewirken, dass man gesundheitlich abträgliche Lebensmittel wie Zucker und Salz oder auch stark industriell verarbeitete Produkte und ungesunde Fette einspart. Mit einer Reduktion des Konsums von Fleisch und tierischen Produkten um ca. 70 Prozent würde die durchschnittliche deutsche Ernährung sehr nahe an die entsprechende Empfehlung der *Planetary Health Diet* rücken. Wie die Zukunft auf dem Teller aussehen sollte, ist auf der nächsten Seite abgebildet.

Das hat nicht nur Vorteile für den Planeten: Wie wir in Säule 3 bereits gesehen haben, bringt eine solche pflanzenbetonte Ernährungsweise gesundheitliche Vorteile mit sich und schützt vor chronischen Krankheiten wie Übergewicht, Diabetes oder Herz-Kreislauf-Erkrankungen. Je früher man beginnt, sich vollwertig und pflanzenbasiert zu ernähren, desto besser! Und: desto gesünder! Eine spannende Studie konnte zeigen, dass die durchschnittliche Lebenserwartung für eine zwanzigjährige Frau durch die Umstellung auf eine vollwertige, pflanzenbasierte Ernährung um zehn Jahre steigt. Allein in Deutschland könnten laut einer Studie jedes Jahr 144 000 frühzeitige Todesfälle durch ernährungsbedingte Erkrankungen vermieden werden.

Durch eine Ernährung gemäß der *Planetary Health Diet* können wir für unsere Kinder und den Planeten Erde eine massive globale Win-win-Situation herbeiführen. Eine vollwertige pflanzenbasierte Ernährung sollte von Anfang an der Standard sein. Tierische Lebensmittel sollten etwas Besonderes bleiben und mit entsprechender Wertschätzung und Achtsamkeit verzehrt werden. Wenn man zudem noch beim Einkaufen auf regionale, saisonale und biologisch angebaute Lebensmittel zurückgreifen kann, umso besser.

Durch eine entsprechende Ernährungswende könnte zudem die Weltbevölkerung, die 2050 etwa zehn Milliarden Menschen umfassen wird, gesund und bedarfsgerecht ernährt werden. Durch die Re-

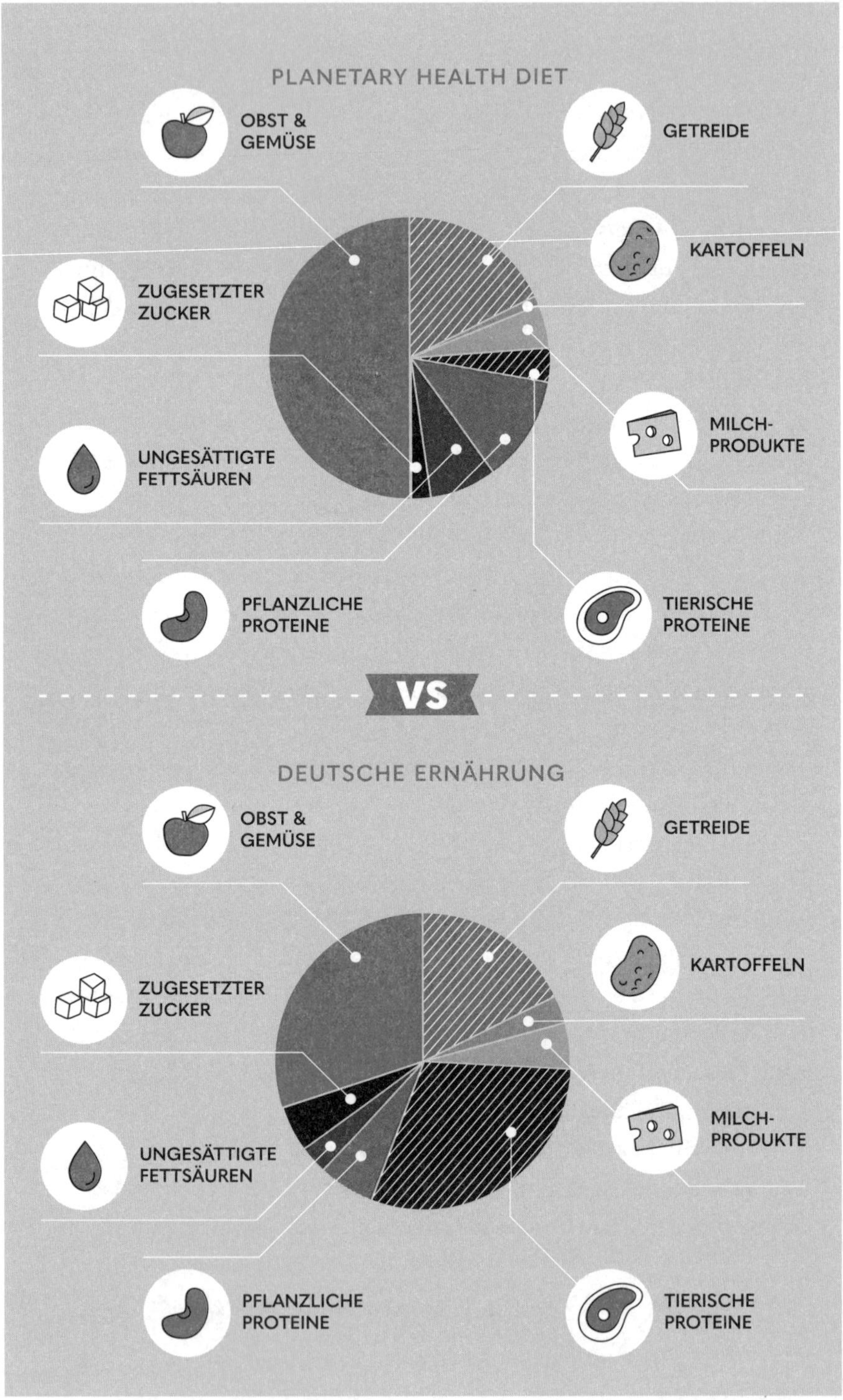
PLANETARY HEALTH DIET
OBST & GEMÜSE
GETREIDE
KARTOFFELN
ZUGESETZTER ZUCKER
MILCH-PRODUKTE
UNGESÄTTIGTE FETTSÄUREN
PFLANZLICHE PROTEINE
TIERISCHE PROTEINE
VS
DEUTSCHE ERNÄHRUNG
OBST & GEMÜSE
GETREIDE
KARTOFFELN
ZUGESETZTER ZUCKER
MILCH-PRODUKTE
UNGESÄTTIGTE FETTSÄUREN
PFLANZLICHE PROTEINE
TIERISCHE PROTEINE

duktion der Tierbestände könnte zudem bereits angesprochenen Problemen wie zunehmenden Antibiotikaresistenzen und Zoonosen begegnet werden.

Wären das nicht erfreuliche Aussichten für unsere Kinder? Eine solche Strategie sollten wir ihnen zuliebe unbedingt anstreben.

Das Familienleben nachhaltiger gestalten

Neben der Ernährung ist die Mobilität eine wichtige Stellschraube, die den ökologischen Fußabdruck verändern kann – und unser Leben sowie unsere Gesundheit unmittelbar beeinflusst. Der Verkehrssektor verursacht mit jährlich 150 Millionen Tonnen nämlich ganze 20 Prozent aller Treibhausgase in Deutschland. Von der kurzen Fahrt mit dem Auto bis hin zur langen Flugreise an den exotischen Strand – bei uns allen läppert es sich. Ist es wirklich notwendig, die Kinder mit dem Auto zur Schule zu bringen, oder könnten sie nicht doch das Fahrrad nehmen? Muss es in den Ferien die Flugreise sein oder wäre dieses Jahr nicht auch der Campingurlaub eine schöne Alternative? Mit Sicherheit kann sich hier jede*r an die eigene Nase fassen und Aspekte bei sich ausmachen, die verbessert werden könnten.

Neben dem eigenen Handeln muss natürlich vor allem auch die Politik ran. Zwar hat sie Besserung gelobt und sich ambitionierte Ziele gesetzt, aber dringende Maßnahmen wie der Ausbau von Radwegen, die Optimierung von Nah- und Fernverkehr, das Einführen von Tempolimits auf Autobahnen und die Förderung der E-Mobilitäts-Infrastruktur schreiten weiterhin nur schleppend voran. Politiker*innen und Parteien, die hier Schwerpunkte setzen möchten, investieren auch in die Zukunft Ihrer Kinder. Achten Sie bei Ihrer Wahlentscheidung darauf.

Eine Mobilitätswende würde sowohl klimatische Verbesserungen als auch gesundheitliche Vorteile bringen und so ebenfalls zu einer Win-win-Situation führen. Mehr klimaneutrale Mobilität wie Laufen und Radfahren steigert die körperliche Aktivität und hilft so, chronischen Erkrankungen wie Übergewicht vorzubeugen (wir erinnern uns an Säule 4). Auch das Risiko für Atemwegserkrankungen wie Asthma würde – besonders in Städten – sinken, wenn weniger Verbrennungsmotoren die Luft mit Abgasen verunreinigten.

Ressourcen werden allerdings selbstverständlich nicht nur für Mobilität verwendet. Auch für den Strom aus der Steckdose und die Wärme zum Heizen werden noch immer reichlich Öl, Gas und Kohle verbrannt. Die Nutzung erneuerbarer Energiequellen (wie Wasser-, Wind- und Solarkraft, Erdwärme oder nachwachsende Rohstoffe) wird hingegen zu langsam ausgebaut. So sollen erst 2050 rund 60 Prozent des Bruttoendenergieverbrauchs und 80 Prozent des Bruttostromverbrauchs durch erneuerbare Energien abgedeckt werden.

Was können Sie bis dahin tun? Zunächst sollten Sie für sich und Ihre Familie auf Ökostrom setzen. Ein Umstieg ist meist mit wenigen Klicks erledigt, und mit jedem Haushalt, der umsteigt, wird ein wirtschaftliches und politisches Signal zugunsten der Energiewende gesetzt. Aber auch Ökostrom sollte nicht verschwendet werden. Setzen Sie z. B. auf energiesparende LED-Leuchten oder schalten Sie Geräte ab, anstatt sie jahrelang im Stand-by-Betrieb schlummern zu lassen – Kleinvieh macht auch Mist. Heizen Sie achtsam und vergessen Sie nicht, dass Wärme ein kuscheliges Privileg ist.

Sie sind Mieter*in und Ihre Wohnung ist alles andere als energieeffizient? Energie sparen kann auch Spaß machen: Statt Kinder zu rügen, dass sie wieder mal das Licht angelassen haben, machen Sie doch ein familieninternes Spiel daraus und krönen Sie den Sieger der »Stromsparmeisterschaften«.

Auch unser Konsumverhalten steckt knietief im Sumpf des Rohstoffverbrauchs und bei einer Familie kann sich da einiges anhäufen. Leider leben wir mittlerweile in einer sogenannten Wegwerfgesellschaft. Große Kleidungshersteller produzieren z. B. bewusst billige, nicht langlebige Waren, um uns nach kurzer Zeit wieder in den Laden zu locken. Aber auch wir selbst sind nicht unschuldig, denn wir sind zu faul geworden, zu reparieren, was kaputtgegangen ist. Es scheint viel komfortabler (und nicht selten sogar günstiger), Dinge neu zu kaufen. Und bei Technik muss nicht einmal ein Defekt vorliegen, damit wir uns etwas sehr Kostspieliges gönnen. *Alt gegen Neu* war gestern, *Neu gegen Neuer* ist heute! Das freut Wirtschaftsunternehmen, die ihre Umsätze steigern. Der Planet aber leidet darunter. Es entstehen immer mehr gefährliche Abfälle, die zu großen Teilen nicht recycelt werden und in Wäldern, Flüssen und Meeren landen. Auch beim Thema Müll lagern wird gerne unsere Probleme aus. 2019 exportierte Deutschland allein rund 400 000 Tonnen Plastikmüll nach Südostasien. Vieles davon landet Recherchen des Deutschlandfunks zufolge in der Natur oder wird illegal verbrannt.

Lassen Sie uns im Sinne der Kinder unser Konsumverhalten überdenken. Der ökologische Fußabdruck lässt sich sehr gut durch nachhaltigeren Konsum verkleinern. Versuchen Sie, Nutzungsdauern auszureizen, und probieren Sie es bei einem Defekt mal mit einer Reparatur. Leihen Sie sich aus, was Sie nicht regelmäßig brauchen, anstatt es zu kaufen. Und wenn Sie etwas kaufen müssen, erwägen Sie im Vorfeld, ob nicht doch etwas Gebrauchtes in gutem Zustand ausreichend ist. So sparen Sie nicht nur Emissionen, sondern auch Geld! Haben Sie bei Kleidung auch ruhig den Mut, zu guten gebrauchten Stücken zu greifen, aus denen besonders Ihre Kinder ohnehin nach wenigen Monate wieder herausgewachsen sein werden. Kleinanzeigenportale, Flohmärkte und Secondhandläden sind tolle Optionen, nachhaltiger zu shoppen. Probieren Sie es aus!

Lautstarke Psychohygiene

Kinder und Jugendliche sind oft frustriert und machen sich Sorgen, weil sie selbst die oben erwähnten notwendigen Maßnahmen in der Theorie zwar kennen, erwachsene Entscheidungsträger*innen aber nicht zum Wandel bewegen können. Daraus geht die bereits angesprochene Klimaangst hervor, die bei besorgten Kindern bis zu depressiven Funktionseinschränkungen mit Antriebs- und Mutlosigkeit reichen kann. Aber viele Kinder haben sich bereits eine probate »Behandlung« der Klimaangst überlegt: Weltweit gehen sie auf die Straße, um ihrem Frust Luft zu machen. Durch diesen Aktivismus schaffen sich Kinder und Jugendliche ein notwendiges Ventil für ihre Zukunftsängste und das Gefühl, nicht ausreichend ernst genommen zu werden. Gleichzeitig stärken sie durch Selbstwirksamkeit die eigene Resilienz. Der junge Aktivismus zahlt sich aus: Im April 2021 gab das Bundesverfassungsgericht jungen Kläger*innen recht und erklärte das deutsche Klimaschutzgesetz mangels Einhaltung der gesetzten Ziele in Teilen für verfassungswidrig. Das Urteil hatte zur Folge, dass die regierenden Politiker*innen in kürzester Zeit deutliche Nachschärfungen am Gesetz vornehmen mussten. Sehr bemerkenswert, wie wir finden. Davon können wir Älteren uns eine dicke Scheibe abschneiden!

Unser Appell: Unterstützen und bestärken Sie Ihr Kind, wenn es aktiv werden möchte. Viele Kinder möchten schon im Grundschulalter ein Plakat basteln und bei der nächsten Klimademo mitlaufen. Fragen Sie Ihr Kind, ob es sich Sorgen wegen der Zukunft macht, und erkennen Sie Klimaangst frühzeitig. Es wird sich wertgeschätzt und ernst genommen fühlen. Auf keinen Fall sollten die Ängste Ihres Kindes banalisiert werden. Der Klimawandel nimmt in der jungen Generation einen immer größeren Stellenwert ein, ziehen Sie am gleichen Strang: Es kann eine großartige Investition in die Eltern-Kind-Beziehung sein, gemeinsam am nächsten Klimastreik teilzunehmen. Ihr Kind wird das so schnell nicht vergessen, auf Ihren Schultern gesessen und lautstark mitdemonstriert zu haben. Wieder einmal eine Situation, bei der Sie und Ihr Kind nur gewinnen können.

10 Tipps – für einen Wandel mit Hand und Fuß

Zum Abschluss folgt hier unsere Hitliste der wichtigsten Punkte, die wir angehen können, um Kindern eine Zukunft auf einem gesunden Planeten zu ermöglichen:

1. **Nachhaltige Ernährung**
   - Pflanzenbasierte Ernährung im Sinne der *Planetary Health Diet*

2. **Nachhaltige Mobilität**
   - Zu Fuß, per Fahrrad, ÖPNV, E-Mobilität, lokale Urlaube etc.

3. **Nachhaltige Energie**
   - Ökostrom, achtsames und modernes Heizen etc.

4. **Nachhaltiger Konsum**
   - Reparieren, Recycling, Secondhand

5. **Aktivismus**
   - Aufklärung, Demos, Petitionen
   - Hilfreich auch der Handabdruck-Test von www.handabdruck.eu

6. **Spenden**
   - Wählen Sie eine effektive Hilfsorganisation und spenden Sie regelmäßig (z. B. 10 Euro pro Monat).
   - Auf der Suche nach der effektivsten Organisation helfen Seiten wie www.effektiv-spenden.org.
   - So kommt bei den besten Projekten mit den gleichen Mitteln bis zu 100-mal mehr an.

7. **Politischer Einfluss**
   - Wahlen: Achten Sie darauf, welche Parteien und Politiker*innen die Zukunft von Kindern im Sinn haben, sowohl regional als auch national.
   - Politisches Engagement: Werden Sie Mitglied bei Parteien, die glaubhaft an einer besseren Zukunft für Kinder arbeiten wollen.

8. **Bildung**
   - Informieren Sie sich und Ihre Kinder über aktuelle Klimathemen.

9. **Berufswahl**
   - Für Kinder relevant – auch die Berufswahl kann Einfluss auf Fuß- und Handabdruck haben; setzen Sie dabei Impulse, ohne Zwang auszuüben.

10. **Grüne Geldanlagen**
    - Vermeiden Sie Investitionen in klima- und naturschädigende Firmen wie Mineralölkonzerne.

Nun sind wir schon am Ende unseres Bonuskapitels angelangt. Wir hoffen, Sie konnten unseren Impulsen zur Schaffung eines gesunden Fundaments für die fünf Säulen etwas Positives abgewinnen. Es würde uns sehr freuen, wenn wir Ihnen auf diesem Weg hilfreiche Denkanstöße mit auf den Weg geben konnten. Wir glauben fest daran, dass der Erhalt der fünf Säulen ohne dieses Fundament zukünftig immer schwieriger werden wird. Lassen Sie uns gemeinsam die Risse und Bruchstellen wieder ausbessern, damit auch nachfolgende Generationen eine Chance auf eine gesunde und glückliche Kindheit haben.

Quellen

SÄULE 1: SCHWERE KRANKHEITEN VERMEIDEN

Prepare yourself! – die richtige Vorbereitung

Ultraschall

»Die Zahlen sind erschreckend (vor allem für Frauenärzt*innen …)«: Jena, A.B., et al., *Malpractice risk according to physician specialty.* The New England Journal of Medicine, 2011. 365(7): S. 629–36.

»Dieser beugt einer Frühgeburt laut einer Studie …«: Conde-Agudelo, A., R. Romero, and K.H. Nicolaides, *Cervical pessary to prevent preterm birth in asymptomatic high-risk women: a systematic review and meta-analysis.* American Journal of Obstetrics & Gynecology, 2020. 223(1): S. 42–65 e2.

»Diese werden in der aktuellsten Leitlinie zur Vorbeugung und Therapie …«: *AWMF Leitlinie Frühgeburt.* Online verfügbar unter: *https://www.awmf.org/uploads/tx_szleitlinien/015-025p_S2k_Praevention-Therapie_Fruehgeburt_2022-08.pdf.* (abgerufen am 16.12.2022)

Prävention des plötzlichen Säuglingstodes

Prävention

»Wie eine groß angelegt Studie zeigen konnte, haben Kinder …«: Thompson, J.M.D., et al., *Duration of Breastfeeding and Risk of SIDS: An Individual Participant Data Meta-analysis.* Pediatrics, 2017. 140(5).

Eine Untersuchung, die Gewissheit bringt?

»1968 legte die WHO die Leitprinzipien …«: Wilson, J.M. and Y.G. Jungner, *[Principles and practice of mass screening for disease].* Boletín de la Oficina Sanitaria Panamericana, 1968. 65(4): S. 281–393.

Kinder-Erste-Hilfe – für den Ernstfall vorbereitet sein

»Dabei müssen in Deutschland jährlich ungefähr 1,8 Millionen Kinder …«: Sass, A.C., R. Kuhnert, and J. Gutsche, *Accident injuries of children and adolescents in Germany. Results of the cross-sectional KiGGS Wave 2 study and trends.* Journal of Health Monitoring, 2018. 3(3): S. 50–55.

Vergiftungen

»Das Bundesamt für Verbraucherschutz und Lebensmittelsicherheit hat im Internet …«: *Liste der Giftnotrufzentralen und Giftinformationszentren in Deutschland, Österreich und Schweiz.* Online verfügbar unter: *https://www.bvl.bund.de/DE/Arbeitsbereiche/01_Lebensmittel/03_Verbraucher/09_InfektionenIntoxikationen/02_Giftnotrufzentralen/lm_LMVergiftung_giftnotrufzentralen_node.html.* (abgerufen am 16.12.2022)

Fieber – nicht nur die Zahlen zählen

Exkurs – fiebersenkende Medikamente richtig einsetzen

»Das Ganze wurde zumindest schon in einer Studie untersucht …«: Abd-el-Maeboud, K.H., et al., *Rectal suppository: commonsense and mode of insertion.* Lancet, 1991. 338(8770): S. 798–800.

SÄULE 2: DAS IMMUNSYSTEM FORDERN UND FÖRDERN

Wie funktioniert die Abwehr des Körpers?

Nestschutz

»Das Risiko für einen schweren Keuchhusten-Verlauf kann …«: *Robert Koch Institut, Epidemiologisches Bulletin 13 | 2020.* Online verfügbar unter: *https://www.rki.de/DE/Content/Infekt/EpidBull/Archiv/2022/Ausgaben/13_22.pdf?__blob=publicationFile.* (abgerufen am 16.12.2022)

Impfungen – das »Bootcamp« für unser Immunsystem

»Das entspricht einem Rückgang von 99 Prozent …«: *Robert Koch Institut, Epidemiologisches Bulletin 7 | 2020.* Online verfügbar unter: *https://www.rki.de/DE/Content/Infekt/EpidBull/Archiv/2020/Ausgaben/07_20.pdf?__blob=publicationFile.* (abgerufen am 16.12.2022)

Impfungen sei Dank – die Geschichte (zum Glück) vergessener Infektionskrankheiten

Masern

»Die empfohlene zweite Masernimpfung …«: *Robert Koch Institut, Epidemiologisches Bulletin 33 | 2020.* Online verfügbar unter: *https://www.rki.de/DE/Content/Infekt/EpidBull/Archiv/2020/Ausgaben/32-33_20.pdf?__blob=publicationFile.* (abgerufen am 16.12.2022)

Exkurs: Meningokokken-B-Impfung

»Dabei gibt es mittlerweile zahlreiche Daten …«: Ladhani, S.N., et al., *Vaccination of Infants with Meningococcal Group B Vaccine (4CMenB) in England.* The New England Journal of Medicine, 2020. 382(4): S. 309–317.

»Im Januar 2019 schlossen sich …«: Huppertz, A., et al., *Prolonged-Release Tacrolimus Is Less Susceptible to Interaction With the Strong CYP3A Inhibitor Voriconazole in Healthy Volunteers.* Clinical Pharmacology & Therapeutics, 2019. 106(6): S. 1290–1298.

Mythbusters: Vom »unreifen« Immunsystem bis zu Impfschäden

Impfmythos #2

»In mehreren groß angelegten Überprüfungsstudien …«:

Madsen, K.M., et al., *A population-based study of measles, mumps, and rubella vaccination and autism.* The New England Journal of Medicine, 2002. 347(19): S. 1477–82.

Black, C., J.A. Kaye, and H. Jick, *Relation of childhood gastrointestinal disorders to autism: nested case-control study using data from the UK General Practice Research Database.* BMJ, 2002. 325(7361): S. 419–21.

Honda, H., Y. Shimizu, and M. Rutter, *No effect of MMR withdrawal on the incidence of autism: a total population study.* The Journal of Child Psychology and Psychiatry, 2005. 46(6): S. 572–9.

Impfmythos #3

»Dafür bringen diese Viren aber spezielle Enzyme mit …«: *Paul Ehrlich Institut. Wie hoch ist die Gefahr der Integration von mRNA-Impfstoffen ins Genom?* Online verfügbar unter: *https://www.pei.de/SharedDocs/FAQs/DE/coronavirus/sicherheit-wirksamkeit-impfstoff/7-coronavirus-impfstoff-covid-19-gefahr-integration-mrna-impfstoffe-genom.html.* (abgerufen am 16.12.2022)

Das Immunsystem stärken

Allergien und allergische Erkrankungen

»Konträr zu der Abnahme der Infektionen konnte aber …«: Asher, M.I., et al., *International Study of Asthma and Allergies in Childhood (ISAAC): rationale and methods.* European Respiratory Journal, 1995. 8(3): S. 483–91.

»Der intensivere Austausch von Erregern …«: Strachan, D.P., *Hay fever, hygiene, and household size.* BMJ, 1989. 299(6710): S. 1259–60.

»Genauso zeigen Studien, dass der frühe Besuch …«: Ball, T.M., et al., *Siblings, day-care attendance, and the risk of asthma and wheezing during childhood.* The New England Journal of Medicine, 2000. 343(8): S. 538–43.

»Kinder, die auf einem Bauernhof aufwachsen …«: von Mutius, E. and Radon, K., *Living on a farm: impact on asthma induction and clinical course.* Immunology and Allergy Clinics of North America, 2008. 28(3): S. 631–47, ix-x.

»Ursache hierfür ist der vermehrte Kontakt …«: Braun-Fahrlander, C., et al., *Environmental exposure to endotoxin and its relation to asthma in school-age children.* The New England Journal of Medicine, 2002. 347(12): S. 869–77.

»Die positive Prägung beginnt bereits vor der Geburt …«: Pfefferle, P.I., et al., *Cord blood cytokines are modulated by maternal farming activities and consumption of farm dairy products during pregnancy: the PASTURE Study.* Journal of Allergy and Clinical Immunology, 2010. 125(1): S. 108–15 e1–3.

Autoimmunerkrankungen

»Beim Diabetes lässt sich ebenso wie bei den Allergien …«: Cardwell, C.R., et al., *Atopy, home environment and the risk of childhood-onset type 1 diabetes: a population-based case-control study.* Pediatric Diabetes, 2008. 9(3 Pt 1): S. 191–6.

Bösartige Erkrankungen des Immunsystems

»Auf Basis eines unzureichenden Immuntrainings …«: Greaves, M., *A causal mechanism for childhood acute lymphoblastic leukaemia.* Nature Reviews Cancer, 2018. 18(8): S. 471–484.

»Passend zu dieser Erklärung konnte gezeigt werden …«: Gilham, C., et al., *Day care in infancy and risk of childhood acute lymphoblastic leukaemia: findings from UK case-control study.* BMJ, 2005. 330 (7503): S. 1294.

Allergene frühzeitig einführen

Die gefürchtete Erdnuss

»Die Zahlen stiegen stattdessen …«: Hourihane, J.O., et al., *The impact of government advice to pregnant mothers regarding peanut avoidance on the prevalence of peanut allergy in United Kingdom children at school entry.* Journal of Allergy and Clinical Immunology, 2007. 119(5): S. 1197–202.

»In Israel hingegen …«: Du Toit, G., et al., *Early consumption of peanuts in infancy is associated with a low prevalence of peanut allergy.* Journal of Allergy and Clinical Immunology, 2008. 122(5): S. 984–91.

»Besonders bei diesen Hochrisikokindern …«: Du Toit, G., et al., *Randomized trial of peanut consumption in infants at risk for peanut allergy.* The New England Journal of Medicine, 2015. 372(9): S. 803–13.

To Fish or not to Fish?

»Studien haben gezeigt, dass durch das Anbieten von Fisch …«: Alm, B., et al., *Early introduction of fish decreases the risk of eczema in infants.* Archives of Disease in Childhood, 2009. 94(1): S. 11–5.

»In weiteren Untersuchungen zeigte sich …«: Miyata, J. and M. Arita, *Role of omega-3 fatty acids and their metabolites in asthma and allergic diseases.* Allergology International, 2015. 64(1): S. 27–34.

»Man kann diesen positiven Effekt auch …«: Klemens, C.M., D.R. Berman, and E.L. Mozurkewich, *The effect of perinatal omega-3 fatty acid supplementation on inflammatory markers and allergic diseases: a systematic review.* BJOG, 2011. 118(8): S. 916–25.

Gluten – auf die Menge kommt es an

»Entgegen den vorherigen Beispielen zeigen einige Studien …«: Lionetti, E., et al., *Introduction of gluten, HLA status, and the risk of celiac disease in children.* The New England Journal of Medicine, 2014. 371(14): S. 1295–303.

»Die Deutsche Gesellschaft für Kinder- und Jugendmedizin empfiehlt …:«: Koletzko, B., *Zeitpunkt der Beikosteinführung und Risiko für Allergien und Zöliakie: Update.* Monatsschrift Kinderheilkunde, 2016. 164.11: S. 1025–1028.

Ernährungsbooster für die Immunabwehr

»Um einen Vorteil statistisch messen zu können …«: Hemila, H., *Vitamin C and Infections.* Nutrients, 2017. 9(4).

»Besonders bekannt wurde das Thema während der Coronavirus-Pandemie …«: Taha, R., et al., *The Relationship Between Vitamin D and Infections Including COVID-19: Any Hopes?* International Journal of General Medicine, 2021. 14: S. 3849–3870.

»Und bei Menschen mit Asthma scheint …«: Liu, J., et al., *Meta-analysis of vitamin D and lung function in patients with asthma.* Respiratory Research, 2019. 20(1): S. 161.

»Eine einseitige und nährstoffarme Ernährung …«: Katona, P. and J. Katona-Apte, *The interaction between nutrition and infection.* Clinical Infectious Diseases, 2008. 46(10): S. 1582–8.

»Auch hier gibt es Studien …«: Beller, R., S.B. Bennstein, and M. Gotte, *Effects of Exercise Interventions on Immune Function in Children and Adolescents With Cancer and HSCT Recipients – A Systematic Review.* Frontiers in Immunology, 2021. 12: S. 746171.

Grundsteine legen – vor und während der Schwangerschaft

»Die unzureichende Aufnahme von Folsäure …«: Skoracka, K., et al., *Female Fertility and the Nutritional Approach: The Most Essential Aspects.* Advances in Nutrition, 2021. 12(6): S. 2372–2386.

»Je mehr gezuckerte Softdrinks …«: Hatch, E.E., et al., *Intake of Sugar-sweetened Beverages and Fecundability in a North American Preconception Cohort.* Epidemiology, 2018. 29(3): S. 369–378.

Jod

»Trotz möglicher Supplementation …«: Gosswald, A., et al., *[DEGS: German Health Interview and Examination Survey for Adults. A nationwide cross-sectional and longitudinal study within the framework of health monitoring conducted by the Robert Koch Institute].* Bundesgesundheitsblatt Gesundheitsforschung Gesundheitsschutz, 2012. 55(6–7): S. 775–80.

»Schwangere sollten zusätzlich …«: *Deutsche Gesellschaft für Ernährung eV (DGE). Einheitliche Handlungsempfehlungen für die Schwangerschaft, Aktualisiert und Erweitert.* DGEinfo 12 (2018): 183–189.

DHA

»Eine Studie aus Spanien konnte zeigen …«: Tahaei, H., et al., *Omega-3 Fatty Acid Intake during Pregnancy and Child Neuropsychological Development: A Multi-Centre Population-Based Birth Cohort Study in Spain.* Nutrients, 2022. 14(3).

Stillzeit – Mama gut, alles gut!

Muttermilch

»Sie sind ein natürlicher Booster …«: Duijts, L., et al., *Prolonged and exclusive breastfeeding reduces the risk of infectious diseases in infancy.* Pediatrics, 2010. 126(1): S. e18–25.

»In Studien konnte mittels Ultraschall gemessen werden …«: Herba, C.M., et al., *Breastfeeding and early brain development: the Generation R study.* Maternal & Child Nutrition, 2013. 9(3): S. 332–49.

»Das schlägt sich auch später im Leben …«: Victora, C.G., et al., *Breastfeeding in the 21st century: epidemiology, mechanisms, and lifelong effect.* Lancet, 2016. 387 (10017): S. 475–90.

»Damit nicht genug …«:

Yan, J., et al., *The association between breastfeeding and childhood obesity: a meta-analysis.* BMC Public Health, 2014. 14: S. 1267.

Horta, B.L. and N.P. de Lima, *Breastfeeding and Type 2 Diabetes: Systematic Review and Meta-Analysis.* Current Diabetes Reports, 2019. 19(1): S. 1.

»Und zu guter Letzt noch …«: Hauck, F.R., et al., *Breastfeeding and reduced risk of sudden infant death syndrome: a meta-analysis.* Pediatrics, 2011. 128(1): S. 103–10.

Exkurs: Humane Milch-Oligosaccharide (HMO)

»Als wären sie ordentlich eingeseift worden …«: Bode, L., *Human milk oligosaccharides: every baby needs a sugar mama.* Glycobiology, 2012. 22(9): S. 1147–62.

»Das erklärt auch, warum …«: Duijts, Liesbeth, et al., *Prolonged and exclusive breastfeeding reduces the risk of infectious diseases in infancy.* Pediatrics, 2010. 126.1: S. e18-e25.

»Dabei handelt es sich vor allem um …«: Ambrogi, V., et al., *Galacto-oligosaccharides as infant prebiotics: production, application, bioactive activities and future perspectives.* Critical Reviews in Food Science and Nutrition, 2021: S. 1–14.

»Jetzt die Mütter: Auch für sie …«: Chowdhury, R., et al., *Breastfeeding and maternal health outcomes: a systematic review and meta-analysis.* Acta Paediatrica, 2015. 104(467): S. 96–113.

»Wie beim Kind führt das Stillen außerdem …«: Binns, C., M. Lee, and W.Y. Low, *The Long-Term Public Health Benefits of Breastfeeding.* Asia-Pacific Journal of Public Health, 2016. 28(1): S. 7–14.

»Last but not least kann Stillen auch …«: Dias, C.C. and B. Figueiredo, *Breastfeeding and depression: a systematic review of the literature.* Journal of Affective Disorders, 2015. 171: S. 142–54.

Formulanahrung

»So hat Kuhmilch z. B. dreimal so viel Eiweiße …«: Souci S.W., F.W., Kraut H., *Food Composition and Nutrition Tables.* Online verfügbar unter: *https://media.dav-medien.de/sample/9783804750722_p.pdf.* 2000. (abgerufen am 16.12.2022)

Nahrungsergänzungen während der Stillzeit

Vitamin D

»Zum Vergleich: Der Bedarf eines Kindes …«: *Vitamin D (Calciferole).* Online verfügbar unter: *https://www.dge.de/wissenschaft/referenzwerte/vitamin-d/.* (abgerufen 12.10.2022)

»Eine dafür täglich mindestens notwendige …«: Reinehr T., S.D., Wabitsch M., Bechtold-Dalla Pozzalla S., *Vitamin-D-Supplementierung jenseits des zweiten Lebensjahres.* Monatsschrift Kinderheilkunde, 2018. 166.9: S. 814–822.

Fluorid

»So zeigte beispielsweise eine mexikanische Studie …«: Bashash, M., et al., *Prenatal Fluoride Exposure and Cognitive Outcomes in Children at 4 and 6–12 Years of Age in Mexico.* Environmental Health Perspectives, 2017. 125(9): S. 097 017.

»Eine große chinesische Metaanalyse …«: Choi, A.L., et al., *Developmental fluoride neurotoxicity: a systematic review and meta-analysis.* Environmental Health Perspectives, 2012. 120(10): S. 1362–8.

»Gemäß der aktuellen Handlungsempfehlung zur Kariesprävention …«: Berg, B., et al., *Kariesprävention im Säuglingsund frühen Kindesalter.* Monatsschr Kinderheilkunde, 2021. 169.

Beikost – auf Entdeckungsreise durch die Welt der Lebensmittel

Eisen

»Die Bundeszentrale für gesundheitliche Aufklärung (BZgA) empfiehlt …«: *Bundeszentrale für Gesundheitliche Aufklärung (BZgA), Rezepte für Säuglingsbreie.* Online verfügbar unter: *https://www.kindergesundheit-info.de/themen/ernaehrung/alltagstipps/0–12-monate/brei-rezepte/.* (abgerufen am 16.12.2022)

Omega-3-Fettsäuren

»Der Hering übertrumpft mit 370 Milligramm DHA …«: *Fischlexikon.eu, Nährwerte von Süß- und Salzwasserfischen.* Online verfügbar unter: *https://www.fischlexikon.eu/naehrwerte/tabellen/naehrwerttabelle.php.* (abgerufen am 16.12.2022)

Jod

»Aber bereits milde Mängel über längere Zeit …«: Santiago-Fernandez, P., et al., *Intelligence quotient and iodine intake: a cross-sectional study in children.* The Journal of Clinical Endocrinology and Metabolism, 2004. 89(8): S. 3851–7.

»Im April 2018 schlossen sich Expert*innen europaweit zusammen …«: *The Krakow Declaration on Iodine: Tasks and Responsibilities for Prevention Programs Targeting Iodine Deficiency Disorders.* European Thyroid Journal, 2018. 7(4): S. 201–204.

»Umgekehrt ist fettreicher Fisch …:«: *Vitalstoff-Lexikon.de, Lebensmittel: Jod.* Online verfügbar unter: *http://www.vitalstoff-lexikon.de/Spurenelemente/Jod/Lebensmittel.html.* (abgerufen am 16.12.2022)

Die nächsten Stopps auf dem Beikostfahrplan

»Zu viel Eiweiß aus tierischen Quellen …«: Stokes, A., et al., *Protein Intake from Birth to 2 Years and Obesity Outcomes in Later Childhood and Adolescence: A Systematic Review of Prospective Cohort Studies.* Advances in Nutrition, 2021. 12(5): S. 1863–1876.

»Mit den vorgeschlagenen 200 Millilitern Vollmilch …«: *Deutsche Gesellschaft für Ernährung (DGE), Protein.* Online verfügbar unter: *https://www.dge.de/wissenschaft/referenzwerte/protein/?L=0.* (abgerufen am 16.12.2022)

Baby-Led-Weaning – eine gute Alternative zur B(r)eikost?

»Eine Studie aus 2016 zeigte an einer kleinen Kohorte …«: Morison, B.J., et al., *How different are baby-led weaning and conventional complementary feeding? A cross-sectional study of infants aged 6–8 months.* BMJ Open, 2016. 6(5): S. e010 665.

»Unter diesen Umständen waren keine signifikanten Unterschiede …«: Daniels, L., et al., *Impact of a modified version of baby-led weaning on iron intake and status: a randomised controlled trial.* BMJ Open, 2018. 8(6): S. e019 036.

»Es liegt in der Natur der Methode, dass …«: Taylor, R.W., et al., *Effect of a Baby-Led Approach to Complementary Feeding on Infant Growth and Overweight: A Randomized Clinical Trial.* JAMA Pediatrics, 2017. 171(9): S. 838–846.

»Außerdem lassen sich bei ihnen …«: Addessi, E., et al., *Baby-led weaning in Italy and potential implications for infant development.* Appetite, 2021. 164: S. 105 286.

Klein- und Schulkindzeit

»So steigt z. B. das Risiko eines Kindes …«: Bahreynian, M., et al., *Association between Obesity and Parental Weight Status in Children and Adolescents.* Journal of Clinical Research in Pediatric Endocrinology, 2017. 9(2): S. 111–117.

»Je mehr Zucker die Eltern konsumieren …«: Mazarello Paes, V., et al., *Determinants of sugar-sweetened beverage consumption in young children: a systematic review.* Obesity Reviews, 2015. 16(11): S. 903–13.

Zucker

»Betrachtet man verschiedene Kinderkohorten …«: Perrar, I., et al., *Age and time trends in sugar intake among children and adolescents: results from the DONALD study.* European Journal of Nutrition, 2020. 59(3): S. 1043–1054.

»Daran sind in erster Linie die gezuckerten Erfrischungsgetränke schuld …«: Varnaccia, Gianni, et al., *Kindliche Adipositas: Einflussfaktoren im Blick. (2018).* Online verfügbar unter: *https://www.rki.de/DE/Content/Gesundheitsmonitoring/Studien/*

Adipositas_Monitoring/AdiMon_Infobroschuere.pdf?__blob=publicationFile. (abgerufen am 20.12.2022)
»Aber war Ihnen bewusst, dass mit steigendem Zuckerkonsum …«: Genovesi, S., et al., *Salt and Sugar: Two Enemies of Healthy Blood Pressure in Children.* Nutrients, 2021. 13(2).

Salz

»Studien haben allerdings gezeigt, dass …«:
He, F.J., N.M. Marrero, and G.A. Macgregor, *Salt and blood pressure in children and adolescents.* Journal of Human Hypertension, 2008. 22(1): S. 4–11.
Lava, S.A., M.G. Bianchetti, and G.D. Simonetti, *Salt intake in children and its consequences on blood pressure.* Pediatric Nephrology, 2015. 30(9): S. 1389–96.

Kalzium

»Die in Deutschland erhobene VeChi-Youth-Studie konnte zeigen …«: Alexy, U., et al., *Nutrient Intake and Status of German Children and Adolescents Consuming Vegetarian, Vegan or Omnivore Diets: Results of the VeChi Youth Study.* Nutrients, 2021. 13(5).
»Folgende Empfehlungen für eine gesunde Kalziumzufuhr …«: *Deutsche Gesellschaft für Ernährung (DGE), Calcium.* Online verfügbar unter: *https://www.dge.de/wissenschaft/referenzwerte/calcium/?L= 0.* (abgerufen am 20.12.2022)

Überernährung – die Grundlage für ein krankes Leben

»Bei den Schulkindern sind es …«: Simmonds, M., et al., *Predicting adult obesity from childhood obesity: a systematic review and meta-analysis.* Obesity Revies, 2016. 17(2): S. 95–107.

Vegetarische und vegane Kinderernährung – gewusst wie!

»Eine spannende psychologische Studie aus Kanada …«: McGuire, L., S. Palmer, and N. Faber, *The Development of Speciesism: Age-Related Differences in the Moral View of Animals.* Social Psychological and Personality Science, 2022.
»Besonders kurios ist die hartnäckig verbreitete Ablehnung …«: *Deutsche Gesellschaft für Ernährung, Pressemitteilung: Kinder vegetarisch ernähren – Ja oder Nein? (09/2011).* Online verfügbar unter: *https://www.dge.de/fileadmin/public/doc/pm/2011/DGE-Pressemeldung-aktuell-02-2011-Vegetarier-Kinder.pdf.* (abgerufen 20.12.2022)
»In der deutschen VeChi-Diet-Studie wurden …«: Weder, S., et al., *Energy, Macronutrient Intake, and Anthropometrics of Vegetarian, Vegan, and Omnivorous Children (1(-)3 Years) in Germany (VeChi Diet Study).* Nutrients, 2019. 11(4).

SÄULE 4: NOTWENDIGE BEWEGUNG – VON DER BAUCHLAGE ZUM VEREINSSPORT

Wie beeinflusst Bewegung unser Leben von Anfang an?

»Unter den 11- bis 13-Jährigen ist es sogar …«: *Die KIGGS Studie.* Online verfügar unter: *https://www.kiggs-studie.de/deutsch/home.html.* (abgerufen am 20.12.2022)

»In ihrem globalen Aktionsplan für mehr physische Aktivität …«: *Global action plan on physical activity 2018–2030: more active people for a healthier world. Geneva: World Health Organization; 2018. Licence: CC BY-NC-SA 3.0 IGO.*

»Während es »nur« einer von vier Erwachsenen …«: Guthold, R., et al., *Global trends in insufficient physical activity among adolescents: a pooled analysis of 298 population-based surveys with 1.6 million participants.* The Lancet Child & Adolescent Health, 2020. 4(1): S. 23–35.

»So konnte eine Gruppe von Forschenden etwa zeigen, dass …«: Gries, K.J., et al., *Cardiovascular and skeletal muscle health with lifelong exercise.* Journal of Applied Physiology (1985), 2018. 125(5): S. 1636–1645.

»Eine Studie des Journals *PLOS ONE* ergab, dass …«: Chaddock-Heyman, L., et al., *The role of aerobic fitness in cortical thickness and mathematics achievement in preadolescent children.* PLoS One, 2015. 10(8): S. e0134115.

»Sie zeigte, dass Schüler*innen, die bei Fitnesstests gut abschnitten …«: Buck, S.M., C.H. Hillman, and D.M. Castelli, *The relation of aerobic fitness to stroop task performance in preadolescent children.* Medicine & Science in Sports & Exercise, 2008. 40(1): S. 166–72.

Mit dem Rad zur Schule – Bewegung im Alltag etablieren

»Nur 10 Prozent der Kinder und Jugendlichen …«: Drake, K.M., et al., *Influence of sports, physical education, and active commuting to school on adolescent weight status.* Pediatrics, 2012. 130(2): S. e296–304.

Pfoten weg vom Tablet – Actiontime statt Screentime

»Sie verbinden dann sogar ein positives Gefühl …«: Thomas, C., et al., *New Evidence on TV Marketing and Junk Food Consumption Amongst 11–19 Year Olds 10 Years After Broadcast Regulations.* Online verfügbar unter: *https://www.basw.co.uk/system/files/resources/basw_72 941–1.pdf.* (abgerufen am 20.12.2022)

»Die empfohlene maximale Bildschirmzeit für Kinder …«: *Bundeszentrale für gesundheitliche Aufklärung (BZgA) - Digitale Medien mit Augenmaß nutzen.* Online verfügbar unter: *https://www.bzga.de/aktuelles/2019-12-03-digitale-medien-mit-augenmass-nutzen/#:~:text= Kinder%20im%20Alter%20von%200,45%20bis%2060%20Minuten%20t%C3%A4glich.* (abgerufen am 20.12.2022)

Schwimmen lernen – ein Sport, der Leben rettet

»In den ersten 7 Monaten …«: *DLRG Unfallstatistik.* Online verfügbar unter: *https://www.dlrg.de/informieren/die-dlrg/presse/statistik-ertrinken/.* (abgerufen am 20.12.2022)

SÄULE 5: PSYCHISCHE GESUNDHEIT

Die Geburt – Bindung von Anfang an

»Viele wissenschaftliche Studien haben sich mit diesem Thema beschäftigt …«:
Moore, E.R., et al., *Early skin-to-skin contact for mothers and their healthy newborn infants.* Cochrane Database of Systematic Reviews, 2016. 11(11): S. CD003519.
Hubbard, J.M. and K.R. Gattman, *Parent-Infant Skin-to-Skin Contact Following Birth: History, Benefits, and Challenges.* Neonatal Network, 2017. 36(2): S. 89–97.
»Das gilt nicht nur unmittelbar nach der Geburt …«: Crenshaw, J.T., et al., *Effects of Skin-to-Skin Care During Cesareans: A Quasiexperimental Feasibility/Pilot Study.* Breastfeed Medicine, 2019. 14(10): S. 731–743.
»Und bei den mit dem Vater in Hautkontakt tretenden Neugeborenen …«: Huang, X., L. Chen, and L. Zhang, *Effects of Paternal Skin-to-Skin Contact in Newborns and Fathers After Cesarean Delivery.* Journal of Perinatal & Neonatal Nursing, 2019. 33(1): S. 68–73.

Wochenbettdepression und Babyblues – Symptome, Folgen, Hilfen

»Etwa jede zwölfte Frau leidet an …«: Azami, M., et al., *The association between gestational diabetes and postpartum depression: A systematic review and meta-analysis.* Diabetes Research and Clinical Practice, 2019. 149: S. 147–155.
»Man geht sogar davon aus, dass …«: Murray, L., *The impact of postnatal depression on infant development.* The Journal of Child Psychology and Psychiatry, 1992. 33(3): S. 543–61.
»Hierzu zählen psychische Faktoren …«: *Viguera A. Postpartum unipolar depression: Epidemiology, clinical features, assessment, and diagnosis.* Online verfügbar unter:

Postpartum unipolar major depression: Epidemiology, clinical features, assessment, and diagnosis *(medilib.ir)*. (abgerufen am 20.12.2022)

»Eine Initiative, die sich genau mit diesen Themen beschäftigt …«: *Netzwerke frühe Hilfen*. Online verfügbar unter: *https://www.fruehehilfen.de/grundlagen-und-fachthemen/netzwerke-fruehe-hilfen/*. (abgerufen am 20.12.2022)

Windelfrei – über vermeidbare und unvermeidbare Malheure

»Wissenschaftliche Studien haben aber gezeigt, dass …«: Largo, R.H., et al., *Does a profound change in toilet-training affect development of bowel and bladder control?* Developmental Medicine and Child Neurology, 1996. 38(12): S. 1106–16.

Einschlafen, durchschlafen, allein schlafen – alles über die wichtigste Erholungsphase

Schlafen wie ein Baby – auch hier ist die Bindung entscheidend

»Bis zum ersten Geburtstag bleibt …«: Pennestri, M.H., et al., *Uninterrupted Infant Sleep, Development, and Maternal Mood.* Pediatrics, 2018. 142(6).

»Heutzutage wird angenommen, dass …«: Xie, L., et al., *Sleep drives metabolite clearance from the adult brain.* Science, 2013. 342(6156): S. 373–7.

»Beim Vergleich von 400 000 schwangeren Raucherinnen …«: Feferkorn, I., et al., *The relation between cigarette smoking with delivery outcomes. An evaluation of a database of more than nine million deliveries.* Journal of Perinatal Medicine, 2022. 50(1): S. 56–62.

»Aber es wird noch schlimmer …«: Chang, J.S., et al., *Parental smoking and the risk of childhood leukemia.* American Journal of Epidemiology, 2006. 163(12): S. 1091–100.

Vertrauen – Autonomie im Alltag und die Eingewöhnung in den Kindergarten

Die Eingewöhung

»Sie waren über das erste halbe Jahr …«: Laewen, H.-J., Andrés, B., Hédervári, È., *Die ersten Tage – ein Modell zur Eingewöhnung in Krippe und Tagespflege.* Weinheim, Basel, Berlin: Beltz, 2003.

»Letzteres geschieht vor allem, um …«: Ostermayer, E., *Bildung durch Beziehung. Wie Erzieherinnen den Entwicklungs- und Lernprozess von Kindern fördern.* Freiburg, Basel, Wien: Herder 2006, 2006.

Psychische und körperliche Gewalt gegen Kinder

»Mehr als 20 Prozent …«: *20 Jahre gewaltfreie Erziehung im BGB*. Online verfügbar unter: *https://kinderschutzbund.de/wp-content/uploads/2022/07/Studie_KJP_DKSB_UNICEF_Gewaltfreie_Erziehung.pdf.* (abgerufen am 20.12.2022)

BONUSKAPITEL: DAS FUNDAMENT DER 5 SÄULEN

Ein gesunder Planet für gesunde Kinder

Was ist der Klimawandel?

»Die Wissenschaft ist sich einig, dass …«: *IPCC 2013: Climate Change 2013. The physical science basis. Contribution of Working Group I to the Fifth Assessment Report of the Intergovernmental Panel on Climate Change.* Stocker, T.F., D. Quin, G.-K. Plattner, M.M.B. Tignor, S.K. Allen, J. Boschung, A. Nauels, Y. Xia, V. Bex, P.M. Midgley (eds.) *Cambridge University Press, Cambridge.*

»Lachgas sorgt für nur …«: *Häufige Fragen zum Klimawandel, Umweltbundesamt.* Online verfügbar unter: *https://www.umweltbundesamt.de/themen/klima-energie/klimawandel/haeufige-fragen-klimawandel#klima.* (aufgerufen 20.12.2022)

»Für einen Anstieg jenseits von …«: *IPCC, 2018: Summary for Policymakers. In: Global Warming of 1.5 °C. An IPCC Special Report on the impacts of global warming of 1.5 °C above preindustrial levels and related global greenhouse gas emission pathways, in the context of strengthening the global response to the threat of climate change, sustainable development, and efforts to eradicate poverty* [V. Masson-Delmotte, P. Zhai, H. O. Pörtner, D. Roberts,J. Skea, P. R. Shukla,A. Pirani, W. Moufouma-Okia, C. Péan, R. Pidcock, S. Connors, J. B. R. Matthews, Y. Chen, X. Zhou, M. I. Gomis, E. Lonnoy, T. Maycock, M. Tignor, T. Waterfield (eds.)]. World Meteorological Organization, Geneva, Switzerland, 32 pp.

Negative Auswirkungen des Klimawandels auf die Kindergesundheit

»Besonders betroffen sind Kinder aus …«: *UNICEF, Unless we act now; the impact climate change on children, 2015.* Online verfügbar unter: *https://www.unicef.org/sites/default/files/2019-02/Unless_we_act_now_Executive_summary-ENG.pdf.* (abgerufen: 20.12.2022)

Hitze und UV-Strahlung

»Studien zeigen außerdem, dass UV-Strahlung …«: Schwarz, T., *Ultraviolette Strahlung – Immunantwort. Ultraviolet radiation – Immune response.* Journal Der Deutschen Dermatologischen Gesellschaft, 2005. 3: S. 11–18.

»Je früher und haufiger Kinder Sonnenbrand erleiden, …«: Fitzpatrick, T.B., *The skin cancer cascade: from ozone depletion to melanoma--some definitions and some new interpretation, 1996.* Journal of Dermatology, 1996. 23(11): S. 816–20.

Neue Infektionskrankheiten

»Das Robert-Koch-Institut (RKI) hat 2022 erstmals …«: *Robert Koch Institut, Epidemiologisches Bulletin 09 | 2022.* Online verfügbar unter: *https://www.rki.de/DE/Content/Infekt/EpidBull/Archiv/2022/Ausgaben/09_22.pdf?__blob=publicationFile.* (abgerufen am 20.12.2022)

»An Bord dieser Mücken sind immer öfter …«: Veenema, T.G., et al., *Climate Change-Related Water Disasters' Impact on Population Health.* Journal of Nursing Scholarship, 2017. 49(6): S. 625–634.

»So stirbt bereits heute alle 30 Sekunden …«:

UNICEF, 2007. Online verfügbar unter: *https://unicef.at/news/einzelansicht/alle-30-sekunden-stirbt-ein-kind-an-malaria/.* (abgerufen 20.12.2022)

Dasgupta, S., *Burden of climate change on malaria mortality.* International Journal of Hygiene and Environmental Health, 2018. 221(5): S. 782–791.

»Wissenschaftler*innen gehen davon aus, dass …«: Jones, K., Patel, N., Levy, M., et al., *Global trends in emerging infectious diseases.* Nature, 2008. 451: S. 990–993.

Mentale Gesundheit

»Studien konnten aufzeigen, dass …«: Hellden, D., et al., *Climate change and child health: a scoping review and an expanded conceptual framework.* Lancet Planetary Health, 2021. 5(3): S. e164-e175.

»Umweltschonendes Verhalten gehört deshalb …«: Usher, K., J. Durkin, and N. Bhullar, *Eco-anxiety: How thinking about climate change-related environmental decline is affecting our mental health.* International Journal of Mental Health Nursing, 2019. 28(6): S. 1233–1234.

Luftverschmutzung, Asthma & Allergien

»Bereits jetzt sind über 30 Prozent …«: *Allergien in Deutschland.* Online verfügbar unter: *https://de.statista.com/themen/9844/allergien/#topicHeader__wrapper.* (abgerufen am 20.12.2022)

»Bei einer hohen Belastung werden …«: *App Luftqualität.* Online verfügbar unter: *https://www.umweltbundesamt.de/themen/luft/luftqualitaet/app-luftqualitaet.* (abgerufen 20.12.2022)

Wie hinterlassen wir Kindern einen gesünderen Planeten?

»Berechnen Sie Ihren CO_2-Fußabdruck …«: *CO2-Rechner des Umweltbundesamtes.* Online verfügbar unter: *https://uba.co2-rechner.de/de_DE/.* (abgerufen am 20.12.2022)

Der klimabewusste Teller

»Werden diese ökologischen Belastungsgrenzen überschritten …«: Rockstrom, J., et al., *A safe operating space for humanity.* Nature, 2009. 461(7263): S. 472–5.

»Das weltweite Ernährungsverhalten …«: Campbell B. M., B.D.J., Bennett E. M., Hall-Spencer J. M., *Agriculture production as a major driver of the Earth system exceeding planetary boundaries.* Ecology and Society, 2017. 22: S. 8.

»Bereits jetzt ist unser Nahrungsmittelsystem …«: Poore, J. and T. Nemecek, *Reducing food's environmental impacts through producers and consumers.* Science, 2018. 360(6392): S. 987–992.

»80 Prozent der weltweiten Sojaernte …«: Koneswaran, G. and D. Nierenberg, *Global farm animal production and global warming: impacting and mitigating climate change.* Environmental Health Perspectives, 2008. 116(5): S. 578–82.

»Die Verfütterung wichtiger Nährstoffe ist …«: *Welthungerhilfe, Hunger: Verbreitung, Ursachen & Folgen.* Online verfügbar unter: *https://www.welthungerhilfe.de/hunger.* (abgerufen 20.12.2022)

»2018 wurde Deutschland sogar …«: *Umweltbundesamt, Indikator: Nitrat im Grundwasser.* Online verfügbar unter: *https://www.umweltbundesamt.de/daten/umwelt-indikatoren/indikator-nitrat-im-grundwasser#die-wichtigsten-fakten.* (abgerufen 20.12.2022)

»Vor allem die bei uns sehr beliebten Raubfische …«: *WWF, Überfischung: bald drohen uns leere Meere.* Online verfügbar unter: *https://www.wwf.de/themen-projekte/meere-kuesten/fischerei/ueberfischung.* (abgerufen 20.12.2022)

»Wenn man dennoch nicht auf Fisch verzichten möchte …«: *WWF Fischratgeber.* Online verfügbar unter: *https://fischratgeber.wwf.de.* (abgerufen 20.12.2022)

»Eine Kommission aus renommierten Klima- und Ernährungswissenschaftler*innen …«: Willett, W., et al., *Food in the Anthropocene: the EAT-Lancet Commission on healthy diets from sustainable food systems.* Lancet, 2019. 393(10170): S. 447–492.

»Eine spannende Studie konnte zeigen, dass …«: Fadnes, L.T., et al., *Estimating impact of food choices on life expectancy: A modeling study.* PLOS Medicine, 2022. 19(2): S. e1003889.

»Allein in Deutschland könnten laut einer Studie …«: Hamilton, I., et al., *The public health implications of the Paris Agreement: a modelling study.* Lancet Planetary Health, 2021. 5(2): S. e74-e83.

Das Familienleben nachhaltiger gestalten

»So sollen erst 2050 …«: *Bundesministerium für Bildung und Forschung, Energiewende.* Online verfügbar unter: *https://www.bmbf.de/bmbf/de/forschung/energiewende-und-nachhaltiges-wirtschaften/energiewende/energiewende_node.html.* (aufgerufen am 20.12.2022)

»Vieles davon landet Recherchen des Deutschlandfunks zufolge …«: *Deutschlandfunk, Die giftigen Folgen des deutschen Müllexports.* Online verfügbar unter: *https://www.deutschlandfunk.de/plastikmuell-in-suedostasien-die-giftigen-folgen-des-100.html.* (abgerufen am 20.12.2022)

Register

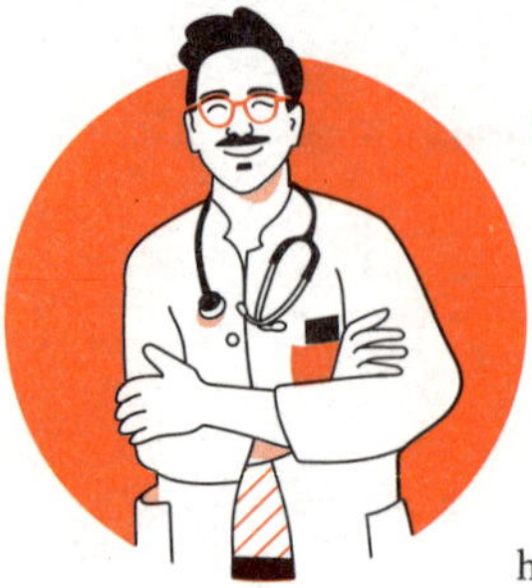

Dr. med. Nibras Naami (geb. 1988 in Aachen) studierte Humanmedizin an der Heinrich-Heine-Universität Düsseldorf. Nach seinem Abschluss begann er 2015 seine Tätigkeit in einer großen Kinderklinik in Krefeld, am Universitätsklinikum Düsseldorf machte er seine Ausbildung zum Facharzt für Kinder- und Jugendmedizin und widmete sich dort seinem Schwerpunktinteresse in der Kinderhämatologie, -onkologie und Immunologie. Aktuell ist Nibras Naami Oberarzt am Gemeinschaftskrankenhaus Herdecke.

PD Dr. med. Florian Babor (geb. 1978 in Steyr, Österreich) begann nach seinem Studium der Humanmedizin an der Universität Wien seine ärztliche Tätigkeit an der Universitätsklinik Düsseldorf. Er ist Kinderarzt, Kinderonkologe und -hämatologe. Seit 2015 arbeitet er als Oberarzt in der Kinderkrebsklinik und habilitierte 2019 im Fach der Kinder- und Jugendmedizin.

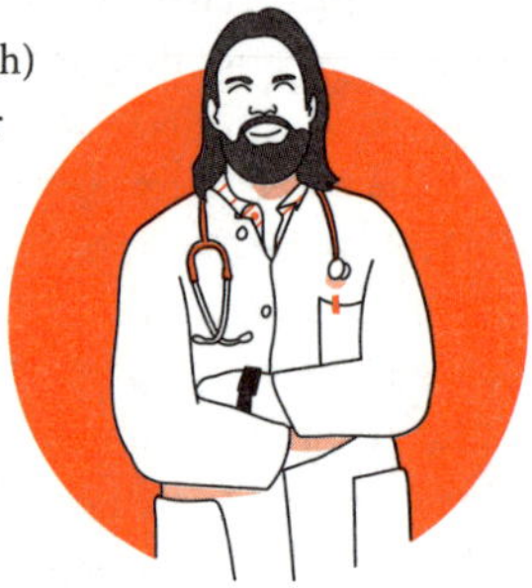

Gemeinsam starteten die beiden 2019 den erfolgreichen Podcast »Hand, Fuß, Mund«, der junge Eltern regelmäßig mit medizinischem Wissen versorgt.